Humanização
e Humanidades
em Medicina

FUNDAÇÃO EDITORA DA UNESP

Presidente do Conselho Curador
Mário Sérgio Vasconcelos

Diretor-Presidente
José Castilho Marques Neto

Editor-Executivo
Jézio Hernani Bomfim Gutierre

Assessor Editorial
João Luís Ceccantini

Conselho Editorial Acadêmico
Alberto Tsuyoshi Ikeda
Áureo Busetto
Célia Aparecida Ferreira Tolentino
Eda Maria Góes
Elisabete Maniglia
Elisabeth Criscuolo Urbinati
Ildeberto Muniz de Almeida
Maria de Lourdes Ortiz Gandini Baldan
Nilson Ghirardello
Vicente Pleitez

Editores-Assistentes
Anderson Nobara
Fabiana Mioto
Jorge Pereira Filho

Izabel Cristina Rios
Lilia Blima Schraiber

Humanização e Humanidades em Medicina
A formação médica na cultura contemporânea

© 2012 Editora Unesp

Direitos de publicação reservados à:
Fundação Editora da Unesp (FEU)
Praça da Sé, 108
01001-900 – São Paulo – SP
Tel.: (0xx11) 3242-7171
Fax: (0xx11) 3242-7172
www.editoraunesp.com.br
www.livrariaunesp.com.br
feu@editora.unesp.br

CIP – Brasil. Catalogação na fonte
Sindicato Nacional dos Editores de Livros, RJ

R453h

Rios, Izabel Cristina
  Humanização e humanidades em medicina: a formação médica na cultura contemporânea / Izabel Cristina Rios, Lilia Blima Schraiber. – 1. ed. – São Paulo: Ed. Unesp, 2012.
  291p.

  Inclui apêndice e bibliografia
  ISBN 978-85-393-0260-4

  1. Humanização dos serviços de saúde 2. Pessoal da área médica e paciente. I. Schraiber, Lilia Blima II. Título.

12-4658.   CDD: 610.696
                                                   CDU: 614.253.8

Editora afiliada:

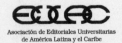
Asociación de Editoriales Universitarias
de América Latina y el Caribe

Associação Brasileira de
Editoras Universitárias

Ao Eduardo,
que me ensinou a brincar de fazer ideias
virarem estrelas que iluminam caminhos.
Izabel
Julho de 2012

Para Maíra Coelho França e Tiago Coelho França,
esses queridos netos que a música aproximou.
Lilia
Julho de 2012

Sumário

Prefácio 1

Capítulo I – Humanização e Humanidades em Medicina: apontamentos para o estudo da formação de médicos na cultura contemporânea 7
Núcleo temático do eu 28
Núcleo temático da tecnologia 30
Núcleo temático da interatividade 32

Capítulo II – O ambiente de ensino e seus protagonistas 39
A Clínica Geral 39
A Cirurgia Geral 41
O estudante de Medicina 44
O professor de Medicina 53

Capítulo III – O eu e o outro nos espelhos do castelo acadêmico 61
O eu-médico – faces da identidade médica 62
  A superioridade médica 63
  O eu-médico idealizado e o vivido 67

Os outros que fazem o céu e o inferno de cada um   85
   O outro como semelhante: a fraternidade
   vestida de branco   87
   O outro como diferente: do não tão igual
   ao completo desigual   89
   O outro como coisa: um não sujeito   99

Capítulo IV – A tecnologia a serviço de uma ausência   107
O modelo biomédico – A Medicina em sua
armadura de cristal   108
   Características do ato médico em seu desenvolvimento
   cotidiano   109
   Insuficiências: limites explicativos e práticos   114
O trabalho médico – O médico entre as grades
de um sistema   119
   Recursos tecnológicos efetivamente disponíveis
   e operados   120
   Organização do trabalho médico   125
A conversa na relação médico-paciente –
A palavra ensalmadora   130
   A escuta qualificada como recurso técnico para
   a boa prática médica   133
   A escuta como dever moral ou conduta que
   convém ao médico   142

Capítulo V – A intersubjetividade no horizonte possível   147
Tipos de relação pedagógica – O encontro do mestre
e seu aprendiz de arte   155
   Relação pedagógica baseada na onipotência do professor   155
   Relação pedagógica baseada na construção de vínculo   160
   Relação pedagógica baseada na desqualificação do aluno   164
Práticas comunicacionais – Intenções que deslizam por entre
as palavras...   173
   Linguagem comunicativa: lugares e falas que
   aproximam as pessoas   174
   Linguagem não comunicativa: lugares e falas que
   excluem ou afastam as pessoas   179

Violência – A natureza humana que reside nas sombras 185
   A violência devido à assimetria de relações 191
   A violência devido ao preconceito 196
   A violência devido a comportamentos coniventes 200

Capítulo VI – A humanização e o ensino
de Humanidades Médicas 209

Capítulo VII – A formação de médicos na cultura
contemporânea – Desafios 237

Posfácio
À guisa de finalização, um depoimento pessoal 267

Referências bibliográficas 273

Bibliografia consultada 279

Prefácio

> ὁ βίος βραχὺς, ἡ δὲ τέχνη μακρὴ, ὁ δὲ
> καιρὸς ὀξὺς, ἡ δὲ πεῖρα σφαλερὴ, ἡ δὲ
> κρίσις χαλεπή. *Ιπποκράτης*
>
> A vida é breve, a arte é longa, a ocasião,
> fugidia, a experiência, enganosa, o
> julgamento, difícil. *Hipócrates*

Este trabalho de Izabel Cristina Rios e Lilia Blima Schraiber é referência para todo aquele que pretende entender e exercer o ensino de medicina em nosso país, por sua importância e ineditismo. A obra é decisiva para a compreensão das *humanidades médicas*, apontando direções precisas e métodos formativos a uma área tão sensível, mas pouco explorada.

Inicialmente, assinalo o belíssimo quadro metodológico de pesquisa qualitativa, pautado com verticalidade pelos distintos depoimentos de professores de clínica médica e de cirurgia, bem como de alunos em diferentes estágios de formação. Essa perspectiva nos aproxima dos estudos das narrativas médicas, definidas por apresentar uma sequência finita e longitudinal de tempo: (a) pressupondo a existência de um narrador e de um ouvinte cuja visão de mundo está implícita na forma de se contar as histórias; (b) preocupando-se com os indivíduos, como eles se sentem e também como as pessoas se sentem a respeito deles; (c) provendo informações não ligadas diretamente ao desenrolar dos acontecimentos e, finalmente; (d) engajando o leitor e convidando-o a uma interpretação própria.[1]

Ao trazer a voz desses personagens e apresentá-los nesse jogo de espelhos – com leitores e narradores observados em suas práticas e ideias sobre a medicina –, as autoras desnudam analiticamente a face do *eu* e do *outro* frente a diversos dilemas que, embora técnicos, são ainda do domínio humanístico, envolvendo o aluno, o médico-professor e, por extensão, o próprio paciente. Ao tratar daquilo que os identifica e aproxima e daquilo que os afasta e distingue, constrói-se um deslocamento entre o *outro como semelhante* e o *outro como diferente*, pelo ato do encontro didático-clínico e das hierarquias que balizam essas ações sociais no cotidiano.

Historicamente, as narrativas humanitárias que influenciaram uma versão memorialística do acolhimento humano médico nasceram entre os séculos XVIII e XIX e se fundamentaram paulatinamente no corpo, não só como o foco da dor, mas como o elo comum entre os que sofrem, os que os ajudam, entremeados pelo objeto do discurso científico pelo qual se organizam as ligações causais entre um infortúnio, uma vítima e um benfeitor. Como a morte e a vida eram terrenos de difícil acesso discursivo e prático para aqueles cuja profissão incumbia de prover a vida e determinar a morte, a narrativa dos trabalhos médicos publicados naquele momento – como as autópsias e as obras epidemiológicas –, se aproximava do romance.

Para isso, a ideia de aforismo, tributária de Hipócrates, ganhou maior espaço na tentativa de se formular juízos sobre o

---

1 Grossman e Cardoso, 2006, p.6-14.

homem e a sociedade a partir de sintomas e indícios e, ao romper com o sobrenatural, legou à conformação do mundo ocidental o corpo, a linguagem e a própria história – todos submetidos à investigação dos sintomas como forma de conhecer as doenças e, por meio delas, os modos de o homem estar no mundo. Assim, vinculava-se certa dimensão humana da doença e da morte a um saber assentado sobre as bases mecanicistas e empíricas que envolviam teorias e práticas – caso das descrições sistemáticas e cuidadosas de um médico social como Virchow.[2]

O século XX foi um período de profundo rompimento com as tradições, e a busca dos tesouros deixados entre as névoas desse passado rompido concorreu para que as instituições legitimadoras – entre elas a médica – empreendessem a *invenção de suas tradições*, consistindo em adaptações institucionais de velhos costumes sob novas condições, com a intenção de formular novos fins, adaptando ou criando linguagens específicas.[3] Contribuições relevantes quando vemos a medicina sob a ótica humanística, pela natureza daquele que narra e é narrado, apontando a vívida atividade de profissionais e aspirantes de um saber que se deseja tão exclusivamente técnico, mas se encontra, em todo seu percurso histórico, como infinito e originalmente em sua magnitude humana.

Desse modo, mesmo sob a pressão do rigor da ciência e sua pretensa neutralidade, qualifica-se humanitariamente o corpo que sofre, reconcebido muito mais como uma máquina-racionalizada, um corpo-máquina a ser reparado para certo mundo capitalista. Digo isso porque, se, em função das mudanças sofridas pela profissão, romperam-se certos vínculos de confiança entre médico e paciente, o homem continuou a ser requalificado pela contemporaneidade, derivando em definições médicas nem sempre coincidentes como o humanitarismo, o humanismo e a humanização.

---

2 Laqueur, 1992.
3 Hobsbawm; Ranger (orgs.), 1984.

Entre os tópicos que sustentam esse campo argumentativo, é interessante notar o que estabelece o lugar do professor, para além de seus títulos e dos concursos pelos quais tenha passado, ou seja, a reflexão sobre seu dia a dia docente no particular lócus da medicina e dos saberes humanísticos abarcados direta ou indiretamente. São definições colhidas entre professores entrevistados sobre o ato de ensinar, muito diversas e até contraditórias, que repercutem – também de formas distintas – nas entrevistas dos alunos sobre o ato de aprender, quer em processo obtido criativamente, quer em vivência traumática frente às dificuldades cotidianas, já que se trata, em larga medida, de um modelo de ensino ainda centrado no professor que se distingue do aluno não pela diferença de saberes, mas pela diferença de poderes.

Tomando a relação professor-aluno nas escolas médicas como ponto central de suas considerações, as autoras nos remetem à historicidade dessa vivência formativa e que é a mesma temporalidade, o mesmo tempo finito transportado aos níveis individual e coletivo desses personagens. Nesse sentido, quando dizem que "fica claro que o médico é determinante no modo de exercer a profissão, não havendo neutralidade, mas um forte acento da subjetividade na forma de atuar profissionalmente", o que se observa é a dimensão histórica a conformar um tipo de médico. Já a área das humanidades se reconfigura como esfera de construção desses conhecimentos intersubjetivos na teoria e na própria prática profissional, em seus conteúdos disciplinares e pedagógicos, confirmando que essa é matéria sensível e imprescindível para a constituição de um cuidado médico mais tecnológico, um imperioso motivo para que as disciplinas que compõem as humanidades encontrem espaço mais definido e profundo em nossos currículos.

Por fim, se o homem se temporaliza e se seu acontecer histórico é uma temporalização, *Humanização e humanidades em medicina* nos ensina que a formação médica pode ser mais complexa e qualificada, existindo zonas privilegiadas, que permitem decifrá-la como construção formadora de conhecimentos e do próprio sujeito pensante e atuante em medicina, incluindo o domínio da singularidade das relações, estabelecida pela humanização e pelo cuidado. Mais que isso, coloca professores e alunos frente a frente com o grande desafio implícito no antigo provérbio árabe: "Os homens se parecem mais com sua época que com seus pais".

André Mota
Julho de 2012

Referências

GROSSMAN, Eloísa; CARDOSO, Maria Helena C. A. As narrativas em medicina: contribuições à prática clínica e ao ensino médico. In: *Revista Brasileira de Educação Médica*, Rio de Janeiro, v.30, n.1, p.6-14, 2006.

LAQUEUR, Thomas W. Corpos, detalhes e narrativa humanitária. In: HUNT, Lynn. *A nova história cultural*. São Paulo: Martins Fontes, 1992.

HOBSBAWM, Eric J.; RANGER, Terence (orgs.). *A invenção das tradições*. Rio de Janeiro: Paz e Terra, 1984.

Capítulo I
Humanização e Humanidades em Medicina: apontamentos para o estudo da formação de médicos na cultura contemporânea

> Há aqui um mistério, e esse é um aspecto da medicina que tem sido esquecido por muitas pessoas, médicos e pacientes. Uma vez identificada a natureza da enfermidade e a notícia transmitida ao paciente, aconteciam várias outras coisas. Primeiro, o médico assumia a responsabilidade pelo desfecho, fosse ele o melhor ou o pior. E talvez mais importante que tudo, ele se tornava um arrimo. Tornar-se um arrimo significava passar aos fatos, o que o médico fazia: ele podia não ter muito na sua maleta preta e não ter poções mágicas para servir e certamente nada que pudesse colocar ou tirar de um computador, porém ele tinha sua presença e aí estava a diferença. Sir William Osler costumava ensinar que isso poderia fazer toda a diferença do mundo, caso o médico entendesse o que estava ocorrendo ao seu paciente e usasse essa compreensão e se tornasse disponível ao mesmo tempo como uma fonte de esperança e força, esses atos de habilidade profissional poderiam melhorar a situação. Eu acredito nessas coisas, mesmo que não as compreenda bem.
>
> (Tratado de Medicina Interna de Cecil, 1984, p.38-9)

A formação do médico durante a graduação é um longo processo de aquisição de competências referentes ao domínio técnico, ético e relacional da profissão. Reafirmando valores históricos, como a interação com o paciente, essas competências ganham contornos atuais no discurso da humanização das práticas de saúde. As diretrizes curriculares para o curso médico preconizam desenvolver habilidades de comunicação, valores éticos e atitudes de sensibilidade e compreensão com o sofrimento alheio que são percebidos, hoje em dia, como aspectos da prática profissional bastante comprometidos, com graves consequências para a qualidade da própria realização técnica do ato médico.

Entretanto, entre a proposta de humanização das práticas profissionais e dos serviços e o cotidiano dos médicos, os estudos evidenciam grandes dificuldades no desenvolvimento da assistência "mais humanizada". Uma das causas seria a formação essencialmente centrada na competência técnico-científica em seu modelo mais tecnicista. Como contraponto, tentou-se incluir disciplinas de Humanidades Médicas nos currículos, o que tem se mostrado tarefa árdua. Mas a difícil e conflituosa inclusão de temas humanísticos e de práticas para o desenvolvimento de competências ético-relacionais como parte do processo de ensino e aprendizagem nas escolas médicas fazem pensar que aspectos adicionais e mais sutis, envolvidos na construção da identidade profissional de médico, podem estar corroborando com aquelas dificuldades originárias da formação tecnicista.

Assumimos que tais aspectos estão inseridos no modo como a subjetividade contemporânea, redimensionada na cultura médica, molda relações que ressaltam a competência isolada do profissional, dificultando as experiências intersubjetivas. Por isso defendemos a tese de que a educação que se produz atualmente valoriza apenas o manejo da tecnologia, abstendo-se das dimensões interativas. Assim, nosso estudo procurou identificar as dimensões culturais mais importantes na construção das subjetividades contemporâneas no tocante à Medicina e investigar o encontro intersubjetivo (professor-aluno, aluno-aluno, professor-professor) no contexto da formação médica. Pela abordagem qualitativa, e tendo como base empírica os contextos de aprendizado atinentes às formações clínicas mais gerais com as disciplinas de Clínica Médica e de Clínica Cirúrgica de uma bem qualificada escola médica de São Paulo procuramos produzir evidências do processo de ensino-aprendizagem e interpretá-las como um conjunto mais amplo de aspectos culturais da contemporaneidade. Este conjunto foi disposto na forma de três núcleos temáticos – o Eu, a Tecnologia e a Interatividade –, que, combinados, nos permitiram perceber que as dificuldades para a experiência intersubjetiva se manifestam e se reforçam nos processos interativos já durante a graduação.

É interessante relembrarmos que, até as décadas de 1950-1960, ser médico significava ter conhecimentos de Medicina e muita disponibilidade para estar ao lado do paciente. A relação médico-paciente era, então, mais próxima e também mais atenciosa que a atual, expressando o grande interesse e a grande preocupação do médico com o paciente e sua experiência de adoecer. Nesse sentido, pode-se dizer que aquela era uma relação mais humana. Embora pudéssemos entender a necessidade dessa atenção e acompanhamento dos casos quase como um imperativo técnico do ofício, já que havia poucos recursos diagnósticos e terapêuticos à época, essa forma de relação não se restringia apenas a uma necessidade mais procedimental. Mas, seja pela via técnica ou interativa, essa presença tão marcada e atenta do médico e o comportamento compreensivo quanto à condição humana foram essenciais para o exercício da Medicina e sua consolidação no século XIX e até metade do século XX como prática cientificamente amparada (Schraiber, 1995 e 2008).

Na contemporaneidade, esse cenário sofreu mudanças radicais e por diversas razões. A sociedade do final do século XX aos dias atuais apresenta-se à história como um tempo de grande desenvolvimento científico e tecnológico. Tempo de descrença nos movimentos coletivos e de colonização do espaço público pelo eu, com crescente superficialização das relações intersubjetivas, reduzidas ao estrito caráter instrumental e utilitário (Giddens, 2002; Lash, 1987; Habermas, 1989).

Tais características culturais, na área da Saúde, encontraram tradução no desenvolvimento mais atual do que se chamou de "modelo biomédico da atenção" (Bonet, 1996). Paradigma da Medicina da modernidade e em vários sentidos bastante eficiente, o modelo biomédico trabalha com a visão do ser humano limitado ao escopo biológico apreensível pelas ciências naturais e desenvolveu uma técnica de intervenção, nesse âmbito biológico, reduzida ao uso da tecnologia destituída de seu potencial interativo, caracterizando uma técnica na pós-modernidade (ou modernidade tardia ou ainda supermodernidade) a que se pode chamar de tecnicismo. Tecnicismo seria então a valorização excessiva dos recursos tecnológicos em detrimento de outras dimensões partícipes de uma situação técnica, isto é, uma situação em que a relação entre sujeitos paute-se tão somente nos procedimentos instrumentais de dada intervenção, destituindo-se das dimensões propriamente intersubjetivas como a ética e a moral e destituindo-se, ainda, de outras dimensões da vida social de que os sujeitos em interação são representantes, como a cultura, os contextos socioeconômicos, as crenças pessoais (religião ou outras), enfim, vários outros determinantes da saúde e suas vicissitudes.

Já nos anos 1940, reações ao modelo biomédico começaram a aparecer nos Estados Unidos como movimento de reforma contra a então considerada ultraespecialização médica. Empobrecido na essência da arte do "estar junto" – a intersubjetividade – e não acrescido das áreas humanas que compõem o conhecimento e a técnica do lidar com questões da existência humana, o modelo biomédico revelaria sua insuficiência diante das necessidades emocionais e subjetivas das pessoas quando adoecem.

Tais críticas, em um primeiro momento consolidadas na proposta da Medicina Integral, resultaram na inclusão no currículo médico de disciplinas direcionadas a tratar o "paciente como um todo", destacando a pessoa mais que o organismo doente. Dessa inclusão resultou o estabelecimento da disciplina de Medicina Preventiva, que deveria trazer conhecimentos de campos disciplinares voltados, entre outros, ao comportamento humano. Mesmo assim, a ausência do médico como cuidador, cada vez mais um técnico do corpo anátomo-fisiológico (Schraiber, 1995; Ayres, 2004), nos anos 1970, desencadeou uma crise educacional que levou muitas escolas médicas a novamente rever seus currículos no sentido de incluírem disciplinas do humano (Pereira, 2004), uma vez que tal fato teria como uma de suas causas a formação médica centrada em disciplinas bio-orgânicas.

Nesse cenário, no currículo médico contemporâneo, surgiram disciplinas conexas ao ensino da prática clínica, chamadas de "Humanidades Médicas" (Pereira, 2004), denominação a que se adere neste trabalho. As Humanidades Médicas são disciplinas com objetivos educacionais e conteúdos que trazem ao campo teórico e prático da Medicina contribuições de diversas ordens: da Filosofia, da Ética, da Psicologia, das Artes e da Educação, ou seja, disciplinas que buscam fundamentos nas Ciências Humanas e Sociais.

No entanto, cabe apontar que a pretensão de articular a formação em Medicina com conhecimentos de base humanística e social deu-se de modo muito particular no caso brasileiro. Diferentemente de outros contextos, em que tal pretensão ordenou-se em especial nas Ciências do Comportamento, nas Artes e na Filosofia, para compreender a condição humana no âmbito da Medicina (Pereira, 2004) e desenvolver competências para o cuidar, no Brasil, mudanças curriculares foram propostas e incorporadas, desde os anos 1960, a partir de duas perspectivas reformadoras de bases distintas e não necessariamente convergentes em seus projetos.

De um lado, vindo do campo médico, com críticas quanto à insuficiência progressiva da Medicina em abordar o indivíduo por seu intenso ritmo de especialização, além da insuficiência para lidar com as necessidades emocionais e subjetivas dos pacientes, um projeto de mudança voltado sobretudo para o âmbito mais estrito da relação médico-paciente desencadeou a incorporação na formação clínica das "Humanidades Médicas". Procurou, por essa via, contribuir para a formação de médicos capazes de, na relação interpessoal, articular a competência técnico-científica com os conhecimentos sobre a "essência humana", de modo a desenvolverem atitude compatível com o legítimo interesse pelo bem do outro.

De outra perspectiva, vindo do campo médico em articulação com a Saúde Pública, construiu-se no país um novo campo: Saúde Coletiva. Este, como campo interdisciplinar, voltou-se à integração entre conhecimentos médicos, sanitários e o social, em especial aqueles das Ciências Sociais. Nele, às questões críticas anteriores agregaram-se aquelas voltadas para os determinantes sociais do adoecimento e da promoção da saúde e para a produção social da assistência médica e em saúde, de modo mais geral. Assim, as Humanidades Médicas pensadas nesse escopo mais amplo constituem uma área de reflexão e prática que pretende explorar como o ser humano lida com a experiência de saúde, doença, sofrimento e de sua recuperação ou prevenção, com propósitos de minimizar as iniquidades assistenciais tanto do ponto de vista da relação médico-paciente quanto daquele da produção social da assistência médica e sanitária de modo mais amplo.

Nesse sentido, definiremos como "formação humanística" do aluno a aquisição processual de conhecimentos específicos da área de Humanidades, nesse escopo mais amplo e particularmente destacando a conscientização do comportamento moral e o desenvolvimento de habilidades de comunicação e construção de vínculos (Pereira, 2008; Serodio e Maia, 2009; Couceiro-Vidal, 2008; Hafferty e Franks, 1994; Eckles et al, 2005; Erickson et al, 2007). Tal formação deve propiciar ao aluno competências para estabelecer e sustentar relações intersubjetivas direcionadas pela ética, pela técnica e pelo agir comunicativo. Pretende-se que o profissional assim formado consiga lidar com o fato clínico, considerando seus aspectos biotecnológicos articulados a valores e deveres que, a cada situação, devem ser considerados na tomada de decisão, com conhecimentos, habilidades e atitudes incorporados ao modo de agir como "saber" e com domínio de algumas técnicas de comunicação e interação referentes ao cuidado das pessoas (Grossman et al, 2004; Laidlaw et al, 2006; Maguirre e Pitceathly, 2002; Rider e Keefer, 2006; Yedidia et al, 2003; Rossi e Batista, 2006; Turini et al, 2008; Good, 1994).

As competências assim definidas são saberes que podem ser ensinados, aprendidos e avaliados. Ao contrário do que se pensa, elas não residem no "bom-senso" de cada um, mas requerem aprendizado. Vários estudos mostram que não nascemos sabendo e tampouco entramos na faculdade prontos para desenvolver julgamento moral, atitude empática e capacidade de nos comunicar de forma adequada, mas que, ao longo da formação, podemos aprender (Turini et al., 2008; Pereira, 2008; Couceiro-Vidal, 2008), desde que haja um projeto pedagógico adequado a este propósito.

Também devemos observar que tais competências não representam, como defendem alguns autores, uma cisão entre o técnico (competência científica) e o humano (capacidade de cuidar). Trata-se, sim, de uma dimensão técnica que é recoberta pelas especificidades do cuidar. Assim, representam exatamente a articulação entre informações científicas apropriadas pelo aluno em seu conhecimento médico, com habilidades processuais tecnológicas e comunicacionais aprendidas em seus estágios práticos e com atitudes de valorização do paciente e dos colegas em trabalhos de equipe. As atitudes também são aprendidas na escola, seja pelos modelos profissionais a que os alunos respeitam e aderem, seja ativamente pelo modo como, com as habilidades técnicas, o cuidado intersubjetivo é desenvolvido nas práticas de ensino.

Atualmente, no Brasil, a formação humanística do estudante de Medicina é determinada pelas Diretrizes Curriculares do Ministério da Educação (Brasil, 2001), sendo que várias escolas médicas apresentam disciplinas de Humanidades Médicas em seus currículos. Entretanto, apesar do reconhecimento da sua importância, o ensino das Humanidades Médicas encontra resistência de alunos e professores (Pereira, 2004; Pessoti, 1996; Stempsey, 1999). Resistência cuja origem talvez se reporte à cisão entre Ciência e Humanismo, fortemente marcada desde o século XIX e que, além disso, do nosso ponto de vista, encontra reforços na estrutura pedagógica do ensino, na vida institucional da escola médica e na cultura contemporânea.

As disciplinas de Humanidades Médicas não raramente apresentam carências pedagógicas (conceituais e metodológicas) para seu desenvolvimento curricular, o que as tornam pouco eficientes e desinteressantes (Pessoti, 1996; Stempsey, 1999). Introduzidas nos currículos, sem diálogo com as demais disciplinas da graduação em Medicina, ficaram na condição de corpo estranho no ensino médico. Malvistas, consideradas carentes de serventia, alienadas do que é tido como o escopo central da profissão médica, e, pois, "dispensáveis", ou desmotivadoras, as disciplinas de Humanidades sobrevivem à atitude preconceituosa de muitos alunos. Ainda que a formação humanística não se esgote em tais disciplinas, elas convivem com a dúvida sobre quanto é possível, de fato, nos tempos atuais, formar médicos capazes de operar uma concepção de cuidado diversa da hegemônica na cultura médica, baseada no tecnicismo e na qual cuidar é atuar como tecnólogo.

Pela complexidade da formação humanística, as disciplinas da área de Humanidades Médicas dão conta de apenas uma parte dessa tarefa. Em tese, todas as disciplinas do currículo médico têm pontos de contato com a área de Humanidades, principalmente as que se dão no encontro clínico; e, em todas, ocorre o ensino-aprendizagem pela apreensão de modelos ativos nas relações interpessoais, de forma consciente e planejada ou totalmente alienada. A literatura atesta essa afirmação com os estudos que mostram que, nas escolas médicas, a construção da postura ética e do pensamento crítico e reflexivo desenvolvem-se com base em disciplinas e condutas que se aprendem nas salas de aula, nos laboratórios e, principalmente, observando os professores em ação na prática cotidiana ou nos seus bastidores (Kaufman, 1992; Assunção et al, 2008; Pessoti, 1996; Pereira, 2004; Hundert et al,1996; Wright e Carrese, 2001).

Assim, a formação humanística tem caráter transversal. Ocorre ao longo da graduação, em diversos momentos e cenários de ensino-aprendizagem do currículo formal, informal e nas interações das pessoas no ambiente acadêmico – aspecto este que também responde por parte da resistência ao ensino de Humanidades Médicas, uma vez que a cultura institucional na escola médica, em meio a muitas contradições, é predominantemente tecnicista. Essas contradições se fazem notar na convivência de ideologias profissionais divergentes: entre os que acreditam em uma medicina bastante tecnológica, vendo dispositivos como equipamentos e fármacos como o mais substantivo da prática profissional, e os que fazem críticas a tal reducionismo de atuação, contestando o uso acrítico das tecnologias, por vezes destituído de discussão ética quanto à pertinência contingencial desse uso a cada caso, ou, ainda, os que criticam a organização da produção assistencial em serviços em que o trabalho do médico esteja pouco amparado no sentido da humanização de sua prática.

Essas questões não são periféricas à Medicina, mas constantes em sua prática e ensino, e tomam maiores proporções quando, do lado de fora dos muros da academia, surgem iniciativas contra o estado de coisas que engendra tais problemas (especialmente a violência dos poderes estabelecidos nas instituições). Na área da Saúde, essas iniciativas expressam-se em ações, reações, teorias e práticas que, na forma de um movimento social e ocupacional, se agregam sob o nome de "humanização" (Deslandes, 2006).

A humanização surge, na história mais recente da Saúde no país, sob a forma de movimentos políticos e ideológicos para a transformação da cultura e da prática profissional em uma perspectiva interativa. Tendo começado no campo da Saúde Mental – como o movimento antimanicomial (Reis, 2004) – e da Saúde da Mulher – como a humanização do parto e do nascimento (Diniz, 2005) –, provocou progressivas ondas de repercussão na rede pública de saúde, a ponto de, em 2000, o Ministério da Saúde criar o Programa Nacional de Humanização da Assistência Hospitalar (PNHAH), que, em 2003, se desdobra na Política Nacional de Humanização (PNH), conjunto de princípios e valores de inspiração humanística, norteadores de toda prática de atenção e gestão na área da Saúde na rede SUS (HumanizaSUS, 2004). A PNH identifica como principais fatores implicados na qualidade do atendimento o reconhecimento dos aspectos subjetivos nas relações interpessoais dos processos de trabalho e dos modos de gestão, propondo a humanização dos serviços por meio de profundas mudanças na vida das pessoas e das instituições.

Entretanto, mesmo elevada à condição de política pública, na realidade diária, dos serviços de saúde, nos deparamos com a mesma situação paradoxal: o reconhecimento da importância da humanização na saúde é uma unanimidade; sua prática, quase uma militância. É surpreendente a dificuldade de fazer circular valores éticos e atitudes mais investidas de sensibilidade e compreensão para lidar com a doença e o sofrimento humano.

Vemos essa dificuldade como decorrente do fato de que as transformações requisitadas não tratam de um problema circunscrito ao campo da Medicina e seu ensino, mas atingem traços marcantes do funcionamento da sociedade atual. Na cultura contemporânea estariam presentes elementos determinantes de modos de subjetivação que impermeabilizariam as relações interpessoais e que, na Medicina, configurariam mais um componente de resistência à formação humanística. Tais elementos, por sua natureza abstrata, sutil, imprecisa, seriam menos evidentes, mas não menos impregnantes na constituição da identidade profissional, articulados aos aspectos antes citados quanto à cultura de uma Medicina estritamente biomédica e quanto às características do ensino das Humanidades Médicas.

Na área da Educação Médica, observamos que se trata de temática ainda pouco explorada cientificamente, razão pela qual, no presente estudo, nos propusemos a investigar a formação humanística em Medicina com atenção direcionada especialmente ao modo como certos traços das subjetividades contemporâneas refletidos na cultura médica erguem barreiras aos relacionamentos intersubjetivos e contraem a existência humana na objetividade estrita dos fatos biomédicos.

Partindo de um referencial teórico apoiado em autores da Psicanálise, Antropologia, Saúde Coletiva, Filosofia e Sociologia, escolhemos as construções sobre as subjetividades que, do nosso ponto de vista, teriam maior influência sobre a cultura médica, reforçando as dificuldades observadas no intento de uma formação humanística em Medicina.

A contemporaneidade é vista por certos autores como um desmontar, e radicalizar pelo excesso, as conquistas da Modernidade (Hobsbawm, 1995; Lyotard, 2002; Lipovetsky, 2004; Augé, 2005; Habermas, 2000; Costa, 2004), o que, para alguns, configura uma Pós-Modernidade (Anderson, 1999; Lyotard, 2002), para outros, uma Modernidade Tardia (Giddens, 2002) ou, ainda, uma era Hiper ou Supermoderna (Lipovetsky, 2004; Augé, 2005).

Marc Augé (2005) caracteriza a época atual não como o fim da Modernidade, mas como seu excesso, que, na hipertrofia, transfigura as formulações que deram origem à Modernidade. Esta "Supermodernidade" se define pela figura da "superabundância factual do mundo contemporâneo" (p.33), que, de certa forma, acarretaria uma diminuição da esfera interativa. Na Medicina, conforme Schraiber (2008), esse processo leva à substituição do valor das pessoas pelo valor dos meios (intermediários nas relações humanas).

Retirar das pessoas seu valor singular e transformá-las em funções seria um fenômeno importante a considerar em nosso estudo. Jean-François Lyotard (2002) desenvolve essa ideia argumentando que a condição pós-moderna é fruto do desenvolvimento do capitalismo multinacional e dos fenômenos da globalização. A globalização econômica, a lógica do mercado e o neoliberalismo solaparam os ideais utópicos, políticos, éticos e estéticos da Modernidade e criaram um mundo que tem a informação como principal força econômica de produção. Em um cenário essencialmente cibernético-informacional, o poder estaria nas mãos dos que detêm as grandes redes de informação e gerenciam o seu acesso, e cada indivíduo estaria ligado ao sistema não pela pessoa que é, mas pela função que desempenha nos "jogos de linguagem". Tais lugares de natureza funcional também contribuiriam para a opacificação das subjetividades.

Ao encontro desses autores, Costa (2004) analisa que, nesse rearranjo social de forte caráter individualista, as pessoas não mais se identificariam com os grandes ideais coletivos, nos quais anteriormente se viam. Exemplifica essa ideia o declínio de adesão a ideais políticos revolucionários que prometiam um mundo melhor. Hoje, a atuação na esfera pública não diz respeito às lutas de classe, mas, sobretudo, aos direitos ao consumo e, em termos de ideais, no máximo, às lutas pelos interesses de grupos (sexuais, raciais, culturais, religiosos etc.). As pessoas estariam cada vez mais voltadas para si mesmas, para o seu corpo e para a busca de seu prazer, com a consequente perda de interesse legítimo pelo outro, pela alteridade. Assim, o individualismo, que nasceu com a Modernidade, hoje em dia faz uma apoteose narcísica.

Essa dificuldade do encontro entre o eu e o outro pode ser compreendida também do ponto de vista filosófico, particularmente com as contribuições de Habermas (2000). Para este autor, a ausência interativa servirá de base para a crítica à atual razão tecnológica e seu uso instrumental nas relações humanas, esvaziando estas últimas de trocas intersubjetivas e, pois, de um agir ético e comunicativo. Da perspectiva do campo da Saúde e deste particular estudo sobre a formação do médico, podemos estender o argumento habermasiano, como muitos autores desse campo o fazem (Schraiber, 2008; Ayres, 2001; Martins, 1998), para tratar da transformação do encontro clínico em um agir tecnicista, o que talvez se inicie já no encontro de professores e alunos – momento privilegiado do processo ensino-aprendizagem, quer para as competências técnicas, quer para as formas profissionalmente apropriadas de interação no cuidado do paciente.

Esses autores demonstram que o tecnicismo da atual prática médica – valorado pelo pensamento hegemônico entre os médicos como a melhor, senão a única, modalidade de abordar os eventos do adoecimento – diminui a presença dos aspectos humanísticos da atenção. Em seus estudos, Ayres (2000, 2004, 2005) mostra a ausência da referência do "cuidado" em práticas de saúde, que se tornaram um modo apenas tecnológico de tratar, uma terapêutica baseada estritamente no alcance de um êxito técnico. Com base na noção habermasiana do agir comunicativo (Habermas, 1989), Ayres discute a questão do cuidado no campo das práticas de saúde como um agir de interesse pelo outro (ética comunicativa) e de refinamento compreensivo por meio da comunicação eficiente em matéria de trocas intersubjetivas.

Nesse âmbito, outra questão a se considerar é a da crença radical nos meios como potências da interação. No lugar da intersubjetividade entrariam os equipamentos e recursos materiais de toda ordem. A tecnologia exerce fascínio não só nos médicos e estudantes, mas na sociedade em geral. Vista como força redutora dos males e infortúnios que, no curso da História (Hobsbawm, 1995), acometem a humanidade, muitas vezes não é percebida nos aspectos que atuam no sentido contrário ao bem-estar das pessoas (haja vista a tecnologia bélica). Com a hipertrofia do eu em relação ao outro (indivíduo ou coletivo) e com as relações intersubjetivas que são menos "relações" e mais inflexões do eu sobre o outro, consubstancia-se uma cultura que sustenta a antiga dicotomia Ciência e Humanismo e supervaloriza, na Ciência, sua derivação em tecnologias: a interação dá lugar ao procedimental, sendo substituída pelo correto uso das tecnologias em ato terapêutico. Nesse processo, tanto o médico crê realizar-se plenamente como potência assistencial, reforçando seu "eu" na instrumentalização das tecnologias a que somente ele pode e sabe fazer frente, quanto reproduz a própria crença de boa prática e sucesso assistencial, concepções assentadas na valorização dos meios tecnológicos.

No estudo sobre as transformações do trabalho médico, sua prática contemporânea e seu mercado de trabalho, Schraiber (2008), Machado (1996) e Merhy (2002) mostram como as mudanças sociais decorrentes do avanço tecnológico e das demandas do complexo médico industrial trouxeram ganhos e perdas para a prática médica. A tecnologia aplicada à Medicina trouxe conquistas para o bem das pessoas, realizando as mais antigas aspirações humanas sobre os destinos da vida e do corpo. Em compensação, as mudanças no exercício da Medicina e em seu mercado de trabalho criaram um abismo entre o médico e seu paciente. No ensino-aprendizagem, reforçaram a educação mais estrita na transmissão do conhecimento-informação e da dimensão tecnológica, deixando para trás a formação humanístico-científica.

Dessa primeira aproximação teórica podemos dizer, então, que o reflexo da cultura contemporânea na cultura médica alimenta forças motrizes que operam no cotidiano das pessoas nos contextos das práticas de saúde e ensino que dificultam a humanização (pensada nos termos aqui adotados).

Nossa hipótese é a de que, nos tempos atuais, as subjetividades contemporâneas (valores, modelos, inscrições de significado), em seu exercício cotidiano nas relações intracomunitárias, durante o ato clínico (médico e paciente) e durante a formação (relação entre alunos e entre alunos e professores), realizam um modo de ser médico (e educador) que se torna um obstáculo para a experiência intersubjetiva.

Retomando nossas premissas de que uma importante parte da formação humanística se dá pela apreensão e vivência de modelos representados pelos professores na relação professor-aluno e nas interações informais no ambiente acadêmico, nosso interesse em entender melhor as matrizes culturais e seus efeitos na formação humanística em Medicina passa necessariamente pelo estudo do encontro pedagógico, no ensino do encontro clínico.

Nesse encontro pedagógico buscaremos entender de que modos são consideradas (enfrentamento, realce, valorização ou crítica) as referências da prática individualizada e individualizante do médico contemporâneo e suas dificuldades de compartilhar, seja com outros profissionais da Saúde (trabalho em equipe) ou com o paciente (qualquer momento diagnóstico ou terapêutico do encontro clínico). Tendo em vista a pouca produção científica nesta temática, optou-se pelo estudo aprofundado de um caso cujo caráter exploratório pudesse levantar questões pertinentes para futuras pesquisas.

Nesse sentido, o caso deveria ser uma situação inserida em situações usuais de ensino-aprendizagem em Medicina e, ao mesmo tempo, representante de uma situação modelar (Denzin e Lincoln, 2000; Minayo, 1994). Com tais premissas, escolhemos uma escola médica na região do estado de São Paulo que:

1. se constitui em uma situação usual de ensino-aprendizagem, posto não se tratar de exceção na Medicina brasilei-

ra, e, ao mesmo tempo, dado seu perfil, representar um modelo de Medicina técnico-científica de boa qualidade;
2. se apresenta viável para a investigação empírica e interessada no estudo da Educação Médica e da melhoria do ensino de Humanidades.

Dado o perfil etnográfico desse estudo, que busca os aspectos culturais no exame das subjetividades e intersubjetividades, a literatura recomenda a abordagem qualitativa e a triangulação de técnicas (Denzin e Lincoln, 2000).

A pesquisa qualitativa é muito utilizada nas Ciências Humanas e cada vez mais na área da Saúde por constituir-se em um conjunto de práticas materiais e interpretativas que permitem o estudo dos significados, intenções e representações dos fenômenos em um grupo (Denzin e Lincoln, 2000). Encontra-se no campo das práticas científicas, pois se trata de um modo particular de produção de conhecimento que, nesse caso, responde à necessidade de compreender em profundidade certos comportamentos e estruturas sociais além da descrição. Pela apreensão da dimensão subjetiva da realidade compartilhada pelos sujeitos nela envolvidos, buscam-se decifrar os significados da ação humana (Minayo, 1994), entender o outro em sua complexidade.

Schraiber (2008) diz que a pesquisa qualitativa define-se como um campo complexo de estudos bastante diversos entre si, influenciado por referenciais muito variados e em que a competência do pesquisador está exatamente na capacidade de bem construir sua pesquisa como um processo interativo com a realidade em estudo. Tal atitude não exime forte rigor de procedimento para que as investigações possam produzir respostas válidas a seus pressupostos de partida. O pesquisador se aproxima do mundo simbólico e imaginário das pessoas, que é ao mesmo tempo particular e expressão do amálgama cultural de sua época, com base em concepções, metodologia e instrumentos adequados à produção do empírico, e depois se afasta para fazer o seu diálogo com a teoria e a experiência que lhe são próprios, em um processo de compreender e "interpretar interpretações" (Geertz, 1989).

Neste livro, na escolha das técnicas de produção de dados, optamos pela observação participante, estudo documental e entrevistas semiestruturadas. Operamos com a triangulação metodológica (que consiste na complementaridade destas técnicas para melhor apreensão do empírico), usualmente recomendada em estudos dessa natureza. Tornou-se possível, assim, confrontar as narrativas com a observação das condutas e estas com o discurso oficial manifesto nos documentos institucionais.

A observação participante é o processo pelo qual o pesquisador se insere no cenário cultural de um grupo com o intuito de realizar uma investigação científica ampla, capaz de fornecer elementos para a compreensão dos aspectos objetivos e subjetivos das relações interpessoais no grupo, as tradições, os afetos, as ideias, os motivos, os sentimentos, enfim, o registro vívido que jamais se alcança por meio de inventários (Minayo, 1994). Para tanto, o pesquisador precisa ter domínio teórico dos aspectos que pretende estudar, assim como respeito, sensibilidade e empatia, atitudes que permitem a ele ser aceito pelo grupo e poder mergulhar no campo intersubjetivo que faz parte da condição da pesquisa (Malinowski, 1997). Sua base teórica o coloca na posição de quem procura ativamente, no grupo, vivências relativas aos pressupostos, mas com flexibilidade, crítica e capacidade de fazer dialogar concepções e realidades, ou seja, a base teórica é apoio para a construção científica, e não um conjunto de preconceitos que engessam e inviabilizam a pesquisa. A observação permite a aproximação dos fatos às representações (Denzin e Lincoln, 2000) e o mergulho nas redes mais complexas de relacionamento. O observador faz parte do estudo, ele próprio um dos sujeitos da pesquisa, complementaridade considerada necessária ao método.

Nesta obra, elaboramos o roteiro de observação interagindo com nossas referências teóricas sobre a subjetividade e intersubjetividade contemporâneas e que, além de classicamente focar ambiente, maneiras de agir/interagir e linguagens (Malinowski, 1997), incluiu questões relativas a aspectos mais específicos sobre o modo como se realiza o ensino, descrevendo-se densamente as cenas observadas, o modo como os professores se relacionam com os alunos, como os alunos se relacionam com os professores, como ambos se referem aos pacientes, como os professores se relacionam entre si, e como os alunos se relacionam entre si. Particular atenção foi dada ao discurso biomédico e à tecnologia no campo das relações intersubjetivas, buscando-se captar o modo como professores e alunos entendem o cuidado com o paciente, as imagens e constructos de si e do outro e dos demais outros (especialistas, profissionais, familiares e acompanhantes), e, ainda, captar os valores de modo geral e os valores morais em circulação ou ausentes.

As observações seguiram os princípios gerais anteriormente referidos. Sendo do tipo etnográfico, no qual, mesmo com um roteiro, o pesquisador busca total abertura à observação, assim procedemos, atentos a uma descrição minuciosa dos sujeitos e suas interações em contextos ou ambiências específicas. Para o registro dessa atividade, utilizamos o caderno de campo.

A pesquisa esteve voltada para os contextos de reuniões de discussão de casos clínicos e de visitas clínicas às enfermarias hospitalares. Escolhemos tais atividades por se tratarem de cenários de ensino-aprendizagem nos quais é possível observar a relação professor-aluno de forma muito próxima, e ainda pelo modo como se ensina a relação médico-paciente na prática. Escolhemos a Clínica Geral e a Cirurgia Geral por serem as disciplinas-eixo da formação médica, e os alunos do Internato (quinto e sexto anos) por ser o período em que eles estão mergulhados na aprendizagem prática da Medicina com os pacientes, situação de ensino na qual o ato médico é posto em questão.

Ainda conforme recomenda a técnica da observação participativa, inicialmente buscamos um bom contato para propiciar a entrada em campo, o que, nas instituições de ensino superior, em especial nas Faculdades de Medicina, pressupõe conversar com os professores titulares responsáveis pelas disciplinas, apresentando-lhes o projeto de pesquisa e obtendo autorização para observar as atividades. Depois, obtivemos dos respectivos preceptores os documentos referentes ao projeto pedagógico e a grade horária das disciplinas, com os quais pudemos mapear o campo e organizar uma agenda de observação.

Quanto ao material documental, realizamos levantamentos de informações relativas aos objetivos educacionais, às definições curriculares e às ementas das disciplinas, além das práticas de avaliação do aprendizado teórico e prático e da supervisão do treinamento prático dos alunos, que constam de documentos oficiais. Na forma de leitura sistemática e crítica, pudemos identificar as propostas de ensino formalmente apresentadas, e sobre as quais, na observação, pudemos evidenciar afirmações e contradições do discurso institucional.

Os dados coletados nas observações foram analisados e usados na recomposição do roteiro da entrevista com alunos e professores. A combinação entre a observação e as entrevistas é particularmente recomendada para estudos do tipo etnográfico e a sequência estabelecida permite ampliar o reconhecimento das questões da observação.

Na pesquisa qualitativa, a entrevista é uma conversa com a finalidade de se obter informações de caráter subjetivo referentes a um objeto de pesquisa (Minayo, 1994). A "coleta de dados" se dá no encontro intersubjetivo entre entrevistador e entrevistado, ouvinte e narrador, partícipes de uma aventura comum de apreensão e construção de memórias (Bosi, 2004) e reflexões. Nesse encontro, estimula-se a produção de narrativas em torno de questões estipuladas em um roteiro com a intenção de conhecer atitudes, fatos, opiniões, valores, sentimentos, julgamentos, enfim, de adentrar um campo vivencial que revela sentidos, conflitos e acomodações que em outro plano serão metáforas do viver coletivo em dado período e lugar (Schraiber, 2008). As narrativas revelam não só a experiência singular de um sujeito, mas, sendo este também um sujeito histórico e social, mostram os sistemas, as estruturas e teias de representação aos quais o sujeito pertence.

Na pesquisa qualitativa, a boa relação do pesquisador com o entrevistado é fundamental para o estabelecimento do vínculo de confiança e responsabilidade (Schraiber, 2008; Bosi, 2004) que permite a espontaneidade das falas e gestos, o relato sincero dos fatos e a exposição das ideias e sentimentos. Simpatia e conhecimento prévio dos entrevistados são, assim, tidos como fatores que auxiliam o bom proceder da técnica por favorecer a veracidade e a autenticidade dos depoimentos.

Decidimos entrevistar oito professores, sendo quatro da Clínica Geral e quatro da Cirurgia Geral, que apresentassem atividade didática com alunos da graduação e atitudes ou discursos que dessem conta da própria diversidade institucional: os mais afinados com princípios humanistas e os mais identificados com o tecnicismo.

Em estudos da presente natureza é importante reproduzir a diversidade de tipos de sujeitos existentes.

Quanto aos alunos, escolhemos dezesseis alunos, diversificando-os também: dois do primeiro ano, dois do segundo, dois do terceiro, dois do quarto, quatro do quinto e quatro do sexto ano. Essa diversidade localiza o começo, a fase intermediária e a fase profissionalizante do curso médico (com ênfase nesta última). Adicionalmente levamos em conta, ainda, outro tipo de diversidade: a afinidade de cada participante com alguns subgrupos que expressam importantes subculturas no interior do universo do alunado, como Centro Acadêmico, Centro Esportivo, Ligas[1] e outros.

As entrevistas foram realizadas e gravadas por dois pesquisadores; as gravações foram transcritas e digitadas por terceiros e conferidas pela pesquisadora (Schraiber, 2008).

Cabe lembrar que o projeto da pesquisa foi submetido à Comissão de Ética em Pesquisa da Instituição (Cappesq, Processo n.1230/06) e aprovado por ela. Todos os entrevistados foram informados a contento sobre a natureza do trabalho e registraram sua concordância em participar da pesquisa pela assinatura de termo de consentimento livre e esclarecido, dentro das normas institucionais. Talvez o aspecto ético mais relevante do trabalho se tenha alcançado no êxito do encontro intersubjetivo dos pesquisadores com os entrevistados, quando, conjuntamente, faziam descobertas sobre o que estava em estudo. Ao final das entrevistas, frequentemente os entrevistados manifestavam satisfação por terem podido rememorar e ressignificar suas experiências. Aos dois pesquisadores envolvidos tornou-se rotineiro conhecer melhor o outro, o entrevistado, e "descobrir naquela pessoa algo jamais pensado antes".

Finalmente, devemos considerar que, do ponto de vista teórico-metodológico, para nos aproximarmos do encontro pedagógico, construímos núcleos temáticos que, com base nas referências aqui citadas, nos permitiram produzir e interpretar dados empíricos relativos a diversas situações e contextos práticos de encontros pedagógicos. Esses núcleos são o conjunto das principais configurações psicossociais (valores, lugares, atitudes, crenças, conceitos, história) implicadas na produção de subjetividades, e destas nas relações interpessoais no mundo contempo-

---

1 As Ligas são entidades estudantis presentes em várias escolas médicas, de caráter autônomo e independente, com o objetivo de apresentar (ou aprofundar) conhecimentos e práticas de determinadas áreas específicas da Medicina, complementando a formação acadêmica.

râneo, que podemos observar no comportamento ou no discurso das pessoas ou grupos. Os núcleos temáticos compõem-se, assim, de referências culturais identitárias que, no vivenciar subjetivo, entram no universo simbólico dos sujeitos na construção dos modos de ser e se relacionar com o outro (intersubjetividade) e com todos os outros (relação indivíduo-norma social).

Na construção dos núcleos temáticos, retiramos de nossa base teórica os aspectos que julgamos mais pertinentes ao estudo das relações interpessoais no âmbito da Medicina, uma vez que nossa intenção era compreender melhor os problemas relacionais e éticos que hoje atingem a prática médica de forma contundente. Esses núcleos serviram como categorias teórico-conceituais de análise do material empírico produzido e, como se verá adiante, correspondem a diversos conteúdos empíricos observados na produção dos dados pelas diferentes técnicas utilizadas, dando concretude e particularidade aos temas abstratamente delineados. Esses núcleos são: o eu (e o outro), a tecnologia e a interatividade. Vamos considerar cada um a seguir.

Núcleo temático do eu

Para Marc Augé (2005), a principal característica dos tempos atuais não é o fim da Modernidade, mas o excesso, a hipertrofia e a deformação, particularmente em três dimensões: o tempo, o espaço e o eu. No tocante ao eu, o autor revela que nunca na História foi tão frequente colocar a singularidade como referência. A individualização das referências reivindicaria poder absoluto ao interesse particular e à consciência individual descolada do coletivo.

Aprofundando, Giddens (2002) diz que vivemos tempos em que predomina a cultura dos "projetos reflexivos do eu", ou narrativas biográficas em constante trabalho de construção e revisão. A organização reflexiva do eu seria um processo que se dá pelo retorno do interesse do indivíduo sobre si mesmo, sendo essa contínua produção da autoidentidade o principal modo de subjetivação da contemporaneidade. O conteúdo da autoidentidade, ou os traços que compõem a biografia na elaboração do projeto de eu, e assim o estilo de vida, o controle do corpo e a própria autorrealização seriam fortemente induzidos por valores e modelos de consumo, segundo critérios de mercado, mas ainda assim percebidos como "individuais".

Na perspectiva psicanalítica, o retorno do interesse do sujeito sobre si mesmo constitui o narcisismo, modo de funcionamento psíquico no qual os eventos externos são tratados segundo necessidades e desejos do eu de forma imperiosa, o que acarreta um precário entendimento das necessidades dos outros e do compromisso nas relações interpessoais (Costa, 2004; Birman, 2001). A falta de referência no outro, coletivo ou pessoa, esgota o sujeito nele mesmo e produz vivências de solidão, falta de sentido, desamparo e falta de autenticidade, o que em parte se explica pelo fato de que a subjetividade se constrói na relação com o outro e dela se alimenta ao longo da vida.

Nesses termos, a cultura contemporânea, chamada de Cultura Narcísica, Somática ou do Espetáculo (Lash, 1987; Costa, 2004), reproduz conceitos e práticas que não sustentam a alteridade e empobrecem a experiência intersubjetiva interpessoal.

A preocupação com a intersubjetividade surge justamente nesse período em foco, quando os fenômenos sociais rapidamente se convertem em questões da intimidade para ganhar significado relevante. A intersubjetividade (Coelho e Figueiredo, 2004), como discutiremos melhor adiante, diz respeito a fenômenos que ocorrem em espaço intrapsíquico e interpessoal. Segundo os autores citados, falta interesse legítimo pelo universo alheio, disposição interna para escutar, refletir, construir junto um pensamento compartilhado, produto de um encontro. O investimento narcísico do eu em si mesmo esgota seus recursos psíquicos para a intersubjetividade interpessoal.

Dessa base teórica, construímos as seguintes modalidades e possibilidades de posicionamento subjetivo:

Referências Identitárias	Vivências Subjetivas/Representações
Cultura Narcísica	Centramento no eu; não reconhecimento do outro na sua diferença e singularidade; indiferença com o outro; invisibilidade; impossibilidade de suportar a alteridade, hipertrofia do eu e (por falta de referências no outro) sentimento de falta de sentido, vazio e solidão. A prática solitária ou solo; autonomia total no agir profissional; ausência de interação entre pares, com outros profissionais e com o paciente.
Cultura Somática	Centralidade do corpo e da imagem no pensar sobre si mesmo e sobre o outro; redução do outro ao seu corpo; manipulação do corpo à imagem de modelos estéticos midiáticos; o corpo como sentido da vida e como explicação para os fenômenos psíquicos e existenciais, chegando inclusive à medicalização destes; primazia do olhar sobre o corpo biotecnológico.
Cultura do Espetáculo	Predomínio da sensorialidade e das sensações sobre o pensamento e os sentimentos; achatamento da interioridade e da reflexão sobre si mesmo; mais-valia da exterioridade, da superficialidade e da aparência; apologia do exibicionismo, do entretenimento e das representações midiáticas que criam a ilusão de que nelas se encontra o que falta à vida, alimentando o consumismo em todas as suas formas. O verdadeiro não é aquilo que é, mas o que pode e deve ser visto.

Núcleo temático da tecnologia

Na contemporaneidade, a tecnologia faz a subordinação da natureza ao domínio humano e cria sistemas abstratos complexos e especializados de explicação da vida, nos quais as pessoas vão buscar conteúdo para a compreensão do viver e para a autoidentidade (Giddens, 2002). Na área da Saúde, a tecnologia tornou-se ainda mais substanciosa pela abrangência de eventos que alcança no universo do eu. Além disso, associa-se à forte presença da organização de mercado na prática da Medicina (Schraiber, 1995; 2008), que força o consumo e a espiral de inovação/atualização tecnológica (que tem como bom modelo o complexo médico industrial e suas conexões com a indústria de equipamentos e medicamentos).

Schraiber (2008) e Machado (1996) identificam, nos dias atuais, a crença radical nos meios da ação profissional, tais como os recursos tecnológicos ou procedimentos tecnologicamente armados, em que a tecnologia assume a identidade de bem em si e não mais um meio para o bem do paciente. Tais meios, tidos como elementos principais da interação, opacificam as intersubjetividades e realçam, por exemplo, os protocolos, os equipamentos, os medicamentos ou recursos materiais de toda ordem, o que teria fortes implicações na atenção à saúde e na relação médico-paciente no que se refere a comunicação, construção de vínculo e ética.

Evidencia-se o tecnicismo da atual prática médica, compreendido como uma forma de realizar a competência técnico-científica em seus meios tecnológicos de modo restrito ao acesso a esses meios.

Sob esse olhar, um segundo quadro de matrizes culturais e possibilidades de vivências subjetivas foi criado para este estudo:

Referências Identitárias	Vivências Subjetivas/Representações
Biociência	Onipotência de um modo de pensar a saúde (seu cuidado, a atenção às pessoas, os tratamentos) com valorização do fato patológico e desprezo pelo conhecimento das Humanidades (Filosofia, Religião, Cultura, Sociologia etc.). Interposição nas relações humanas dos equipamentos e insumos, tidos como bens em si, isto é, o acesso a eles já é o êxito da prática. Distanciamento afetivo ao contato; o outro reduzido a corpo patológico a ser transformado.
Organização Científica do Trabalho	Distanciamento pessoal, interposição da instituição nas relações, dessubjetivação. Imediatismo, velocidade, redução do tempo de escuta. Volume e acesso à informação em quantidade que leva à saturação; excesso; superficialidade; perda do raciocínio mais crítico no julgamento dos casos.

Núcleo temático da interatividade

A cultura da sociedade e a subjetividade das pessoas são frutos das interações humanas em processos comunicacionais. Autores da Filosofia e, por caminhos bastante diferentes, autores da Psicanálise constroem seu pensamento analítico na ideia de que a subjetividade se origina e se sustenta na relação com o outro, ainda que, para filósofos e psicanalistas, "sujeito" e "outro" denominem constructos que não são exatamente os mesmos.

Na Psicanálise, trabalha-se com o conceito de figurabilidade (Laplanche e Pontalis, 1988), processo de ver-se no outro, ou introjetar-se no olhar do outro (Winnicott, 1993), cujo resultado é a produção de sentido para o eu a partir do outro. A base da construção do eu é o amor do outro, na primeira infância, quando se "aprende" a criar vínculos (desde que se tenha no outro um bom modelo identificatório, capaz de desenvolver uma relação de segurança no amor). Para Freud (1914), a condição de saúde mental e vinculação é a possibilidade de se ter objetos de amor satisfatórios e confiáveis, e com eles se relacionar.

Levinas (2009), em seus estudos sobre a alteridade, afirma que a dissimetria fundamental entre o eu e o outro é vivida de forma tensa, invasiva, mas é condição para a subjetividade. Considera a subjetividade um produto ético que se constitui não para si, mas para o outro. Diante da nudez do "rosto do outro", não só o mandamento "não matarás" se impõe, mas a demanda pelo cuidado e proteção à fragilidade assim manifesta, dando início à formação de um campo de vivências constitutivas da subjetividade. Seria fundado na ética (relação com o outro tendo por base a responsabilidade pelo rosto exposto) o núcleo subjetivo do ser, a abertura para o humano no ser.

Também apoiado na ética, Habermas (1989) coloca a linguagem em lugar especial na experiência intersubjetiva, pois, para que haja interação, é preciso haver um mundo simbólico compartilhável, no qual ocorra não somente a transmissão de informações técnicas, mas a troca de representações entre os que se comunicam.

Para Habermas, na Modernidade haveria o predomínio da racionalidade instrumental – ruptura na dimensão ética das interações que, no extremo, produz a coisificação e midiatização dos indivíduos. Refletidas na cultura médica, Schraiber (2008) e Ayres (2004) denotam essas características em concepções terapêuticas que consideram apenas o tratamento orgânico, em relações médico-pacientes em que o encontro clínico pareceria mais um "desencontro" que uma interação.

A humanização das práticas de saúde (Ayres, 2006), pela proposta do cuidar, colocaria em primeiro plano a dimensão ética na relação terapêutica, por meio de ações comunicacionais que permitem o surgimento de vínculos de confiança e o entendimento sobre a saúde segundo a realidade e os anseios de cada paciente, em projetos terapêuticos personalizados.

Diante de tais considerações, e procurando articular o primeiro e o segundo núcleos, construímos os seguintes arranjos culturais e possibilidades subjetivas:

Referências Identitárias	Vivências Subjetivas/Representações
Invasão social pelo eu	Da perspectiva cultural dominante: desestruturação das crenças coletivas, perda dos apoios sociais, fragilidade dos modelos institucionais, insegurança e temor da relação com o outro, desconfianças, descrença, medo. No sentido contracultural: recuperação do social como interações e relações com outros, e seu sentido de coletivo. O coletivo como base da vida amparada e solidária, e a compreensão da realização do eu somente na realização do social, na relação com o outro e todos os outros (o coletivo).
Violência	Da perspectiva cultural dominante: preconceito, racismo, intolerância, ideologia de poder corporativo-ocupacional; desconsideração do agir ético e comunicativo por ausência

Continua

Continuação

Referências Identitárias	Vivências Subjetivas/Representações
Violência	de tematização (problematização), por competitividade. Como forma de resolver conflitos, como força/valor. Desejo de destruir o outro diferente do eu. No sentido contracultural: acolhimento das diferenças e representação da igualdade humano-genérica nessas diferenças, que são religiosas, subculturas de etnias, grupos sociais diversos etc. Compreensão da existência de conflito nas relações e suas resoluções em formas não violentas.
Ética	Da perspectiva cultural dominante: negação de abertura ao outro diferente do eu, e ideologia dos direitos voltados a si mesmo, transformados em privilégios pela perda da referência na responsabilidade social (para com a outra pessoa ou o coletivo). No sentido contracultural: interessar-se e acolher o outro da relação; valorização das trocas intersubjetivas; senso de responsabilidade social associado ao reconhecimento dos direitos humanos e sociais; relações interpessoais e intersubjetivas baseadas no princípio da não violência e da sociabilidade pela paz; não conversão das diferenças individuais em desigualdades de valor social ou em diferenças absolutas (negação do outro em si e de si no outro).
Humanização na Saúde	Da perspectiva cultural dominante: crítica parcial e fragmentada ao tecnicismo, com resgate de alguns dos elementos desvalorizados na cultura atual, tais como a simpatia nas relações, o aumento das conversas, alguma reintegração do interesse pelo outro e maior atenção nos julgamentos clínicos, vistos quase sempre da perspectiva da cordialidade das relações humanas e sociais, mas sem sentido para a técnica e sua tecnologia. "Amenização" dos efeitos do tecnicismo da prática médica. No sentido contracultural: cuidado, respeito, solidariedade, subjetivação. Interações intersubjetivas (dialógicas) em decisões clínicas mais compartilhadas com o outro (paciente, pares, outros profissionais), nos processos de gestão e na organização do trabalho na saúde. Resgate da crítica para o interior do ato clínico: o bom uso da tecnologia reconsiderado criticamente e refeito a cada ato; resgate do acompanhamento e responsabilização social da atenção produzida.

Vários modelos de apreensão do "real" e técnicas de análise baseadas em diferentes linhas de pensamento permitem o tratamento dos dados e, entre eles, nossa escolha recaiu sobre a produção do conhecimento em um processo hermenêutico (Schraiber, 2008; Ayres, 2005; Bernstein, 1985), aqui pensado como busca de compreensão e interpretação dos fenômenos (transformados em objetos de estudo sistematizados) por meio da comunicação humana (Gadamer, 1999).

Para Gadamer (1999), o ato de compreender corresponde ao modo de estar no mundo próprio da condição humana. Partimos do que sabemos, criamos um jeito particular de nos aproximar dos fatos e fenômenos de interesse e depois pensamos, dialogamos, fazemos julgamentos, elaboramos interpretações, construímos conceitos que sedimentam o conhecimento renovado, mas temporário, até que o processo ocorra novamente. Esse processo é, segundo o autor, absolutamente próprio da experiência humana, inerente ao modo de "ser" humano, que se revela um ser em constante atitude de quem olha, pensa o mundo e o compreende. É dessa qualidade que se nutre, no cotidiano, a construção de saberes práticos, que são saberes de determinada época e sociedade. A apreensão dessa primeira elaboração nas falas dos entrevistados ou nos textos escritos, ou mesmo nos registros primários dos cadernos de campo, dá-se pela interação do pesquisador com seu material empírico em sua produção, e, por isso, nas relações com os sujeitos e os textos.

Todavia, para produzir uma compreensão de toda a realidade a que dizem respeito e da qual, e sobre a qual, falam, novas interpretações são necessárias ao triangulá-los.

Assim, e de acordo com Geertz (1989), a pretensão de elaborar explicações de base científica supõe não só aceitar que sempre se trabalha com interpretações, como também é necessário ultrapassar a interpretação primeira em novas reflexões, progressivamente adensadas, da perspectiva teórico-conceitual.

O processo teria dois momentos complementares (Ayres, 2005). A compreensão, como o exercício de entender a fala do outro, reciprocamente, nos vários significados possíveis pela tradição e linguagem compartilhadas, em um arranjo intersubjetivo que o autor, recorrendo a Gadamer, chama de "fusão de horizontes". E a interpretação, aprofundamento da significação pela construção de sentido para a fala, na forma de conteúdo elaborado no exercício da razão sobre os fenômenos, envolvendo opiniões, conhecimento prévio do assunto, apreensão de novos elementos, reflexão que, enfim, leva ao encadeamento de um novo discurso sobre o assunto. Nesta, colocar-se-ia também a questão de elucidar o advento da compreensão iniciando pela parte em relação ao todo e do todo refletido na parte. Nesta reflexão, elucida-se a relação todo-parte, em que os sujeitos em situações concretas da vida social constituem situações particulares desse social. Estas, uma vez pesquisadas e interpretadas, evidenciam situações possíveis desse social. Vale dizer que a interpretação permite a formulação de generalizações sobre a cultura de determinadas sociedade e época com base na compreensão desses possíveis.

A compreensão e a interpretação vêm do campo de conjunção dos sujeitos que fazem parte do estudo, território no qual não há e nem deve haver neutralidade no sentido de supressão dos personagens da cena, no palco de opiniões e juízos que devem ser explicitados, qualificados e processados. A face do objeto que se pretende conhecer sempre será aquela da visão do intérprete.

A verdade é produzida no decorrer da experiência dialógica, na relação entre o intérprete e o que ele procura entender, na forma de um juízo válido sobre um recorte de realidade. O estatuto de verdade dado ao conhecimento se dá pelo alcance a um sentido pertinente, e será a verdade possível, restrita à circunstância e condição do estudo e provisória (como qualquer verdade científica).

A autenticidade de um conhecimento assim produzido se confere pela racionalidade, aqui compreendida na perspectiva proposta por e discutida por Minayo (1994), que afirma suas propriedades na linguagem. Essa verdade, provisória e relativa, é a aceita por critérios de racionalidade definidos para as condições do estudo, por meio da linguagem, na ação relacional, no que se chama de racionalidade comunicativa. É daí que vem a legitimação do conhecimento. Ou, como dirá Khun (1978), a validade conferida pela comunidade científica.

No plano da Ciência, o que tornará esse processo particularmente aplicável ao estudo de determinado objeto será a criação, a apresentação e a validação pela comunidade científica das condições de delimitação metodológica eleitas pelo pesquisador – construção do objeto, quadros teóricos de interpretação pertinentes, desenhos de base empírica, técnicas de produção de dados, métodos de análise e interpretações produzidas, operando a comunidade científica seu julgamento quanto à verificação de autenticidade e validação de todo o processo –, termos que se aplicam ao estudo da subjetividade nos fenômenos sociais e culturais, pelo uso de instrumental teórico e técnico adequado à objetivação dos dados empíricos sobre os quais se dão a compreensão dos valores culturais e representações dos grupos para temas específicos e a interpretação destes à luz da teoria que embasa o estudo.

Neste estudo, o material empírico foi examinado sob os seguintes princípios orientadores:

- os relatos podem ser entendidos por si mesmos dentro do código linguístico compartilhado pelo entrevistado e pelo entrevistador;
- os relatos partem de concepções e opiniões prévias do entrevistado e do entrevistador;
- são experiências individuais, mas que guardam características coletivas;

- a narrativa é, em si mesma, uma produção de sentido sobre a qual opera a análise hermenêutica;
- a interpretação se dá sobre o material assim compreendido, acrescido de elementos de fora, vindos do referencial teórico.

Das primeiras leituras flutuantes à exaustão de contato com todo o material da pesquisa, fomos, primeiramente, impregnando-nos das cenas (vistas) e narrativas que traziam representações e mais cenas (contadas) de cada entrevista em particular e, aos poucos justapondo umas às outras para organizar o material em uma perspectiva temática (considerando a regra hermenêutica de compreender o todo a partir das partes e a parte em relação ao todo). Considerando-se o tema como uma unidade de significação que se desprende de um texto aos olhos do intérprete, assumidamente um sujeito presente, histórico, social e desejante, como descrito acima, os fragmentos de material empírico foram escolhidos por referência aos núcleos temáticos, a esse tempo também já ressignificados pelos elementos advindos dessa "interação" com as cenas e narrativas, como veremos nos próximos capítulos.

Capítulo II
O ambiente de ensino
e seus protagonistas

A Clínica Geral

O Departamento de Clínica Médica agregava um conjunto de disciplinas (entre elas a Clínica Geral) e dispunha de 25% da carga horária total obrigatória do currículo médico, totalizando 1.755 horas distribuídas ao longo dos seis anos de formação. No quinto ano da graduação em Medicina, os alunos faziam estágio de três semanas na enfermaria da Clínica Geral, participavam das reuniões clínicas e atendiam no ambulatório no período da tarde. Os médicos que atuavam na docência eram contratados como docentes da faculdade ou assistentes do hospital-escola.

Na enfermaria, todos os dias pela manhã, um professor acompanhava um grupo de seis a oito alunos do Internato na visita aos leitos e em seguida discutia a evolução dos casos em uma pequena sala de reunião, com cadeiras dispostas em círculo. Nessa visita, mais ou menos dez casos eram vistos quanto ao diagnóstico, a evolução e a conduta. Era uma enfermaria recém-reformada, clara, limpa, organizada, fria e impessoal. Nos corredores, alunos, residentes e professores, vestidos com a discrição adequada ao ambiente, destacavam-se pelo uso do avental branco e do estetoscópio no pescoço.

Médicos e enfermeiros trabalhavam cada qual com sua equipe profissional. Nos corredores podia-se ver também a enfermagem circulando sem prestar muita atenção às pessoas. Quando chamada, na maioria das vezes, atendia de forma apressada e bem distante das recomendações do Comitê de Humanização para o "acolhimento no atendimento de enfermagem", fixadas no quadro de avisos, na parede do mesmo corredor.

As reuniões da Clínica Geral para discutir casos difíceis e temas diversos da prática clínica ocorriam uma vez por semana com a participação de professores titulares, assistentes, residentes e internos do quinto e do sexto anos. Na frente sentavam-se os professores e assistentes, depois os residentes e, no fundo, os alunos do Internato.

A história do paciente era apresentada no modelo clássico da anamnese, centrada nos aspectos biomédicos do caso: queixa, HPMA (História Pregressa da Moléstia Atual), antecedentes pessoais e familiares, hábitos, exame físico completo, exames complementares, hipóteses iniciais, conduta, evolução na enfermaria, intercorrências, mais exames, novas hipóteses diagnósticas. O raciocínio clínico ia sendo tecido pelas diversas falas dos professores, de forma prazerosa, desafiante e estimulante para os que sabiam Medicina. No fundo da sala, os alunos riam, cochichavam ou dormiam. A reunião se processava entre os experientes.

O ambulatório ficava em uma grande construção, sempre cheia de gente, de todos os lugares, mas essencialmente gente atendida pelo SUS. O ambiente era bem descontraído. As pessoas faziam brincadeiras umas com as outras, falavam alto, cumprimentavam-se com beijinhos, conversavam sobre sapatos e cores da moda, atualizavam fofocas e assuntos de trabalho. Eram oficiais administrativos, estagiários de várias profissões da saúde, alunos de todos os períodos, residentes, professores, assistentes, técnicos, pós-graduandos. Nas paredes, artigos científicos, editais, avisos, escalas de aula e de plantão, pequenos anúncios.

Cada aluno atendia dois ou três pacientes em uma tarde. Depois de fazer a anamnese do paciente, o aluno discutia com um professor que, a seu critério, via ou não o paciente. Mesmo tendo tempo e liberdade para executar a tarefa, a maioria dos alunos colhia a história e encerrava o atendimento rapidamente. A sensação era de pressa, principalmente quando começavam a juntar fichas de pacientes, como se o ambulatório fosse uma extensão do Pronto Socorro. Apressavam-se tanto para, ao final do período, amontoarem-se na sala de discussão, uns dormindo, outros largados no sofá, outros conversando, todos sob a impressão geral de cansaço e desânimo.

A Cirurgia Geral

O Departamento de Cirurgia era composto por onze disciplinas (entre elas a Cirurgia Geral), perfazendo quase 13% da carga horária obrigatória do currículo médico da instituição, ou 1.395 horas distribuídas ao longo dos seis anos de formação.

O estágio no Internato se desenvolvia em 25 dias para cada grupo de alunos, com atividades na enfermaria, no ambulatório e no centro cirúrgico. O programa oficial da disciplina, registrado em papel, era bem feito, mas o que se efetivava na prática apresentava falhas relevantes. Por exemplo, embora no papel encontrássemos a descrição de objetivos afetivos (relativos principalmente à conduta com os pacientes), não observamos conteúdos ou práticas que permitissem seu alcance. Supostamente tais objetivos seriam então alcançados pela observação da conduta dos mestres em ação. Mas estes não demonstravam tal preocupação com o aprendizado dos alunos, além de muitas vezes se mostrarem pouco abertos à interação com o paciente no que se refere a habilidades comunicacionais ou, pelo menos, alguma demonstração de afeto nos marcos de uma atuação profissional.

Na Cirurgia, imperava o pensamento concreto voltado para a ação, para a Medicina de mercado, apoiado em uma visão materialista da vida e de tudo o que ela envolve. Rapidez, objetividade, senso prático e comercial marcavam atitudes para a solução de problemas, mas que às vezes se tornavam atos de violência e derrubavam limites éticos, como veremos em capítulos adiante.

Nos corredores da enfermaria de Cirurgia, pouco se via ou ouvia dos pacientes, quietos em seus quartos. De tão silenciosos, pareciam até nem existir. Em compensação, e contrastando com o rigor observado nas situações formais, alunos e principalmente residentes ficavam nos corredores conversando em voz alta, fazendo barulho enquanto anotavam a evolução e a prescrição dos doentes. Eram médicos que se comportavam como adolescentes em bandos, "zoando" uns com os outros, rindo alto no corredor de uma enfermaria cirúrgica, como se não estivessem em um ambiente hospitalar.

Pela manhã, um ou dois professores acompanhavam um grupo de mais ou menos seis alunos do Internato e quatro residentes na visita aos leitos e na discussão dos casos na enfermaria junto aos doentes. Alguns assistentes, para poupar os pacientes, levavam a discussão mais aprofundada para os corredores da enfermaria. No entanto, praticamente todos os assistentes e residentes examinavam os pacientes e as feridas cirúrgicas durante a visita, com o quarto cheio de gente, muitos deles sem sequer pedir licença ao paciente.

Nessas visitas, eram vistos mais ou menos oito casos por dia quanto a diagnóstico, evolução, conduta e detalhes operatórios. Discutiam os casos em profundidade, com preocupação em ser claros aos internos, e faziam longas e detalhadas exposições sobre os temas referentes aos males dos pacientes em visita. Entretanto, pouco se dirigiam a estes, chegando, às vezes, a ignorá-los, exceto quando tomavam de seus corpos para fazer alguma demonstração para os alunos.

As reuniões para discussão de casos clínicos eram centradas nos aspectos cirúrgicos do caso. Algumas, acompanhadas de "comes e bebes", criavam um ambiente mais aconchegante e agradável. Passava-se rapidamente da história clínica para o estudo da cirurgia e seu resultado. A discussão se processava entre professores e assistentes. Os residentes, com menor participação, e na forma de chamada oral, eram frequentemente sabatinados por eles, enquanto os alunos ficavam como observadores, em geral mudos, às vezes lembrados por algum professor que lhes perguntava sobre dúvidas que, em geral, não eram manifestadas nesses espaços formais e distantes de suas realidades tanto no que se refere à experiência quanto ao conhecimento que ainda não têm para formular perguntas.

As equipes médicas eram predominantemente masculinas, mas as poucas médicas presentes, quando se manifestavam, faziam-no de forma mais exigente, incisiva e autoritária que os médicos, como se precisassem de atitude mais radical dentro das mesmas referências de comportamento dos homens para serem identificadas como cirurgiãs!

Em quaisquer desses cenários, transparecia a Medicina, complexa, minuciosa, difícil, que requer árduo aprendizado e seduz pelo saber biomédico, grande e majestoso, que passa por cima da supostamente prosaica existência humana, tão material, miúda e cotidiana... Até mesmo porque são muitos os perigos que rondam o não saber e a inexperiência. Na Cirurgia, as citações de literatura médica para embasar raciocínios e decisões são menos frequentes que as casuísticas dos cirurgiões, em jargão próprio, respeitados pela sua "quilometragem de categute".[1]

A participação dos alunos era pequena, sendo o ensino realizado por pressão, acúmulo e memorização. Mesmo quando o

---

[1] *Categute* é o nome de um tipo de fio cirúrgico.

professor se empenhava na tentativa de desenvolver o raciocínio no aluno, partia dele mesmo e recorria aos alunos com perguntas que se apresentavam como lacunas a serem preenchidas dentro do encadeamento lógico do pensamento do próprio professor.

Uma discussão particularmente interessante e fora desse modelo foi conduzida por um professor de Cirurgia no desenvolvimento de uma atividade de Bioética. Ele começou a atividade perguntando aos alunos se queriam discutir algum caso. Vários deles queriam, e começaram ao mesmo tempo, mostrando grande ansiedade por contar suas experiências naquele estágio. Diferentemente da atitude comum nos outros espaços formais, em que os alunos entram mudos e saem calados, neste eles ocuparam tudo. Falaram do começo ao fim, empolgaram-se, dividiram opiniões, debateram ideias. O professor propiciou tudo isso. Sabia escutar, acolher, acompanhar raciocínios, e não somente conduzi-los, como era comum.

Nas demais situações observadas, os alunos permaneciam calados, apáticos, na defensiva. Em várias discussões, os alunos eram tratados "de brincadeirinha" pelos professores como seres incompetentes e pouco inteligentes.

O estudante de Medicina

Neste estudo, procuramos uma aproximação com os alunos em situações de grupo nos cenários de ensino e em momentos individuais nas entrevistas.

Em situação de grupo, encontramos grupos bem diferentes entre si.

Sem intenção de categorizá-los, observamos diferenças evidentes, talvez devido ao agrupamento por afinidade, que cria segmentos em que predominam características semelhantes entre os indivíduos. Por exemplo, o grupo do Centro Esportivo era formado só por homens atletas. Certo ar de arrogância pairava entre os que talvez se considerassem "geneticamente" privilegiados.[2] O grupo dos "orientais", denominação comum entre os alunos para descendentes de japoneses, chineses e coreanos, era mais tímido, calado e disciplinado. Um grupo predominantemente de meninas reuniu uma turma mais amistosa e flexível à diversidade de comportamentos dos seus integrantes.

Para as entrevistas, os alunos foram escolhidos de acordo com o ano da graduação e seu pertencimento a alguma subcultura no universo em estudo, pois queríamos nos aproximar o mais possível da diversidade de escolhas, agrupamentos ou isolamentos entre os alunos nos vários mundos e submundos que coexistem no universo acadêmico.

Com exceção de uma aluna que tinha 30 anos, todos os demais estavam na faixa dos 20 aos 25 anos. Predominantemente, os homens moravam sozinhos ou com amigos e as mulheres, com a família. Alguns namoravam, uma aluna estava casada. Um aluno se disse homossexual. Alguns já haviam feito pelo menos um ano de outra faculdade antes de entrar na Medicina, sendo que dois eram formados em Jornalismo e Engenharia, respectivamente. Entrevistamos alunos que eram do interior, que vinham de família de médicos, de famílias com maior e menor poder aquisitivo em relação ao que percebiam nos seus colegas. Alunos propensos a seguir alguma especialidade clínica, alguma área cirúrgica, ou que ainda não sabiam que especialidade seguir. Alunos que faziam Ligas, ou não. Alunos de praticamente todas as agremiações e grupos da graduação, e alunos que não participavam de nenhum desses grupos.

Nas entrevistas, percebemos que os alunos do primeiro ao quarto ano falavam de forma mais espontânea e livre, demonstrando gostar do que estavam fazendo. Os alunos do sexto ano mostraram-se um pouco mais receosos e contidos, mesmo assim deram bons depoimentos.

---

2 Mais adiante, observaremos que tal suposição se ampara na fala de professores.

Diante de perguntas sobre como é ser estudante de Medicina, responderam mais com base no modo como viam o coletivo sem nele se incluir, quase que em contraposição a ele. Desse modo, não obtivemos relatos marcadamente autobiográficos, como entre os professores, mas a descrição de um coletivo indigente, com o qual seus autores não se identificam, sem perceber que é por meio dele que responderam à pergunta sobre como é ser estudante de Medicina. A autoidentidade de cada um não se referenciava na imagem de grupo que coletivamente criaram. Esse fato mostra um aspecto típico das subjetividades contemporâneas, que pouco admitem referenciar-se no todo, mas investem fortemente na constante construção e reconstrução de um eu que se destaca do todo (Giddens, 2002) e que aqui se acentua talvez pelo fato de que vários deles foram escolhidos como informantes-chave, ou seja, pessoas diferenciadas em relação aos seus subgrupos de origem.

Embora muitas vezes tratados como "meninos" e "meninas", os alunos entrevistados não pareceram assim tão adolescentes. A estrutura de ensino parece ser um elemento essencial na infantilização dos alunos, que, quando chamados a falar de si e de seus pares, mostraram-se pessoas que sabem muito bem onde estão e o que buscam nesse lugar, inclusive reconhecendo sua imaturidade emocional e dificuldade de reflexão e construção da interioridade, outra característica dos tempos atuais (Birman, 2001).

Avaliam a si mesmos e aos outros com base nos próprios valores (vindos da sua história pessoal) e buscam apoio em modelos institucionais a eles condizentes. Por exemplo, o aluno que quer ser um determinado tipo de médico rico e famoso busca os caminhos institucionais e os professores com esse perfil para "apadrinhá-lo".

Ao contrário dos professores (particularmente os mais velhos, titulares e da Cirurgia), os alunos não referenciaram nenhum professor, embora se lembrassem de nomes considerados ilustres ou importantes na escola e tivessem simpatia pelos professores das atividades em pequenos grupos nas Propedêuticas. Em compensação, quando se referiam a alguém importante em sua vida, citavam a mãe ou o pai, bem de acordo com o comportamento social dos tempos atuais, em que nos laços particulares na vida privada (Ferry, 2008) se assentam as referências mais fortes.

Não ter tempo para fazer outras coisas além de Medicina é muitas vezes sentido com pesar, mais pelos alunos do que pelos professores. Todos se queixavam da falta de tempo ou do chamado currículo oculto, mas acumulavam muitas atividades extracurriculares. A exemplo dos professores, desde cedo o estudante mergulha em um mundo de muitos afazeres, muitas possibilidades e muita absorção na Medicina.

Ainda assim, para alguns deles, existiria um mito de que o estudante de Medicina estuda muito. Na verdade, a faculdade seria "puxada" para quem a leva a sério, porque seria possível não fazer muita coisa, estudar e passar nas provas sem grande esforço (crença que para alguns professores seria outro mito...). Isso aconteceria do primeiro ao quarto ano, quando para a maioria haveria uma transformação radical (quase mágica), como explicou o aluno do quinto ano:

> É até engraçado, eu não sei se é uma peculiaridade do curso de Medicina, mas até o 4º ano você é uma coisa, e depois do 5º você é outra. Até o 4º ano, ser estudante é um negócio meio mágico. Você não tem muita responsabilidade, você não é médico [...] Assim, tinha gente que aproveitava do 1º ao 4º para estender o colégio, para ficar no Centro Esportivo tomando sol, saindo em balada. Não estou falando que seja errado, mas tinha cara que aproveitava. E tinha gente que aproveitava pra ser um acadêmico, para aprender as coisas. Eu usei bastante do 1º ao 4º ano para conhecer o mundo, não conhecer o mundo e viajar e tal, mas entender o mundo, aprender como interagir com o mundo. E aí depois do 5º ano você ainda não

é médico, você ainda não é um adulto economicamente ativo, mas você não é mais aquele "estudantão", você tem umas "responsas". Os residentes da Cirurgia faziam questão de falar: olha, o paciente é seu! Tenho certeza de que eles iam cobrir a gente quando a gente escorregasse, mas: "Mano", o paciente é seu. Se esse paciente está com o pré-operatório em dia ou não a culpa é sua; se ele está no pós-operatório andando direito ou não, a culpa é sua; se ele está evoluindo direitinho, se ele está com alguma queixa, se ele está com sofrimento, a culpa é sua, você tem que saber lidar. Eu tenho certeza de que eles deviam fazer muito pelas nossas costas, não é? Mas... Você se enxerga de maneira diferente... Você vê aquela galera do 4º ano ou, pior ainda, o pessoal do 3º ano, todo mundo em grupinho, fazendo a maior algazarra e com a mochila nas costas, o protótipo de estudante em excursão. No Internato não. [...] O cara se veste melhor, arranja uma barba melhor, uma pastinha, o cara não anda gritando pelos corredores. (Aluno do quinto ano)

O retrato que os próprios alunos fizeram sobre quem são na condição de grupo foi bastante crítico e severo.

Embora afirmem que há vários grupos de alunos diferentes entre si e que há espaço institucional para todos, alunos do primeiro ao sexto ano disseram que o comportamento mais geral de grupo demonstra infantilidade, arrogância, falta de vontade e de responsabilidade com os estudos.

Na crítica deles, a maioria dos colegas, embora não admita, seria "nerd" que não se admite "nerd" e quer parecer descolado. Teriam "cabeça fechada", seriam incapazes de refletir sobre temas variados e aprofundar discussões de opinião. Seriam competitivos, superficiais e medíocres e não praticariam uma honesta autocrítica sobre si mesmos. Manteriam comportamento de alunos de colégio, demonstrando imaturidade nas atitudes e no discurso. Reclamariam muito porque, no fundo, desejariam não fazer nada, uma vez que já se sentiriam "prontos" (ou quem sabe "geneticamente determinados") para a Medicina. Entretanto, na realidade, muitos deles não teriam sequer desenvoltura para conversar com pacientes, menos ainda para encarar os problemas existenciais a que a Medicina os expõe.

Entre as características dos estudantes descritas por eles mesmos, destacamos:

- Imaturidade emocional:

Aos próprios olhos, os estudantes de Medicina foram descritos em sua maioria como pessoas inteligentes, objetivas, metódicas, mas com pouca maturidade emocional.

É interessante e recorrente a visão de que, ao lado de alunos "bitolados" em estudar, haveria vários (especialmente entre os homens) que durante o colégio e o cursinho experimentaram pouco as situações de diversão comuns à adolescência, porque se dedicaram muito a estudar para o vestibular. Uma vez aprovados, esses alunos estariam tentando mudar essa imagem de estudiosos para a de pessoas descompromissadas com os estudos, voltadas para a diversão, as competições esportivas, a experimentação sexual e principalmente para o abuso de álcool. Beber demais parece estar associado à ideia de ser livre, forte, divertido, irreverente, agressivo, rebelde, viril e popular, atributos muito valorizados culturalmente por essa geração. A iniciação na farra e no álcool começaria desde a semana de recepção do aluno do primeiro ano, dando dessa forma a impressão de que a própria faculdade estimularia esse comportamento entre os alunos.

Acho que tem muita gente infantilizada... É, como eu falei, cara, todo mundo é *nerd*; todo mundo aqui estudou muito pra passar, então, não tem nenhum malandrão, não tem nenhum popular da escola, apesar de que querem construir essa imagem aqui. [...] Mas acho que aqui tem muita gente bem moleque de fazer intriguinha, fofoca. Não tem cabeça aberta para discutir nada. Não sabe discutir, não para pra refletir e não tem uma autocrítica boa... (Aluno do quinto ano)

- Preconceitos:

Para alguns alunos, o grupo seria predominantemente composto por pessoas ricas, mimadas, mal-educadas e preconceituosas em relação à classe social, origem étnica, sexualidade e a quem não pertença ao universo dessa escola. Pessoas com grande ambição financeira e pouco altruísmo.

O caminho que vai do não respeito à diversidade ao preconceito parece ser bem curto, como disse uma aluna do terceiro ano:

Tem um pessoal que é muito preconceituoso. Eu não sei se eles são de verdade, ou se eles tratam de uma maneira jocosa certos assuntos que eu acho sérios, sabe? E eu não gosto dessa atitude. Só que as pessoas falam tanto, e de um jeito tão extremista sobre raças, sexualidade, essas coisas. Pobre é sempre negro, e negro é bandido; negro não sabe de nada, essas coisas. (Aluna do terceiro ano)

- Alienação:

Para os que a levam a sério, a faculdade seria bastante puxada, e o contato com a realidade das pessoas, muito impactante. Mas o que surpreende uma aluna do primeiro ano é a forma emocionalmente (e institucionalmente) alienada com que se dão essas vivências:

Tem que haver exigência no ensino? Tem, mas talvez devesse ter um conforto também. Deixar claro que você é frágil e que todo mundo tem fragilidades, todo mundo erra, todo mundo tem sentimento, sente medo... Porque aqui você não pode sentir medo, não pode ficar triste... Você não pode sentir nada, você é um robô que vai e faz. Você tem que fazer. Tem que ser muito forte; muito forte. E nisso você cria uma armadura inteira, que por dentro é um queijinho suíço. Tem um monte de fragilidade. Assim, eu vejo essa molecada dando os escapes... É muita loucura! Em algum lugar tem que extravasar, não é? Claro que você sente medo, sente dor, sente um monte de coisas. "Meu", não é fácil! Não é fácil entrar no ambulatório e ver criança amputada! É triste! A realidade que a gente vive aqui é muito triste. Eu acho que você não vai chorar cada vez que vir aquilo, mas não dá para ver quinze vezes e achar que é normal. Ver criança cega, criancinha careca saindo daqui, "meu"! É triste; é pesado. Isso eu acho violento. Lidar com a dor já é uma coisa violenta, porque talvez eu não saiba lidar com a minha própria; como então lidar com a dos outros? Como passar por cima de um monte de coisa que eu não resolvi, para resolver para o outro? (Aluna do primeiro ano)

Tampouco seriam pessoas capazes de buscar ajuda para problemas emocionais, o que denotaria atitude de distanciamento diante das próprias fragilidades, tanto do eu em relação ao coletivo quanto do eu em relação aos limites mais íntimos da sua sensibilidade.

• Competitividade:

É unânime a constatação de que os alunos são muito competitivos, o que levaria a relações frias, distantes, oportunistas, chegando até mesmo à desonestidade. Tal comportamento, além de inviabilizar relações mais profundas e solidárias entre as pessoas, teria como subproduto o distanciamento do sujeito consigo mesmo e a incapacidade de atitudes mais tranquilas e prazerosas diante da vida, como analisa uma aluna do primeiro ano:

A competitividade aqui é uma loucura! É fora do normal! Tem que ser o melhor em tudo. Você não pode jogar futebol pra se divertir, você tem que jogar futebol e ser melhor que outros times. É uma doença. É uma obsessão. E acaba que você não pode simplesmente se divertir. Então você na festa não vai pra se divertir, vai pra beber até cair. Você não vai namorar, você vai transar loucamente e todo mundo vai saber... As coisas não são só: vou curtir. Não existe isso aqui. É muito difícil achar uma pessoa que consiga lidar com essa pressão. (Aluna do primeiro ano)

- Superficialidade e individualismo:

Os alunos seriam pessoas abarrotadas de afazeres, mas sem muita crítica e aprofundamento sobre o que fazem. Vários alunos disseram que a maioria deles, independentemente do ano de curso, seriam pessoas limitadas, pouco reflexivas, imediatistas. O que as aproximaria seria o utilitarismo das relações, seja para dar conta de dificuldades inerentes à formação, seja para a construção do currículo pessoal ou de uma rede de contatos para o futuro profissional.

No entanto, os alunos apontaram que, apesar das características até aqui descritas, muitos deles fazem grandes amizades na faculdade. Tirando esses grandes (e poucos) amigos, a maioria das pessoas estariam preocupadas apenas consigo mesmas e, no que se refere ao contato com o outro, envolvidas em fofocas, intrigas e difamação.

Tal comportamento teria como subprodutos a incapacidade de organização coletiva para reivindicar mudanças e as saídas individualistas (éticas ou não) para problemas que atingem o grupo.

- Profissionalismo:

Haveria recorrência do pensamento "mágico", que acredita que, por algum processo misterioso, os indivíduos depois de formados se tornariam bons médicos, independentemente da sua vida de estudante. Entretanto, para outros, a falta de profissionalismo seria um comportamento frequente, deliberado e utilizado de acordo com a ocasião. Estes seriam alunos pouco interessados e desleixados que, conforme a conveniência, "tornam--se competentes e atenciosos", inclusive faltando com respeito ao paciente por não assumirem suas responsabilidades. Muitos desses diriam não gostar de pacientes e, pelo menos quando maduros o suficiente, admitem isso e abandonam a profissão ou vão para áreas menos clínicas. Mas haveria também aqueles que não gostam dos pacientes do hospital-escola, com os quais estão aprendendo Medicina e para com os quais não precisariam usar de atenção, cordialidade e mesmo respeito.

O professor de Medicina

No processo de escolha dos professores a serem entrevistados, optamos por pessoas nas faixas de idade entre quarenta e sessenta anos, por serem pessoas com experiências didáticas diferentes devido às diferenças de idade, mas com suficiente tempo de prática tanto como médicos quanto como professores. E, como dissemos antes, escolhemos pessoas com contato direto com alunos da graduação e com a prática clínica e didática com suposta ênfase mais técnica e tecnológica ou ênfase mais técnica e humanística da Medicina. Todos os professores de Cirurgia entrevistados eram docentes da faculdade, incluindo titulares; e todos da Clínica Geral eram médicos assistentes do hospital-escola.

Todos eram casados, tinham filhos e moravam com suas famílias. Referiram-se à família como um elemento muito importante em suas vidas, muito embora não tivessem muito tempo para elas.

À pergunta "Fale-me sobre você", o que veio como discurso pronto foi como se viam como médicos. Contrastando com os professores, entre os alunos apenas uma aluna se apresentou prontamente como aluna de Medicina, sendo que os demais ou reclamaram da pergunta, ou partiram para dados de história de vida e descrições sobre características de personalidade, gostos e comportamentos.

Entre os professores, a "identidade médica" apareceu profundamente marcada pela identidade, por assim dizer, pessoal, uma vez que formam um tecido narrativo tão bem tramado que não dá para saber onde começa um e termina o outro. As pessoas aqui se recobrem de duas condições: a pessoal privada, que possui valores, crenças de origem familiar, social, comunitária, e a profissional, que possui outros valores que se somam e se mesclam aos anteriores, pois o indivíduo sempre é um plural de sujeitos e mostra múltiplos aspectos na constituição e exercício da subjetividade: pessoal/privado e social/público. O modo de ser na vida e o modo de ser médico se expressam um pelo outro, conscientemente ou não.

Observamos que entre os professores de Clínica Geral havia mais consonâncias que dissonâncias nos seus modos de ser médico e professor. As particularidades de história de vida e personalidades formavam sobretons e nuances que caracterizavam a prática médica e de ensino de cada um sobre uma tela de fundo mais ou menos igual.

Na Cirurgia, ao contrário, observamos diferenças maiores nas tonalidades que compunham a tela de fundo, mas se deve considerar que os cirurgiões entrevistados não eram todos da mesma especialidade cirúrgica. O estereótipo do temperamento e comportamento cirúrgicos predominava nos discursos como construto cultural de maior valor institucional, mas entre os nossos entrevistados encontramos pessoas bem diferentes desse modelo, que disseram gostar de temas humanísticos a ponto de estudá-los fora, em outras escolas. Diziam-se introspectivos, reflexivos, sensíveis, calmos, ponderados, estudiosos e críticos. E por isso preferiam ser discretos quanto a tais características pessoais, pois temiam ser desqualificados como médicos, uma vez que destoavam do que parece ser bom para a maioria dos cirurgiões da casa, como podemos ver neste trecho de entrevista:

> Por exemplo, teve uma época em que eu não colocava no meu currículo que tinha estudado grego ou latim. Porque talvez pudessem pensar assim: Por que esse cara foi perder tempo com isso? Devia estar lá dando ponto. Não é? Porque a visão é um pouco essa, perder tempo. Por que você perdeu tempo com isso? Quando na verdade, eu acho que é um grande engano! (Professor de Cirurgia)

Fugindo dos estereótipos, sobrevieram identidades singulares, balizando-se mais ou menos por um ideal de médico (do imaginário coletivo, ou culturalmente construído) que não é o mesmo na Clínica e na Cirurgia, como veremos em capítulos adiante, mas que tornaram claro que a figura do médico é determinante no modo de exercer a profissão, não havendo neutralidade, mas um forte acento da subjetividade na forma de atuar profissionalmente.

Na narrativa dos clínicos e de alguns dos cirurgiões, percebemos que uma das características pessoais que os levou à escolha da Medicina como profissão foi o interesse pela alma humana, pela vida das pessoas, pela natureza humana.

E, mais uma vez contrariando outro estereótipo (o de que o clínico pensa, mas não faz), na Clínica Geral todos os clínicos se disseram pessoas pragmáticas, que resolvem problemas. A diferença estaria na forma de exercer a prática clínica e na atitude, os clínicos atuando com mais envolvimento interativo com o paciente e os cirurgiões com pouca interação, de isoladamente ou sozinhos, com menos preocupação em estabelecer parcerias com os pacientes.

Todos faziam parte dos quadros do funcionalismo público como médicos ou na carreira de professor, e, com exceção de um, tinham consultório particular. Os aspectos financeiros da profissão apareceram em suas narrativas como vozes que se juntaram em coro afinado, entoando que, nessa profissão, ganhavam pouco em dinheiro, mas muito em desenvolvimento intelectual. Alguns ganhariam também em satisfação com o trabalho que realizam, ou com o prestígio que levaria pacientes a seus consultórios.

Os aspectos financeiros da profissão ganhariam relevância também na atribuição de valor ao médico, mais que ao seu trabalho, revelando-se a face bruta de um dos piores preconceitos arraigados na instituição estudada, cuja força dificulta mudanças para uma cultura de humanização. A ideia de que médicos com humanismo na sua prática, assim como médicos que ganham pouco dinheiro, trabalham para os pobres ou são médicos do SUS, seriam médicos de segunda categoria, incapazes, incompetentes, médicos que sabem pouca Medicina e são assim porque não conseguiram ser como "os grandes, ricos e famosos"!

No entanto, preconceitos à parte, as expressões de satisfação com a profissão foram muitas, e iam da contida satisfação pela escolha acertada à mais pura paixão pela Medicina, sua arte e ciência. Com direito a repentes poéticos:

> Eu tenho uma frase: em Medicina, tudo o que você fizer, desde atender um doente, até tocar um plantão, até estacionar um carro no estacionamento do hospital, até fazer uma fofoca, criticar, tudo o que você fizer, tem que ser para a celebração do bem. [...] A Medicina tem que ser só a celebração do bem. (Professor de Cirurgia)

Todos os professores entrevistados disseram gostar da atividade didática, mas tinham visões e propósitos bastante diferentes quanto a ser professor. De um modo geral, para uns, ser professor era promover o desenvolvimento do aluno em uma relação intersubjetiva. Para os outros, era transmitir saber.

> Tem uma frase do Guimarães Rosa que eu gosto bastante, que diz que: mestre não é quem sempre ensina, mas quem de repente aprende. Então, eu vejo a relação de professor-aluno assim: alguém que é mais experiente e transmite algum conhecimento, mas que está aprendendo também. Ao transmitir o conhecimento está aprendendo. Eu gosto muito do contato com alunos e com residentes porque eles nos trazem perguntas, e a gente é obrigado a estudar. Então, eu acho que é uma relação de troca, de alguém que conhece um pouco mais, mas que está também absorvendo nessa relação. (Professor de Cirurgia)

> Eu adoro dar aula, adoro! Não posso ver um holofote e um microfone... E me sinto bem! Eu vivo estudando e compartilho aquilo que aprendo com os que me estão próximos. Eu criei cursos em que

formei ou atualizei mais de 650 cirurgiões pelo Brasil. Escrevi inúmeros livros. Então... Eu faço isso naturalmente, não faço nenhum esforço para isso. Faz parte do meu ser! (Professor de Cirurgia)

Vários professores falaram do papel de modelo para o aluno, como veremos melhor em outro capítulo deste livro, e, nesse sentido, da importância do seu reconhecimento institucional. Entretanto, ocorreria justamente o contrário, ou seja, o não reconhecimento daqueles que verdadeiramente se dedicam ao ensino no ambiente universitário. Ser professor demandaria tempo e dedicação, mas não proporcionaria tanto prestígio ou remuneração vantajosa como ocorreria aos pesquisadores ou médicos que atuam no sistema de atenção privado e para pessoas de alto poder aquisitivo.

Eu, particularmente, sempre gostei de ensinar. [...] O grande problema é que para ser professor, você precisa, antes de mais nada, ser um indivíduo que tem uma boa formação pessoal; atualizado, que tenha espírito crítico para analisar aquilo que lê, para não transmitir notícia para o aluno, e sim conhecimento. E isso exige tempo. [...] Então, para você poder transmitir para os alunos alguma coisa sensata, você precisa, também, fazer uma análise crítica antes de transmitir. Tudo isso é fácil de dizer, mas é extremamente difícil de fazer, porque exige tempo e porque, na realidade, isso tudo não te dá nenhuma projeção, a não ser perante os alunos ou perante os doentes. Então, qual é o grande problema que eu vejo na nossa vida acadêmica aqui: o indivíduo mais valorizado tem outras características, não aquelas de docente. E outro problema de ordem pragmática: eu, no fim de carreira na Universidade, ganhava em um mês o equivalente ao que ganho em uma cirurgia de pequeno porte. (Professor de Cirurgia)

Com os professores observamos semelhante movimento de identificar características do grupo a que pertencem sem a ele se identificar, como vimos com os alunos, mais uma vez evidenciando certo jeito contemporâneo de expressar a subjetividade. Principalmente entre alunos, mas também em parte entre professores fala-se de expressões de subjetividade do coletivo com distanciamento, destacando-se aspectos individuais próprios que diferem da maioria que comporia esse coletivo.

Assim, das características do coletivo sob o olhar dos professores, destacamos:

- Competitividade:

Assim como entre os alunos, uma característica fortemente arraigada no coletivo, apontada por todos os professores, se refere à competitividade, que vai do seu aspecto mais produtivo e estimulante até comportamentos pouco nobres.

A competição aqui é pesada. Isso é nítido até pela qualificação das pessoas. No hospital tem muita gente de alta qualificação, em primeiro lugar, técnica e científica. Agora, por trás dessa coisa técnica e científica, existem pessoas. E as pessoas têm a sua vida e a sua personalidade. Várias dessas personalidades não são fáceis. (Professor de Cirurgia)

- Desconfiança:

O clima institucional comportaria a desconfiança nas relações entre as pessoas, ainda que em meio às boas intenções.

Acho que as relações entre as pessoas aqui são relações de cautela. A maior parte é desconfiada. Muitos têm bons interesses, mas opiniões diferentes, caminhos diferentes, e a melhor coisa é a gente chegar num meio termo de todos. Então, eu acho que existem sim, pessoas muito bem intencionadas! Às vezes, o caminho parece meio torto, e isso não sei se é ético (deveria ter essa preocupação, o caminho não pode ser torto). Por melhor que seja a intenção, o caminho não pode ser torto, na minha opinião. O caminho tem que ser reto. Mas, às vezes, tem o conflito de pessoas muito bem intencionadas. E tem outras que a gente não sabe tão bem a intenção delas. (Professor de Cirurgia)

- Disputas de poder:

Em parte, o clima de desconfiança tem a ver com os conflitos explícitos nas disputas de poder. Haveria entre eles grupos que buscam lugares de saber e grupos que querem lugares de poder. Nesse sentido, uma professora de Clínica (cirurgicamente) recorta a questão da seguinte forma:

Eu acho que a maioria das pessoas que estão no hospital tem mais ou menos o meu perfil: trabalha muito, ganha pouco e adora o que faz. E são felizes assim. Mas o que aparece é a minoria que quer poder. Esses é que se sobressaem e tentam mandar na maioria – às vezes conseguem e, às vezes, não. (Professora de Clínica)

- Ambiguidade:

Em parte, a desconfiança estaria também relacionada à observação da existência de pessoas com caráter e comportamento ambíguos, que lhes daria certo ar de falsidade. Alguns pareceriam ter "dupla" personalidade:

As pessoas saindo daqui se travestem. Aqui você põe o seu jaleco; fora daqui, você tira o jaleco e põe a gravata (com ou sem jaleco) e vira outra pessoa, com outra personalidade, com perfume, com caneta Mont Blanc. Isso não poderia acontecer, porque isso é o exemplo que a gente dá para as pessoas. (Professor de Clínica)

Ou, indo mais além, as pessoas apresentariam comportamentos que desafiariam saberes psicanalíticos:

Um dia, faz bastante tempo, eu fui lá naquele Clube dos Médicos. Lá os caras fazem um churrasco, bebem e ficam todos iguais, todos malucos, e você fica olhando e pensando: esse cara todo contido, agora está maluco aí... Foi jogar futebol, chutou todo mundo. Bebeu um monte de cerveja. Não, esse cara está doido! E por que acontece isso? Eu não sei te responder. Existe alguma coisa que quando cria uma vazão mostra que todo mundo é ser humano. Agora porque isso se expressa tão forte assim em algum momento, eu não sei te responder, não sei. Isso merece um estudo. (Professor de Cirurgia)

Tais características do coletivo explicariam a pouca disponibilidade das pessoas para a intersubjetividade, resultando em individualismo, isolamento e sentimento ou comportamento de solidão. E, à distância, admiração pela competência, seriedade e responsabilidade da maioria:

Tem gente séria, tem gente boa, tem pessoas ótimas, disso eu não tenho dúvidas. Eu acho que essa questão da seriedade, da responsabilidade, isso existe muito. (Professor de Cirurgia)

Capítulo III
O eu e o outro nos espelhos do castelo acadêmico

As subjetividades contemporâneas, como conjunto de condições sensoriais, racionais, imaginativas, afetivas etc. produzidas por instâncias individuais e coletivas, dentro da cultura narcísica, somática ou do espetáculo enfatizam a mais-valia da existência singular e solo, cuja prioridade é o eu em relação ao outro.

Tais subjetividades reproduzem-se no interior da escola médica imiscuídas aos aspectos mais particulares de sua tradição e prática, mas ainda assim com acento nas principais características dos tempos atuais como explicitamos em capítulo anterior a propósito do que chamamos de "Núcleo temático do eu".

Desse "sincretismo", selecionamos os elementos que nos pareceram mais críticos para uma prática médica de atenção e um ensino na perspectiva da humanização, assim dispostos para melhor compreensão:

O eu-médico	A superioridade médica
	O eu-médico idealizado e o vivido
O outro	Como semelhante: a fraternidade vestida de branco
	Como diferente: do não tão igual ao completo desigual
	Como coisa: um não sujeito

O eu-médico – faces da identidade médica

O eu, na Psicanálise, é instância psíquica que representa a unidade somato-psíquica (Freud, 1914, 1923). Nas palavras de Costa, "Ego ou Eu significa o conjunto de expressões físicas e mentais, conscientes ou inconscientes, que se articulam de forma a constituir nosso sentimento de identidade" (Costa, 2004, p.72). O eu se constitui, na tenra infância, nas relações intersubjetivas primeiras por meio de complexos e vários mecanismos que fogem ao escopo deste trabalho, mas cujo resultado será a produção da identidade e de modelos relacionais com o outro (Freud, 1923). A subjetividade assim pensada como espaço íntimo do indivíduo; seu mundo interno origina-se dentro de um universo simbólico compartilhado desde sua constituição na presença do outro. Espaço habitado pelo eu e seus objetos internos (rastros do outro, ou dos outros), em constante processo de ressignificação nas suas histórias de relação durante toda a vida.

O apelo a este quadro de referência diz respeito às importantes construções relacionais já existentes quando o aluno de Medicina inicia sua trajetória na faculdade. Essa bagagem anterior é mais ou menos partilhada por subgrupos do mesmo universo cultural ou subculturas. Assim, quanto mais cada aluno passa a conviver com a diversidade cultural, mais ele atualiza essas construções interativas; quanto menos, mais reforça as de sua tradição.

Em uma perspectiva mais sociológica, o eu carrega a propriedade da identidade (conjunto de signos, referências culturais, marcas históricas e caracteres físicos, sociais e psíquicos que definem cada ser humano) e a consciência reflexiva sobre ela. Giddens (2002) afirma que, na contemporaneidade, a identidade do eu, ou a autoidentidade resulta não só da pluralidade de traços do indivíduo, mas da ação consciente de sustentação de uma narrativa sobre si mesma em atividades reflexivas.

No mesmo foco, mas por outra linha de pensamento, Levinas (2009) diz que a personalidade (particularidade característica do eu) não esgota o processo de individuação (identidade do eu) como matriz de sua subjetividade. A individuação é trabalho que dura a história de uma vida e se dá de forma reflexiva sobre a realidade objetiva da qual faz parte; o eu se conhece/reconhece a partir dessa realidade construída por meio de relações.

Estas referências lançaram luz sobre muitas situações observadas e descritas nas narrativas de professores e alunos. Imagens, percepções de si mesmo, expressões do modo de ser, histórias da vida e muitas interpretações que permitiram certa compreensão de como se desenha o eu-médico no imaginário coletivo dos médicos da Clínica Geral e da Cirurgia, e dos estudantes de Medicina do primeiro ao sexto ano.

A superioridade médica

Na Clínica Geral, o médico (e potencialmente o aluno de Medicina da escola estudada) é pensado como um ser superior. Salta aos olhos a ideia da superioridade daqueles que são ou querem ser médicos. A força e a resistência, assim como a maior capacidade intelectual do aluno e do médico, são constantemente trazidas nas narrativas presenciadas. Em uma visita na enfermaria, quando os alunos começaram a falar da preocupação com o exame de residência, o professor procurou tranquilizá-los, dizendo que eles não tinham com o que se afligir, porque "o pessoal de fora é muito ruim!".[1] Continuou dizendo que eles eram os melhores, não porque a faculdade os faz assim, mas porque quem entra nessa escola já foi selecionado pelo vestibular. "Para entrar aqui é preciso ser melhor que os outros";

---

1 Caderno de Campo, 20/9/07 – Enfermaria.

"Para mim, é uma questão de genética. Vocês têm genética para entrar aqui."[2]

Mas nem tudo está dado pela "genética", já que a legitimação da maior autoridade e, então, de uma "superioridade" na competição intelectual é uma árdua conquista que se vai engendrando ao longo da formação, durante a aquisição de competências médicas nas relações intersubjetivas. O aluno aprende numa estrutura de lugares hierárquicos na qual, hoje, ele ocupa um lugar inferior, com a promessa de que amanhã passará para lugar melhor. Lugar superior é o do professor, rico na moeda de valor máximo do narcisismo médico: o saber, que identificamos ser aquele mais restrito aos conhecimentos de natureza biomédica e, sobretudo, diz respeito às tecnologias derivadas.

Na Cirurgia Geral, a superioridade assenta-se na hierarquia. Nesse caso, vale a crença na supremacia dos professores do nível mais alto da escala hierárquica institucional. Diferentemente da Clínica Geral, em que todo médico pode ser superior, aqui não basta ser médico, tem de ser do alto escalão formal da instituição. Em primeiro lugar os que estão no topo, os professores titulares, depois os assistentes, depois os residentes e os internos. O valor das pessoas tem a medida do lugar que elas ocupam na hierarquia, e esta é formal, bem definida e bastante fixa, própria de uma instituição do tipo corporativo.

Nesse topo hierárquico existem professores simpáticos, cordiais, divertidos, que convivem com professores arrogantes, vaidosos e mal-educados. Características que se reproduzem em todos os estratos hierárquicos, menos evidentes entre os internos. Um fato curioso é observado: ainda no internato, os alunos parecem muito mais críticos e sensíveis aos aspectos subjetivos que permeiam as práticas de saúde e de ensino do que quando se tornam médicos. O CRM (número de registro profissional no

---

2 *Idem.*

Conselho Regional de Medicina) que os alunos recebem marca mais que uma passagem da condição técnica de estudante para a de médico; marca uma mudança de comportamento e de valores.

Médicos que trabalham em outros serviços, particularmente na rede pública, até que se prove o contrário, são tidos como inferiores e incompetentes. Os exemplos de erros médicos são tirados dos casos que chegam dos "hospitais de periferia" (termo usado para se referir a tudo de ruim que existe no sistema de atenção à saúde do brasileiro). A boa Medicina seria praticada nos grandes hospitais privados. Sem entrar no mérito da questão sobre as condições dos hospitais públicos e privados, o que está em jogo é o valor: os médicos superiores trabalhariam na rede privada, os inferiores, na rede pública. O bom seria bem pago e privado; o mau, público e mal remunerado. O hospital-escola fugiria a essa regra porque é a escola dos bons professores, a elite da Medicina. Os alunos que quiserem subir nessa escala terão um longo caminho a percorrer.

Sobre o sentimento (e mesmo o discurso assumido) de superioridade dos médicos, professores e alunos dessa escola em relação aos que estão extramuros, as opiniões de clínicos e cirurgiões divergem. Para os clínicos, esse sentimento esteve presente em suas vidas quando alunos, mas depois de formados a experiência em outros serviços mostrou-lhes pessoas tão boas ou até melhores que muitas formadas nessa escola.

A explicação desse sentimento, compartilhada entre os clínicos, se expressa bem na fala de um deles:

> É muito complicado. O politicamente correto seria falar [que] não há diferenças, mas há diferenças. As pessoas mais ricas estão aqui. As pessoas cujas famílias dominam a sociedade estão aqui. As pessoas que tiveram condições de estudar em colégios mais nobres estão aqui; principalmente as que melhor sabem fazer prova estão aqui. Então é uma elite econômica, cultural e social. Isso é de antes

de a pessoa entrar aqui. Quer dizer, não é porque está aqui que é melhor. Não foi a faculdade que fez a pessoa melhor; foi a pessoa melhor que fez a faculdade. E isso as pessoas não entendem. A elite está aqui porque já era elite, e vai perpetuar sendo elite estando aqui. É um reforço, não sei se positivo ou negativo. (Professor de Clínica)

Entre professores de Cirurgia, acredita-se que a superioridade se deve particularmente à qualidade dos professores da casa e ao acesso de alunos mais inteligentes (não necessariamente os mais adequados à profissão), aliado ao fato de que nessa escola ainda existe respeito à hierarquia.

No entanto, há professores de Cirurgia que percebem essa crença como adquirida ou estimulada na faculdade:

Eu vejo gente que ensinei a dar ponto e depois que começa a fazer transplante nos grupos de transplante (e andar de gravata) finge que não me conhece. Talvez porque o meu olho está diagnosticando o que aconteceu com ele. Tudo bem, um dia eu também fui presunçoso... [...] Talvez a faculdade devesse ensinar um pouco mais de humildade para a gente. (Professor de Cirurgia)

Entre os alunos, o sentimento de superioridade é um aspecto apontado por todos na sua caracterização feita por eles mesmos. Todos concordam que o sentimento é forte. Começaria na semana de recepção, no primeiro ano, e seguiria permeando os comportamentos e relações na faculdade. Para os alunos mais críticos, seria excessivo e fundamentado no elitismo e na ignorância dos alunos sobre a vida extramuros, opinião que, de certa forma, é compartilhada por alguns dos professores entrevistados.

Para outros alunos, a superioridade seria uma conquista histórica que, para sua manutenção, exige esforço constante daqueles que entram nessa faculdade:

Eu acho que o pior que tem na faculdade é a arrogância dos alunos; assim, de vestir uma máscara de: nós somos os melhores! "Tá", tudo bem, a gente é muito bom, é verdade, mas vai com calma... Pode ser que amanhã a gente não seja mais e você vai quebrar a cara! Não é bom viver só esse sentimento de "nós somos os melhores", mas ter a força para se manter assim, de fazer jus ao título que não foi a gente que conquistou, porque a gente entrou aqui agora. (Aluna do terceiro ano)

O eu-médico idealizado e o vivido

Na Clínica Geral, eram recorrentes entre professores representações do médico de verdade, ou do médico ideal, como um sujeito experiente, inteligente, que acerta todas, que resolve tudo, que salva, que cura, que ganha a luta contra os males. Um lutador, um herói, ou quase. As histórias que povoam esse imaginário coletivo são as das batalhas ganhas, como vemos no trecho a seguir, em que uma professora conta um desses casos que mostram que ser médico não é só ter essa profissão, mas um estado permanente do ser:

Eu estava nadando na piscina do clube, com meu maiozinho lilás, tranquila, relaxando e me esforçando para dar aquelas braçadas, quando o time de polo chegou e começou a treinar na piscina ao lado. De repente um deles começou a urrar de dor. Eu corri para ver o que estava acontecendo e cheguei dizendo pra todo mundo sair dali porque eu era médica e queria ver o que estava acontecendo. Todo mundo saiu e eu vi que era uma luxação de ombro. Pensei, meu Deus, me ajude a lembrar da manobra! Botei o pé, peguei o braço dele e puxei! Deu certo, graças a Deus! Olha como a gente é médico o tempo todo![3] (Professora de Clínica)

---

3 Caderno de Campo, 12/4/07 – Enfermaria.

Ou histórias que revelam disposição para assumir total responsabilidade pelo cuidado ao paciente:

Eu cheguei a dar banho em doentes, eu não tinha prurido nenhum de aspirar um doente, eu não tinha prurido nenhum de dar uma comadre. Não era minha função dar banho no doente e dei, porque entendia que a minha função era proporcionar o melhor possível para aquele doente e se naquela hora não tivesse outra pessoa... Eu lembro tão bem! Era uma doente com Steven Johnson e não tinha nem onde pegar, ela descamava inteira, e a enfermeira tinha aflição de pegar; e eu e outra colega limpamos cocô, entendeu? Tem que fazer pelo doente? Nós vamos fazer, se isto é fazer uma prescrição superchique ou é trocar, ajudar a limpar o doente, nós vamos fazer os dois... (Professora de Clínica)

O médico de verdade seria o clínico, aquele que de fato sabe Medicina. Entretanto, "são os doutores especialistas que têm carros caros", dizem.[4] Os especialistas brilham nas reuniões clínicas, trazendo conhecimentos refinados que afirmam essa escola como um centro de pesquisa e tecnologia de ponta na saúde. Elevam a autoestima institucional, reforçando o sentimento vaidoso que percorre a escola, não sem qualquer fundamento, mas, frequentemente, com absolutização (ausência da percepção de seus limites e de relativismo diante do conjunto das exigências da prática médica e sua formação).

E, exageros à parte, os especialistas são tidos como aqueles que não sabem ser médicos de verdade. Nem olhar o paciente eles olhariam. "Cadê o médico dentro do especialista?", pergunta-se na discussão dos casos na enfermaria[5] ou no ambulatório,[6] "Que sabem os especialistas? Médico mesmo é o clínico, entendeu, aluna?".

---

4 Id.
5 Ibid.
6 Caderno de Campo, 23/10/07 – Ambulatório.

Nesse contexto, o valor do médico não é reconhecido na sua aparência física e estética, ou nos bens de consumo que ele pode comprar com o dinheiro que ganha com seu trabalho (pouco valorizado socialmente em relação ao especialista), mas na demonstração do seu saber.

Os aspectos estéticos do corpo estão presentes, mas são secundários. Roupa, cabelo e corpo não se destacam tanto quanto conhecer bem e saber praticar a Medicina. A moda aqui é avental com as mangas arregaçadas e estetoscópio no pescoço: a imagem do médico que trabalha, um sujeito em ação. A aparência mais envelhecida dos alunos no internato revela que, nessa profissão, a natureza perecível de cada um deve ser todo dia superada pela força da vontade de ser médico. O professor, mesmo doente, vem trabalhar; a aluna, mesmo doente, vem para a escola. O trabalho e a dedicação estariam acima do autocuidado.

Os médicos que cedem a apelos mundanos e vendem a Medicina num balcão de negócios são tidos como maus médicos. Por exemplo: no ambulatório, em uma das conversas informais de fim de tarde, quando o assunto chegou à Medicina estética e à cirurgia plástica, o circo pegou fogo. A professora dizia:

Os plásticos estão ajudando a sociedade a tirar da mulher o direito de envelhecer com dignidade!; As pessoas acreditam em ilusões e eles só querem saber do dinheiro! Como médicos eles deveriam conversar com os pacientes antes de operar, mas eles sabem que a metade desistiria porque o problema não está no corpo, mas na autoestima, na cabeça!; "Alguém aqui vai fazer plástica?. *Uma aluna, timidamente, se manifestou:* Eu vou, mas eu prometo que vou conversar direito com os pacientes...[7]

O que chama a atenção nessas falas é que tanto nas imagens que constroem a figura do bom médico quanto nas que cons-

---

7 Caderno de Campo, 23/10/07 – Ambulatório.

troem a do mau, ele é sempre uma pessoa que incide sobre uma realidade, que interfere, que muda destinos. Jamais um sujeito que auxilia, alivia ou consola (e que mais compõe uma cena do que a monopoliza), que dirá aquele que observa (situação em que o acompanhar seria a intervenção). Por isso, o cuidar, como o agir compartilhado e interativo com o outro, posto ser uma situação em que o outro possui um saber próprio a ser valorizado (Ayres, 2000 e 2004), tem pouco apelo. Pensar o médico como alguém que cuida parece ser muito sem graça...

Nesse sentido, ser médico envolveria um valor do eu que estaria mais a serviço do narcisismo do próprio médico:

> Não deveria ser assim, mas o que vejo atualmente, e isso acho que está aumentando, é que, na realidade, o médico trata do doente para ficar bem na foto. Eu fiz o diagnóstico, eu tratei disso. O meu ego ficou bom. É isso que percebo. Não é mais... olha, vou fazer tudo para eles ficarem bem. Não, não. É: quero acertar o diagnóstico. Ele não se identifica como cuidador, tem até aversão a essa postura. (Professora de Clínica)

Em contraposição a tais observações e interpretações, no discurso, os professores afirmaram que a condição de cuidador (como a disposição interna do médico para criar vínculo na relação médico-paciente) é a própria experiência de ser médico. Em suas narrativas, o bom médico é aquele que tem sólida formação biomédica e humanista:

> O bom médico é um cara... É uma frase que está na introdução da 14ª edição do *Harrison's Internal Medicine*, preconizado por todas as escolas médicas do Ocidente; lê-se na página uma recomendação escrita desde a 1ª edição: "[...] Pacto, simpatia e compreensão são qualidades esperadas do médico, dado que o paciente não é uma mera coleção de sintomas, sinais, funções desarranjadas e emoções perturbadas. O paciente é um ser humano com medos e esperanças,

procurando alívio, ajuda e tranquilização. Para o médico, assim como para o antropólogo, nada no homem é estranho ou repulsivo. O misantropo pode se tornar um astuto diagnosticador das doenças orgânicas, mas dificilmente poderá ter sucesso como médico. O verdadeiro médico tem um sopro shakespeariano de interesse pelas inteligências instruídas e pelos restos ignorantes; pelos orgulhosos e os humildes, pelos heróis históricos e pelos patifes lamurientos. O médico cuida de gente." Não é bonito? Sempre que leio, dou uma travada. Isso é o médico. (Professor de Clínica)

Na visão desses professores, ser médico é atender pacientes no sentido mais amplo da relação médico-paciente, cerne da atuação profissional:

Então, uma das minhas grandes paixões é atender doente: eu tenho extremo prazer de atender. Apesar de cansar, dá prazer. Então, ser médica, para mim, é atender pacientes. [...] Médico é quem cuida. Se você vai cuidar, você tem que olhar no olho do paciente e entender o que ele está sentindo e o que ele está passando, para você tentar ajudar com as armas que você tem. Hipócrates falava que você tinha que sentir a alma do doente. (Professora de Clínica)

Inclusive, às vezes, extrapolando os limites sempre tão tênues da profissão...

Eu já parei para pensar muitas vezes nisso; a maior parte do tempo das minhas consultas médicas não são técnicas, não são diagnósticos, tratamentos e explicações da doença, mas aconselhamentos para a vida das pessoas. Isso envolve desde os hábitos de andar, comer, não se estressar, até resoluções de vida, tipo: pense em sair dessa empresa. Pense em se separar da mulher. Coisas que absolutamente não têm a ver com doenças, mas entra mais ou menos como um sacerdócio, um aconselhamento. (Professor de Clínica)

Poderia o médico ocupar esse lugar de quem aconselha, ou de quem ilumina a vida do outro com a bênção da sua palavra sobre assuntos da vida, se sua formação é totalmente voltada para a biociência e as tecnologias derivadas? Teria de fato competência para essa forma de intervenção? Ou, ainda, bastaria estar no lugar investido de valor social e psíquico que advém da condição de médico para estar autorizado a opinar sobre a vida alheia?

Na Cirurgia, diferentemente da Clínica Geral, o médico idealizado está bem próximo do vivido por grande parte dos cirurgiões. É o médico bem-sucedido nos moldes do que, no seu meio, consideram sucesso: tem consultório particular, clientela importante (socioeconomicamente), trabalha em grandes hospitais privados, ganha muito dinheiro e tem destaque na sociedade.

Já na aparência se percebe essa diferença. São elegantes, bem vestidos, sóbrios. Os mais velhos usam terno e gravata. Muitos dos residentes usam branco. Só um ou outro destoa desse padrão, mesmo assim, mangas arregaçadas e estetoscópio no pescoço, tal qual se via na Clínica, nem pensar!

Embora no imaginário popular o cirurgião seja o herói que em meio ao perigo surge para salvar, não percebemos essa imagem entre os cirurgiões. A determinação heroica cede a outros desejos: "Temos motivações pessoais, claro... Somos humanos! Temos desejo de operar gente famosa, queremos ganhar dinheiro, comprar carro, casa, casar..."[8]. Colocam-se mais como humanos do que como heróis.

O médico que faz diferença é um sujeito experiente, que sabe o que fazer e, antes de tudo, faz alguma coisa! Um professor diz que a frase que faz mais sentido para sua profissão é: "*Something has to be done*".[9] Fazer é o verbo mais recorrente nessa estrutura pensante. Outro professor diz: "Como tudo na vida,

---

8 Caderno de Campo, 28/1/08.
9 Caderno de Campo, 28/1/08. Tradução: "Algo deve ser feito".

a questão é sempre risco, custo, benefício. O que vamos fazer então?".[10] A imagem típica de profissão pragmática, cunhada pela Sociologia dos anos 1970 (Schraiber, 1995), cabe muito bem aqui.

O bom médico até poderia ser alguém que cuida, mas com uma atuação mais intervencionista:

> Daqui a cinquenta anos, daqui a cem anos, vai ser diferente, mas enquanto existir o ser humano, enquanto, talvez, existirem duas pessoas, se uma puder ajudar a outra, vai haver um espírito de médico. Na minha visão, a Medicina é essa vontade de ajudar o próximo. [...] A figura do cirurgião me interessava por outro perfil da minha natureza [...]. Dar conta de doenças nas quais você precisa pôr a mão. Quer dizer, desenvolver essa habilidade manual para doenças... para o conhecimento... traumas, fraturas, coisas assim. Doenças que, geralmente, têm o caráter mais agudo e resolução mais aguda também. Onde os resultados são mais imediatos e a gente tem essa visão do que a gente faz, da intervenção e dos resultados imediatos. (Professor de Cirurgia)

Ainda dentro da "cultura do fazer", uma voz destoante, mas não menos significativa, disse que o bom cirurgião poderia ser alguém com qualidades menos combativas e mais humildes:

> A generosidade é fundamental, a paciência, a disponibilidade, o conhecimento. E talvez um pouco de humildade... Tem doentes que não suportam saber que o médico deles é humilde... Mas a gente erra. Eu tenho medo. O aluno chega para mim e fala: "Eu adoro cirurgia, mas eu não vou fazer porque eu morro de medo de fazer alguma bobagem com o doente". E eu respondo que 26 anos depois de formado ainda tenho medo de fazer bobagem com o doente. É por isso que acho que você deve fazer cirurgia, porque você tem medo;

---

10 Caderno de Campo, 29/1/08.

o dia em que você não tiver mais esse medo, você está proibido de operar. A gente tem que ter esses medos. (Professor de Cirurgia)

Na Cirurgia, a ideia do médico como alguém que cuida, mesmo quando não há mais intervenções a fazer, apareceria em conflito com o que seria o médico idealizado pela sociedade e pela faculdade:

Às vezes, tudo que a gente precisa é fazer companhia para os pacientes. Eu vejo muito amigo falando: "Pô! Mas não precisava operar esse paciente!" Mas se a gente não operar, o que a gente vai fazer? Você entendeu? Ele tem um câncer, o que vou fazer? Nada! Às vezes você promete, mas não pode fazer nada. Mas quando você fala isso, você é um mau cirurgião. Quando eu falo isso, eles acham bonito na hora, mas ninguém me manda mais pacientes. Eu perco a confiança. (Professor de Cirurgia)

Concordo que a gente não deve privilegiar o aspecto da cura, o curativo. Mas eu acho que ainda, no imaginário da sociedade, realmente o médico é visto como curador. Até porque, eu acho que a maior parte de toda a nossa formação é para ser curador. Tratar quando aparece o problema, e não tratar antes de aparecer. Talvez o valor que se dê para isso seja menor. (Professor de Cirurgia)

Para alguns dos entrevistados, ser bom médico dependeria também do local em que se dá a prática médica. O consultório particular seria o lugar de excelência, e o contexto relacional não só seria prazeroso, como também um recurso mnêmico para facilitar o trabalho do médico no acompanhamento do paciente ao longo do tempo.

Para mim, ser médico é quando você está dentro das quatro paredes do seu consultório e com um doente sentado na sua frente com problema. Eu acho que é nessa hora que você é médico, o médico é nessa relação. [...] Eu gosto do meu consultório. Primeiro, para desvendar os problemas; segundo, porque é gostoso. Eu acho importante anotar o nome da netinha que nasceu. Tem gente que acha que é malandragem, sem-vergonhice. Sabe uma coisa que eu acho interessante? Quando você anota essa parte, quando o cara volta ao seu consultório um ano, um ano e meio depois, você se lembra da pessoa mais pela história. É aquele cara. Pô, esse cara é engraçado. Esse cara me contou aquela piada... Você se lembra da pessoa quando você vê a vida dela... Essa coisa de só: Dói aqui? Dói ali? Vai para cá, vai para lá. Isso daí você não se lembra de quem é. Quando você estabelece um contato com a pessoa, é gostoso, fica mais gostosa a consulta, a pessoa confia em você. (Professor de Clínica)

Um deles, em uma visão nostálgica da prática médica autônoma do início do século XX, ainda acredita que o exercício como profissional liberal no seu consultório é o da verdadeira Medicina, localizando a autenticidade da profissão em um aspecto de mercado:

Eu acho que a Medicina com M maiúsculo não é a Medicina em que você é empregado de algum lugar, em que você bate ponto e em que cumpre o seu horário porque tem 13º e férias. Estou falando da Medicina no sentido amplo da palavra. Vejo como ideal, só que não é uma realidade. Médico hoje em dia não é mais profissional liberal. Médico, hoje em dia, é um técnico assalariado. (Professor de Clínica)

Para as médicas entrevistadas, não importaria o lugar onde atendem, porque são elas que fazem o lugar, e a autenticidade da profissão estaria nas mãos e na consciência de quem a pratica:

Eu digo que sou uma pessoa livre em termos profissionais, porque faço aquilo que acho certo, o que acho que devo fazer. E não existe ninguém que fale: "não, agora você vai ser obrigada a fazer *a*, e não *b*", independente do que você pense. Porque ninguém vai me mandar embora. Então, a qualidade da minha profissão depende da minha consciência, que é a pessoa que mais me cobra na vida. Portanto, eu digo que sou uma pessoa livre em termos profissionais porque só faço aquilo em que de fato acredito: certo, errado; bem ou malfeito; com paixão ou sem paixão, é aquilo em que acredito, e que é necessário naquele momento, que seria o melhor para aquele momento. Então, eu me considero uma profissional livre, apesar de ser uma funcionária nos dois empregos. (Professora de Clínica)

Entre os cirurgiões, ser médico é uma experiência de confronto com a morte:

A morte é o maior desafio que o cirurgião tem. Nunca me acostumei com ela (em termos médicos, não em termos filosóficos, como uma sequência natural da vida), em termos médicos nunca aceitei a morte, e também nunca criei cicatriz psicológica. Eu sofro com cada paciente que complica ou venha a falecer. Então, isso eu não aprendi a superar. É, eu participo da vida dos meus pacientes. (Professor de Cirurgia)

E, diante desse risco, o bom médico deve ter maturidade e ser bastante cauteloso:

O clínico velho é o cara que manda operar, que quer que arranque, que drene, que corte a cabeça do doente. E o cirurgião velho é o cara mais medroso; ele já se ferrou tanto, já viu tanto problema, que tem receio de ser tão agressivo quanto ele era no começo. Ele agora tem a experiência junto com ele. Porque a cirurgia não é só uma Medicina baseada em evidências, ela também é baseada em experiência.[...] A gente precisa ter um suposto saber, um suposto proceder. Você vai ter muita dificuldade para encaminhar um filho ou algum ente querido para um cirurgião com esse discurso meu, porque você precisa de alguém que te venda a impressão de que sabe 100%, mas essa pessoa não existe. O médico ideal seria: um cara que pudesse falar que sabe os 5% possíveis de se saber, mas que transmitisse a segurança de dar o melhor dele o tempo todo – a garantia de dar o melhor dele – e ao mesmo tempo dizendo que está solidário com você, quer dizer: nós somos sócios nesta nossa decisão; eu vou ficar junto. (Professor de Cirurgia)

Outro conflito entre a condição ideal de ser médico e a situação real, que não propicia a primeira, apontado por um professor de Cirurgia, seria a pressão tecnológica como elemento axial da prática médica, deslocando os aspectos interativos da profissão para um lugar periférico:

Olha, tem uma visão ideal de ser médico e tem a visão real, tanto global quanto loco-regional. Eu acho que a visão ideal do médico, e de muitos que buscam a Medicina inicialmente, é aquela do médico como detentor de um conhecimento para ajudar os outros, para amparar em momentos difíceis, para resolver problemas quando uma pessoa está mal em vários aspectos do seu viver. Agora, tem o lado prático da Medicina, que atualmente vejo com muita preocupação. O grosso da Medicina tem virado um bem de consumo dentro de uma economia de mercado, que leva ao enfraquecimento do lado humano da Medicina. Seguir o modelo americano de tecnologia, de ênfase na cientificidade, em detrimento da relação médico-paciente. Eu acho que o fulcro da Medicina é a relação médico-paciente. Então, até para os nossos alunos, que a gente está formando, eu me preocupo, porque cada vez mais a gente vê a exposição a uma situação de trabalho que valoriza menos a relação médico-paciente e mais os aspectos tecnológicos. (Professor de Cirurgia)

Preocupação compartilhada com outro professor bem mais velho, que fala da dificuldade dos cirurgiões para as relações interpessoais, fato que pudemos presenciar quando os observamos em atuação na enfermaria:

Então, o que acho do cirurgião em si? Ele não está preparado para o relacionamento com o paciente. Ele tem, obviamente, uma dose de agressividade forte por ser cirurgião. Que precisa ter, mas ao mesmo tempo ele tem que estar preparado para conversar com o doente, explicar, entender, ouvir. Mas a maioria acha que isso é besteira. (Professor de Cirurgia)

Nessa perspectiva, chamou-nos a atenção um professor de Cirurgia do "médio escalão", que conduziu uma visita na enfermaria de modo bastante diferente das demais. Passava pelos leitos, conversava com os pacientes, conhecia a maioria dos casos e os discutia no corredor. Tratava-se de um assistente jovem, muito comunicativo e inteligente. Perto de um leito, ele disse "Antes de a gente começar a falar, eu já avisei a ela (paciente) que não se referia ao seu caso a nossa discussão, e que era uma aula, porque estamos ensinando Medicina para os alunos".[11] Mostrava legítimo interesse pelos pacientes e muito conhecimento médico também, uma soma que o destacava dos demais professores. Esse mesmo professor, durante a discussão de um caso, dizia aos alunos que é importante ouvir opiniões diferentes, porque elas trazem elementos novos que sozinho não se consegue ver!

Ser médico, no espaço da intersubjetividade, também envolveria sofrimento, quer pelo encontro de alteridades, quando o outro é visto, reconhecido e aceito na sua diferença, quer pelos ganchos identificatórios que aí se processam, quando no outro se encontra algo de nosso.

Eu ainda continuo me angustiando quando têm essas coisas (notícias ruins para os pacientes), mas não costumo fugir dessa raia. Acho que é uma atribuição médica a gente conversar com os pacientes, sofrer, enfim, poder se emocionar na presença dos doentes, tanto é que eu enlouquecia na triagem, porque é uma

---

11 Caderno de Campo, 30/1/08.

relação totalmente destituída de afeto. [...] Mas também é tóxico esse relacionamento com as pessoas. Eu tenho uns amigos que dão o curso: o custo emocional do atendimento de humanos... Faz mal. As pessoas são como droga, que têm dose, posologia etc. Não é? Também falar com os outros, bater papo, pode intoxicar determinada hora. A gente precisa pensar sobre isso, e a faculdade eu acho que faz pouco nesse sentido. (Professor de Cirurgia)

Eu vou dar um exemplo para você. Eu fui chefe de UTI por muito tempo, e o perfil do doente foi mudando. E eu fui ficando mais velho, aí você começa a ter dificuldade de não fazer comparações. Um dia estava passando na visita com uma médica, e tinha um paciente lá que tinha tido um problema, estava há doze horas em coma e ia morrer. Aí a médica falou assim, ela tinha a mesma idade que eu, e disse: "é, estão chamando a nossa categoria". (Professor de Cirurgia)

Entre os alunos observamos que as ideias sobre o que seria o bom médico oscilam entre o que constituiria o médico ideal em contraposição a um ideal de médico mais realista e menos fantástico. Questão não resolvida, ainda mais considerando que o eu idealizado está mais próximo do desejo inicial que moveu suas escolhas por essa profissão. O eu-médico ideal seria aquele que salva todo mundo, que seria ou faria grande diferença na sociedade e teria notoriedade por isso. Visão romântica que esmaece ao longo da faculdade, quando o aluno começa a pensar na sua qualidade de vida (elemento que não apareceu nas narrativas dos professores quando se referiam à sua época de estudantes).

Na fala de uma aluna do quinto ano:

Eu tinha uma visão mais romântica de ser médico, essa coisa de bombeiros: "Eu vou salvar vidas". Mas depois, acho que quando você entra na faculdade, entende como uma profissão. [...] Tem época em que acho que quero trabalhar em horário comercial e ter uma vida razoavelmente estável, pra fazer outras coisas quaisquer. Assim, eu não queria me comprometer muito com a profissão.

Porque acho que a Medicina te exige isso. Tem que tomar essa decisão do quanto você quer se comprometer com a profissão, e com as pessoas que você vai atender com o seu conhecimento. E isso mudou muito durante a faculdade. Nessas horas eu já pensei em especialidades bem diferentes... (Aluna do quinto ano)

Ser bom médico não representa mais, necessariamente, entregar a vida à profissão, porque as pessoas querem ser mais do que só médicos. Ser apenas médico não basta para seus projetos de autoidentidade. Na fala de outro aluno do quinto ano:

Em nenhum momento estou aqui obrigado, mas sinto muita falta de fazer, por fora, outras coisas que me engrandeceriam mais, principalmente culturalmente. Pra mim, faz muita falta ter mais tempo para visitar alguma coisa, ou ler livros totalmente diferentes, sabe? Coisas das quais eu tive que me distanciar, porque a exigência no hospital tem sido muito grande. É uma exigência necessária, mas que às vezes me faz perguntar: poxa vida, é uma exigência necessária, tem gente que adora, tem gente que vive para a Medicina, que gosta muito disso e que não sei o quê, mas o fato de eu sempre querer algo a mais, será que não gosto de Medicina? Ou será que realmente é uma coisa que vou conseguir, só que mais para frente? [...] Eu acho que olho a vida das pessoas que se doam demais para a Medicina, e é o tipo de vida que eu não gostaria de ter. Eu acho que é muito sacrificante... (Aluno do quinto ano)

Alunos de todos os anos dizem que querem trabalhar com competência, mas menos intensamente do que observam no hospital-escola. Querem ter um bom salário, horário de trabalho, fim de semana e férias, condições que diferem do modo liberal de atuação profissional. No depoimento de um aluno do quinto ano:

Antes de entrar, você pensa: ah, quero salvar o mundo, ser um grande médico. Eu pensava em ser super-reconhecido. Agora, depois de quase cinco anos, o que quero para mim é uma vida tranquila, não quero me matar de trabalhar. Eu quero ter uma qualidade de vida legal, fazer o que eu gosto, mas sem excesso. Não faço questão de ser um pesquisador, ir a milhares de congressos, ser um brilhante médico. Eu quero ter minha vida tranquila. Medicina ser minha carreira, mas o foco da minha vida ser eu: meu tempo livre, fazer outras coisas, poder tirar férias longas, poder viajar. Eu não quero me matar de trabalhar. Eu não acho isso muito nobre. (Aluno do quinto ano)

As falas sobre o "médico ideal" revelam representações que variam não só entre as gerações, mas entre os grupos sociais e suas diferenças culturais. Por exemplo, destoou dos demais alunos o depoimento de uma aluna do sexto ano que ainda pensa o ser médico como uma vida voltada inteiramente para a Medicina e permeada de atos heroicos. Ela contou que escolheu Medicina porque gostava de cuidar e continuava gostando. Era uma aluna com características que a diferiam da maioria: frequentava a igreja evangélica, onde tinha amigos mais chegados, classe média baixa, morava em região distante, dizia-se batalhadora e teria aproveitado intensamente os seis anos da faculdade. Valorizava mais a oportunidade de estudar em uma grande escola do que a si mesma como um ser superior. Participou de várias agremiações acadêmicas. Contou que adorava a família, mãe costureira e pai vendedor, ambos com ensino médio supletivo. Essa aluna foi a única que relatou atuações heroicas como as das professoras entrevistadas nesta pesquisa. Dizia claramente que ajudar as pessoas estava acima das falhas da organização do serviço, e que esse seu jeito incomodava os colegas. Vejamos sua fala:

Eu não acho que sou inteligente, acho que sou muito de ir atrás, correr atrás do que quero, lutar muito pelo que quero. Tudo na minha vida veio com muito sofrimento, com muita luta, nada veio de mão beijada. Então acho que, talvez por isso, dou muito valor para o que consigo. [...] Eu sempre tento lutar muito pelos pacientes. Se precisa fazer um exame, eu vou atrás. É sempre assim, nunca tive nenhum problema em correr atrás de alguma coisa para gerar um benefício para o paciente. Porque umas pessoas acham assim: ah, o sistema é péssimo. Tem que cavar não sei o quê, tem que fazer não sei o que lá. Isso é horrível. Reclama, não quer fazer, acha ruim. Eu não. Acho que, se é para ajudar uma pessoa que, ao invés de ficar um mês esperando, vai ficar uma semana, eu vou atrás. Porque, infelizmente, Medicina não é uma profissão só, não é. Quem acha que é, não é. Você se envolve demais com as pessoas. Por exemplo, quando eu passei na Pediatria aqui... Isso é um pequeno exemplo. Estava na enfermaria da Pediatria e tinha uma paciente com suspeita de coqueluche e precisava colher a secreção para fazer a análise no laboratório. Daqui, o material ia de ambulância, mas, para você marcar a ambulância, só na segunda-feira. Só que, se passasse daquele dia, era uma sexta, aí então, sábado e domingo, na segunda já não ia estar no período. Então, o que eu fiz? Eu saí daqui e fui até o laboratório levar o exame. (Aluna do sexto ano)

O bom cuidador é pensado de diversas formas, tanto entre alunos quanto entre professores. Na fala dos alunos, porém, se aproxima mais da ideia de interação com o outro, ou seja, da noção de "cuidado" e de "escuta" que se tem hoje na vertente da humanização, enquanto na fala dos professores está mais associado à ideia de "sacerdócio", "dedicação", "vocação", diferenças que levam a modos distintos de construção e exercício da identidade profissional.

Os ídolos dos alunos, para uma parcela grande deles, são, segundo seus relatos, os professores que ganham muito dinheiro, atendem pessoas famosas e, por isso, são também famosos e têm poder. Professores que apresentam suas "grifes", como disse o aluno do segundo ano que, por sinal, quer ser um desses:

É! Médico do Hospital L, aquele ibope do Hospital A. Todo médico do Hospital L põe o simbolozinho no cantinho do *slide*. E do Hospital A, também. O do Hospital A também, só que coloca em cima. (Aluno do segundo ano)

Na fala de um aluno do quinto ano:

Os alunos respeitam mais os professores que ganham muito dinheiro. Os caras falam: "ah, você já viu o tamanho do consultório de não sei quem? O cara cobra tanto na consulta lá fora". Os grandes ídolos. Eles têm os alunos na palma da mão. [...] Os que morreram, todos são ídolos. Os caras enchem a boca para falar. A maioria cirurgião, não é? Os caras adoram. Ó, quem é ídolo também: o Drauzio Varella é um ídolo, ele tem fama, tem posição de destaque. (Aluno do quinto ano)

Outros alunos falam do custo emocional da Medicina e suas consequências na vida de estudante e médico. Uma aluna do quinto ano dizia que escolheu Medicina porque queria ajudar as pessoas (e a si mesma) e ser considerada uma pessoa legal. Não se arrependia de ter feito, porque foi grande o seu desenvolvimento pessoal, mas hoje talvez escolhesse outra profissão. Dizia que é muito difícil cuidar das pessoas e que não se tem essa noção antes de entrar:

Eu acho que é difícil, porque é uma responsabilidade maior do que eu imaginava. Cuidar de pessoas é muito difícil. E é uma profissão que custa caro. Para a gente, o custo é muito alto. (Aluna do quinto ano)

Na experiência de um aluno do quinto ano, esse custo pode endurecer o médico:

Eu acho que, às vezes, como médico, você começa a ficar meio cruel, na medida em que você fica mais duro em algumas situações, que você tem que ser um pouco mais frio, manter uma certa distância. [...] Porque toda hora você está no limite da vida, no limite da dor, no limite do sofrimento, das perguntas. Quantas vezes você é questionado sobre uma coisa que você não sabe, não é? Eu lembro que o primeiro paciente que eu acompanhei, que tinha neurotoxoplasmose, ele perguntava: eu vou andar? Quem vai responder isso? Ah, não sei. Ninguém sabe, mas faz o tratamento de maneira correta que isso só vai te ajudar. Então eu vim com uma ideia do que era Medicina que na verdade não correspondeu muito à realidade. É muito mais profundo do que conseguia ver do lado de fora. Do lado de fora, por mais que você tente ver, você não consegue. (Aluno do quinto ano)

Ou mesmo levar ao adoecimento, como na fala do aluno do sexto ano que acompanhou seu colega ao ambulatório da Psiquiatria:

Depressão e ansiedade. Isso mesmo. Ele se identificou com uma situação que ele não conseguia lidar e precisou de um apoio para continuar. Tudo bem, isso acontece muito na Faculdade de Medicina. (Aluno do sexto ano)

Ainda assim, para a aluna do primeiro ano, a Medicina teria dimensões de prazer que a maioria dos alunos não percebe:

Se divertir também é se encantar, e as pessoas não se encantam, e querem te reprimir se você se encanta. Então tem aula... Eu tive aula de Neurofisiologia. Terminava a aula e eu pensava: não vai embora, senta mais um pouquinho; conta, conta mais coisa. Estou encantada, estou emocionada... Estou realmente emocionada! Como assim? Você vai se emocionar pela Neurofisiologia? Pô, me encantei! Quando eu vi o coração batendo fora do rato, eu fiquei deslumbrada! Poxa, o que é isso? Que loucura! Bate fora! Tá fora! Eu cortei! Tá fora batendo! Continua. Mágico, completamente mágico! E as pessoas não se emocionam. É isso. E a gente tem acesso a coisas tão incríveis! E a gente não sabe ver; vira número, vira nome, tabela. Quando a gente tem acesso a coisas fantásticas, como nenhuma outra profissão! É incrível! É mágico. É muito mágico. E as pessoas não se interessam muito, passa batido. (Aluna do primeiro ano)

Também para o aluno do quinto ano, a experiência de ser médico é descoberta, encanto, dor e prazer:

É legal ser responsável pelo paciente no Internato. É assustador. É meio... Nossa! Os primeiros dias do estágio eram muito bizarros, você não está acostumado com isso. Você não é responsável nem por você mesmo, cara! Imagina você ser responsável pelo sujeito no leito, que vai ser operado. Para o cara leigo, é um negócio muito místico. Vão fazer um talho e tirar um negócio de dentro dele. Era legal ficar conversando, explicar para o cara, tal, o papel de cuidador era muito legal. Eu gostava bastante. Assusta, principalmente quando o paciente descamba ou começa a afundar ou quando ele tem um mau prognóstico. Você fica mal. (Aluno do quinto ano)

Ou o aluno do sexto ano que, de repente, descobre:

Todo mundo fala: "Ah, eu entrei na Medicina para curar o outro". Mas eu acho que, sem demagogia, isso acaba sendo até uma verdade! (Aluno do sexto ano)

Os outros que fazem o céu e o inferno de cada um

Talvez a noção mais imediata que temos quando falamos em sujeito seja a da pessoa com seus desejos, no pleno gozo dos seus direitos civis, capaz de fazer escolhas e responder por elas.
Aprofundando, a pessoa seria a entidade dotada de um corpo com predicados físicos e psíquicos, com capacidade de

se designar, falar sobre si mesma. Seria, assim, uma entidade privada que surge do processo de individualização (Ricouer, 1991). O caráter de uma pessoa seria o conjunto de atributos "duráveis" que identificam uma pessoa, com as identificações adquiridas que dão estofo à identidade (valores, normas, modelos, outras pessoas).

Mas a pessoa também pode ser definida, segundo o mesmo autor, como posição em relação a si mesma e aos outros. Entenda-se aqui posição como lugares definidos por regras (psicológicas e sociais) que determinam relações entre os elementos presentes em um contexto, sendo a pessoa o ser que detém o caráter, e o sujeito, a função de sua enunciação. A pessoa e o sujeito não coincidem, mas guardam relação estreita e se definem de forma reflexiva.

Tanto na perspectiva da linha filosófica quanto na da linha psicanalítica adotadas neste estudo, o sujeito se define na relação com o outro, como já mencionado.

Na perspectiva de Ricouer (1991), o outro se imiscui na constituição da essência que se individualiza e se presencia no mundo como eu. Com o auxílio do outro com quem se firma, contrapõe-se, acrescenta-se, enfim, confirma sua identidade, o eu, por meio do sujeito, se atribui sentido. Entretanto, o fato de o outro ser um existente que antecede a experiência não retira as impressões que causa: o outro me percebe diferente dele como eu o percebo, e ambos não temos um ao outro como objeto interno ou do nosso pensamento. O outro seria o não eu, uma consciência externa à minha, mas nas mesmas condições de sujeito.

Nesse sentido, Levinas (2009) radicaliza a experiência da alteridade, que, nessa externalidade, é vivida como profundamente traumática. A alteridade, o absolutamente outro, o radicalmente outro, cuja convivência só será possível mediante uma ética. O sujeito, como respondente a essa alteridade, ganha autonomia, que vem do seu encontro com o outro.

Na Psicanálise lacaniana, o sujeito e o outro também são pensados como lugares ou funções (Cabas, 1982), sendo que o outro antecede o sujeito e lhe permite a existência. É a partir do outro (o primeiro da constituição psíquica, ou o Outro, e depois os outros ao longo da vida) que o sujeito se constitui e se define reflexivamente.

Como veremos a seguir, nas cenas observadas, ou que foram relatadas por professores e alunos nas entrevistas, há vários "outros" que ocupam lugares e exercem funções nas relações intersubjetivas e participam da construção da identidade médica, ou do modo de ser médico que se expressa no encontro (ou desencontro) clínico.

O outro como semelhante: a fraternidade vestida de branco

Na narrativa de professores e alunos aparece o outro igual, o colega médico, ou colega estudante de Medicina. "Só sendo médico para entender médico" é um sentimento que começa cedo, sustenta-se ao longo da vida e percorre os ambientes e discursos observados ou narrados. Precisamos uns dos outros para nos proteger e ter ajuda nas horas difíceis. A ideia de cuidado entre pares e o gesto solidário entre colegas médicos são manifestações recorrentes nas falas e comportamentos, nos quais fica expresso que os iguais se apoiam, se unem e se distinguem dos demais.

Entre os alunos, a afinidade e a semelhança identitária são os principais critérios de reconhecimento do outro, e escolha para os relacionamentos de caráter afetivo como a amizade e a formação de grupos de trabalho para o Internato. Vários alunos disseram que, apesar de as relações serem frias e pouco confiáveis, o que aproxima os alunos entre si é a afinidade e, assim, são feitas boas amizades na faculdade. Assim, é comum o sentimento de que nas horas difíceis haverá alguém para ajudar. São vários os relatos de ajuda entre alunos para as mais diversas situações: em caso de doença, de acidente, para resolver problemas pessoais, para amparar uns aos outros nas dificuldades do curso, na relação com os professores.

O convívio entre eles é intenso, e as muitas situações estressantes a que são expostos exigiria parcerias para suportar tantas adversidades. A "fraternidade branca", que começa no primeiro ano e segue pela vida afora, consistiria de menos corporativismo e mais empatia entre pares.

Tanto no relato da aluna do primeiro ano quanto no do aluno de sexto ano, esse tema é recorrente:

Porque, se você não tem um grupo pra te apoiar, pra ligar à noite quando você fica arrasado porque viu uma pessoa amputada se arrastando na frente do hospital... E você precisa falar, mas não adianta falar com pai, mãe, marido, tio porque não são pessoas que estão vivendo aquilo, e por mais que você conte pra quem é de fora, para elas não faz sentido. Então, ou você tem um grupo daqui, ou você... Não aguenta, eu acho que você se dá um tiro. Tem coisas que, realmente, você tem que criar um bloqueio porque senão você não aguenta. Não aguenta mesmo. (Aluna do primeiro ano)

As situações limites que você vive aqui acabam te unindo mais às pessoas [...] Situações de sofrimento com paciente, situações de morte, situações de decisão que você... Ou mesmo de insegurança, não é? Eu acho que é o mais comum de toda Medicina, você não sabe o que está fazendo e o simples fato de estar acompanhado de um colega que também não sabe o que está fazendo... Ou seja, os dois se unem e pensam juntos... (Aluno do sexto ano)

Não só no que se refere às dificuldades, mas também ao laço entre médicos se dão situações bem cotidianas, como conta este aluno do sexto ano:

Outro dia um amigo meu, jornalista, ligou, disse pra mim: "Olha, vamos sair sábado?" Eu falei: "Vamos". Aí falei assim: "só que estou pós-plantão de sexta, noturno". Tudo bem. Aí ele me ligou meio-dia: "E aí, já acordou?" Não. Eu ainda estava embalando... Aí o pessoal da Medicina ligou às sete da noite: "e aí, já conseguiu acordar?" É outra postura. Entende? Eu não posso cobrar que um jornalista saiba o que é um plantão, ele não passou por essa realidade, e por azar um plantão que não deu pra dormir, então realmente eu estava cansado. A nossa postura é individual, mas na hora do aperto a gente se ajuda. (Aluno do sexto ano)

Ou situações inusitadas como essa história de fidelidade entre médicos, contada por um professor no ambulatório da Clínica:[12] o amigo de um médico morreu de infarto em um motel com uma garota de programa. Ela, então, encontrou na agenda do morto o telefone desse amigo, também médico, e ligou para ele contando-lhe o ocorrido. O amigo foi ao motel, pagou a moça e levou o colega para o consultório dele para a família pensar que ele havia morrido lá, durante seu trabalho...

O outro como diferente:
do não tão igual ao completo desigual

Estranhamento, ruptura, perplexidade ou até mesmo embates com o outro aparecem nas circunstâncias em que ele afirma sua alteridade, ou quando não ocupa o lugar nem cumpre a função de realizar o desejo do médico. Assim, o médico entra em disputa com o paciente que não quer se tratar, ou com a família que quer dar palpite no tratamento do paciente, e mesmo com os colegas que não enxergam o caso como ele e fazem diferente. O outro diferente provoca desconforto.

Há também o outro que, além de diferente, adotaria contornos de inimigo do médico. Nos momentos de descontração no ambulatório, quando professores e alunos começam a falar sobre

---
12 Caderno de Campo, 20/9/07 – Ambulatório.

a vida de médico, ouvem-se muitas histórias sobre os perigos dessa profissão. Alguns falam dos riscos de processo e de golpes dos pacientes ou de pessoas dos serviços contra os médicos. O médico precisaria ficar atento para não ser vítima de falcatruas daqueles que não são médicos.

O paciente, como o outro diferente que incomoda, é também aquele a quem falta educação no trato com o médico (além da falta de respeito, falta de consideração e abuso). Por exemplo:[13] o interno conta o caso de uma paciente que começou a consulta tratando-o pelo primeiro nome, sem o emprego do "doutor". Depois começou a exigir exames e atestados, tratando-o sempre como um empregado seu. A professora não teve dúvidas: falou com a paciente, dizendo-lhe para tratar o seu médico por "doutor", e que seriam feitos os procedimentos considerados adequados pelos médicos. Quando a autoridade médica é atacada pelo paciente, o médico responde à altura, sustentando um campo de tensão entre os dois.

Ainda assim, os alunos vivenciam situações bem mais desprotegidas com pacientes rebeldes, com os quais a comunicação é difícil, e que marcam seu aprendizado, como conta o aluno do sexto ano:

Chegou um paciente no pronto-socorro de cirurgia com uma facada no esterno, desacordado, bêbado, mas acordou rápido. Estava meio zureta. E daí, facada... Depois de explorar: a gente vai fazer uma anestesia para fechar. Não, quero sem anestesia porque eu sou macho! E o cara brigando que não queria. Eu vi que ia dar complicação, aí fui chamar reforço (residentes) para tentar me ajudar. Daí o paciente fugiu. Imagina? Você correndo atrás do paciente com um corte... Sem suturar! Daí ele voltou, porque o segurança não o deixou sair: pô, o cara está sangrando. Você liberou, doutor? Eu não liberei, ele que fugiu. Daí você tem que conversar: "você

---

13 Caderno de Campo 23/10/07 – Ambulatório.

tem que suturar". "Não, não tenho. Isso aqui eu resolvo sozinho, sempre tomo umas facadas." "Não, você tem que... senão você vai ter uma infecção, pode até pegar infecção de osso, dá uma coisa pior, pode até morrer." "Ah, que eu morra! Minha vida é uma merda..." Daí você fica naquela relação médico-paciente tentando convencê--lo de que você está correto. Dificilmente você fala que aquilo que você quer é o correto, antes você tem que entrar num consenso. Mas, num caso desses, não tem muito consenso, não é? Consenso é suturar a ferida, aí você conversa e fala... Eu acabei conseguindo suturar o cara, ele deixou. Porque eu acho que você forçar o cara a fazer uma coisa que ele não quer... Acho que é uma discussão meio longa. (Aluno do sexto ano)

As escolhas dos pacientes, quando diferentes da dos médicos, em geral não são bem vistas. No corredor da enfermaria de Cirurgia Geral, um residente do quarto ano chegou e perguntou se o paciente que ele esperava para operar já havia sido internado. A residente do primeiro ano respondeu que ele não tinha vindo. O residente gritou no corredor: "O desgraçado não veio? Tem medo de tudo, daqui um tempo vai aparecer aqui com um tumor gigante e aí nós vamos ver..."[14]

Alunos e professores também se veem como diferentes. Aos olhos dos professores, os alunos apresentariam diferenças em relação aos alunos que eles próprios foram, revelando transformações dos valores contemporâneos que repercutem na identidade profissional das diferentes gerações de médicos.

São diferenças quanto a:

1. Grau de envolvimento e dedicação com a profissão.

Primeiro porque a tendência atual dos médicos que se formam e fazem residência é um pouco diferente, quer dizer, eles querem retorno financeiro rápido sem o comprometimento com estas ques-

---
14 Caderno de Campo, 29/1/08.

tões absolutamente intrincadas (da relação médico-paciente), sem plantões e com uma qualidade de vida boa. Então, o que significa isso? Nada contra. Ganhar dinheiro não é pecado, isso é um dogma que precisa ser tirado da Medicina. O sacerdócio, quando se fala, é daquele outro aspecto (da disponibilidade ao paciente 24 horas por dia e do envolvimento), e não do dinheiro. Ter qualidade de vida é fundamental – é o que a gente prega para os nossos pacientes. Então, não é criticar porque os alunos pensam assim, mas como equacionar tudo isso é que não sei. (Professor de Clínica)

2. Ficar ao lado paciente em relação à instituição.

Eu lembro que o professor na Cirurgia mandava a gente aspirar, trocar sonda e hoje os internos dizem: isso não é minha função. Imagina! Quantas vezes eu não empurrei maca? A gente que controlava a nitro... Tudo bem que era falta de pessoal, falta de tecnologia de bomba de infusão. Não interessa, era a falta que a gente tinha naquele momento e a gente fazia. Fazia pela pessoa, não pela instituição. Hoje pode ser que eles não tenham falta disso, mas no que tiver falta, eles também não vão fazer se não for função deles. Então isso eu noto... (Professora de Clínica)

3. Objetivos profissionais.

Eu vejo muita diferença entre os internos de antigamente e os atuais, quando você pergunta, principalmente na tutoria e também na escolha da especialidade: por que você resolveu fazer Medicina? A maioria acaba sempre tendo um motivo financeiro. É uma coisa que eu fico impressionada. É muito forte. Coisa que não era. Eu não fui ser médica porque queria ser rica, não. [...] Então isso eu acho que mudou, mudou demais; até pela procura de quem quer ser médico, eu acho que não entra mais como objetivo o doente, entra como objetivo a qualidade de vida, ganhar dinheiro. [...] Porque quando a gente entrou, na nossa turma, eu acho que alguns queriam ser grandes cirurgiões, ganhar dinheiro e tal, mas acho que eu via na maioria uma coisa mais pura, que eu não vejo mais nos alunos de hoje em dia. Eu não sei onde isso se perdeu, acho que se perdeu antes da escolha. Não sei se foi a sociedade brasileira que, do jeito que está, fez as pessoas optarem por aquilo com que elas podem ganhar dinheiro. Eu não sei, eu não sei onde a coisa se perdeu. (Professora de Clínica)

4. Escolha da especialidade.

Na minha época, os melhores alunos escolhiam Clínica, e agora os melhores alunos escolhem Oftalmo, que é coisa que vai dar dinheiro. Quem vai fazer Clínica geralmente é o cara que é meio ruinzinho, nunca foi bom em nada, meio mau aluno. Eu notei que, às vezes (não são todos, mas eu já peguei uns assim), até tem o perfil de ser um cara que não tem confiança em si mesmo, se acha meio ruim, é meio humilde demais – esse vai fazer Clínica. (Professor de Clínica)

5. Atenção ao paciente.

Eu não sei... Se você me perguntar assim: como fazer um aluno mais humano? Eu não sei, porque vem do que ele foi formado desde o início. Por exemplo, se você pegar na nossa turma, o A é um excelente técnico profissional; do ponto de vista humano, ele é zero! Ele foi do meu grupo no Internato e eu posso te dizer! Ele não tinha prurido nenhum em fazer experiências com os doentes, já naquela época era antiético. Agora eu posso dizer, talvez, que o número de As está maior, não que não tenha aqueles humanitários, porque eu vejo alguns alunos que são dez! Você vê que o cara é um mediquinho já no quarto ano. A postura com os doentes e com os colegas, de escutar e ajudar, então você já percebe aí. Mas eu acho que a porcentagem de A está aumentando e a porcentagem de outros mais humanitários está diminuindo. (Professora de Clínica)

No entanto, no geral, o tratamento ao paciente pareceria adequado, ainda que por razões não tão nobres quanto o zelo por ele:

Os alunos costumam tratar muito bem os doentes, acho que pouquíssimas vezes ouvi aluno gritando. E, também, se for pegar o caso pontual, o doente desafiou o aluno, sabe? O doente provocou... Então, teve isso de alunos perderem a paciência, mas são coisas realmente que acho que dá para contar nos dedos. É aquilo que te falei: se é por eles, ou se é pelos doentes, se é porque eles querem ser bem avaliados, ou se eles têm medo de que os doentes reclamem na ouvidoria. (Professora de Clínica)

6. Comportamento imaturo e adolescente.

O comportamento mais desleixado e, às vezes, inconveniente dos alunos nas salas de aula e enfermarias foi apontado como problema pelo professor de Cirurgia, que entende a atitude como um aspecto importante do ser médico:

A postura do médico, na minha visão, é muito importante. Eu acho que o médico não precisa ser uma pessoa sisuda, de forma alguma! Mas tem locais para ele brincar. Ele é uma figura pública, tem que se preservar. Ninguém precisa ser rígido. Em determinados momentos a gente pode fazer brincadeiras entre a gente da Medicina. Eu acho que rir é bom para todo mundo, mas tem o seu lugar. Isso não pode ser, às vezes, num corredor, onde estão outros pacientes, não é? Dar uma gargalhada... Quer dizer... Acho que a gente tem que tentar ter esse decoro. Eu penso assim. Vestir-se adequadamente, falar adequadamente transmite seriedade e respeito ao paciente. (Professor de Cirurgia)

Então, o comportamento dos alunos na aula teórica, eu penso... Puxa, mas quando eu era aluno, eu vinha para a aula e ficava quieto. Imagina que eu entrava comendo na aula. Acho que dentro da sociedade cada vez mais a gente está prolongando a adolescência deles. Às vezes eu entro para dar uma aula no quarto ano, parece que estou entrando numa sala de cursinho, e não que eu tenha algo contra o cursinho! Mas eles são alunos que estão se formando para ser médicos. Então, o que eu falo? Olha, tudo bem! Eu posso ser antiquado, mas assim de bermuda não dá pra você atender. Porque o nosso padrão cultural não é esse! (Professor de Cirurgia)

Haveria também, entre os professores, certa confusão entre direito e privilégio manifestos no comportamento dos alunos, mostrando que ainda há certa perplexidade e falta de clareza quanto aos limites do que é certo e errado em termos de comportamento:

Tem gente que faz um curso de Didática: como lidar com essa juventude graciosa. Ah, eles são assim mesmo. Na televisão a gente vê que todas as psicólogas sempre têm a resposta da forma mais correta de como agir. [...] Esse bando de mimados! A molecada do sexto ano é uma piada! Tenho descanso pós-plantão, porque eu me canso muito. Eu não vou dizer que não está certo. Tem coisa que está certa. Eu acho que descanso pós-plantão é certo. A gente passou por muita coisa desumana, a gente encarou certos ritos de iniciação como sendo uma coisa normal, e que não são normais. Você não pode massacrar o ser humano. Mas isso gera um efeito colateral que é você criar mimados. É um bando de gente que acha: "O mundo deve estender um tapete para eu andar sobre ele, porque eu sou jovem. Eu sou o futuro do Brasil e tenho que ser bem cuidado". (Professor de Clínica)

Inclusive porque, quando se cobra dos alunos atitudes mais maduras, eles conseguem responder adequadamente:

Os alunos daqui são mais rápidos; eu acho que aqui tem uma seleção natural. E os alunos daqui, na hora em que você vai dar uma aula, você percebe que eles acham que você vai dar aula por obrigação. Se vou dar a mesma aula fora, eles vêm desesperados para aprender. Aqui, tenho que pedir silêncio quarenta vezes, uma parte faz silêncio, outra parte, não; o cara lá de cima já tirou o sapato, já botou o pezão na orelha do outro; o outro está mascando chiclete; o outro sai na metade da aula, enquanto você fala, na sua frente. E isso não acontece fora. É uma parte pequena da turma, mas dá uma impressão como um todo. Por exemplo, uma vez, fomos dar uma reunião anátomo-clínica. Aí, entrou a Dra. M com a patologia, a necro. E eles estavam muito cansados; era uma sexta-feira, já eram umas 16h, 16h30. Eu falei: acho que não tem sentido a gente não ver a necro. O ápice da aula é a necro. Aí, a Dra. M falou assim: "ih, estou vendo que vocês estão um pouco cansados. Vocês querem ver a necro mesmo, ou não?" Ela brincou. Aí, um menino lá da frente falou assim: "ó, professora, nós estamos cansados mesmo. Se você quiser, então, deixa para lá". Ele não percebeu a importância daquilo. Ele não fez por mal. Aí, me subiu o sangue, e eu falei assim: "gente, essa atividade que eu faço com vocês, eu faço também com alunos de fora, por computação, para o Brasil inteiro: Universidade Federal da Bahia, Maranhão, Rio Grande do Sul, Espírito Santo, Mato Grosso, Rondônia. Eles pagam uma nota preta para ter isso aqui que vocês têm. Agora, o mais importante não é isso. O mais importante é que eu vou ficar para ver, sai quem quiser, não vai ter frequência. Porque eu tive já alguns doentes que tiveram isso que essa senhora teve, e que faleceram. E eu não tive como aliviar o sofrimento. Eu quero agora ver como vou aliviar dos próximos pacientes que eu encontrar com isso daqui. Então, não vou sair daqui nem a pau; eu quero ver isso aqui! Porque o próximo que eu pegar, eu quero ver se consigo aliviar pelo menos um pouco esse paciente que vai estar na minha mão. É uma doença muito grave, muito triste; o doente sofre muito. Eu quero ver se a Dra. M me dá uma luz aqui para ajudar com os meus doentes. Quem quiser sair, por favor, saia; mas fique quem quiser aprender junto comigo, porque vocês hão de ter alguém desse jeito na mão de vocês sofrendo. Pode começar, Dra. M". Ninguém saiu. Quando terminou a aula, eles bateram palmas para a Dra. M. Então, quero mostrar que o mesmo grupo que falou que não queria assistir, adorou no final: ficaram, bateram palmas. (Professora de Clínica)

7. Atitude com o professor.

Para os professores, haveria menos respeito ao professor e sua experiência:

Sabe uma coisa que eu percebi? Os alunos falam que eu sou bem-humorada, então normalmente eu dou liberdade para fazer piadinhas. Mas eu noto que eles têm mais liberdade do que a gente tinha, entendeu? Eu noto às vezes que eles são mais mal-educados do que nós éramos. Vou te dar um exemplo. Há uns dois meses, discuti um caso de diabetes com uma residente, por sinal uma excelente residente, e era um diabético gordo, que não sabia que estava diabético e descobriu que estava com 300 de glicemia. Aí ela falou: "vamos medicar". Eu falei: "não, o cara fazendo dieta, emagrecendo um pouco, o cara vai". "Ah, não. Mas o *Guideline* fala que acima de 250 tem que utilizar." Respeito o *Guideline*, mas não é só a Medicina baseada em evidências, existe experiência. Em termos de diabetes, eu tenho experiência bastante, e falei para ela: "vai tranquila. Manda ele fazer dieta, daqui uma semana ele volta, daqui uma semana nós vamos ver como ele vai estar. Ele está em alguma emergência para insulinizar?" "Não, não está." "Então, faz, uma semana." De fato, em uma semana o cara voltou, uma semana só fazendo dieta já estava com 170. Então eu falei: "você viu?" Eles têm o *Guideline* na mão e acham que médico mais velho não sabe de nada na vida, eles esquecem que existe uma coisa que é a experiência. Quando tinha dúvidas, era mais respeitosa, mais educada. Mesmo porque, é que nem eu falo, não é porque ela é jovem que também não pode me ensinar coisas, mas espera um pouco, tem coisa que foi aprendida na minha caminhada, que tem que se respeitar, mas tem vezes que debocham da sua conduta, ou você escuta: "que bobagem". Calma! O que eles criticam agora, provavelmente depois vão fazer. Mas eu noto que eles te tratam de igual para igual. Isso eu também noto nos outros adolescentes, eles te peitam mais. Na minha época não era assim, eu até discordava, mas discordava de uma maneira educada.
(Professora de Clínica)

Já para os alunos, o professor é diferente deles, mas não o diferente que se observa no encontro de subjetividades já mais amadurecidas no que se refere à constituição de sua identidade profissional, como acontece na percepção de diferenças apontadas pelos professores. Na visão dos alunos, os professores são referências e modelos, ou seja, matrizes de "identidade potencial" tanto para o médico que desejam ser quanto para o que menos querem na vida.

Por exemplo, uma aluna do sexto ano contou um mau exemplo vindo de um professor de Bioética, disciplina do grupo das "Humanidades Médicas":

> Você vê um tipo de médico que até gostaria de ser e um que você definitivamente não gostaria de ser. Eu acho que é assim: você vendo um pouco como aquela pessoa conversa, tendo uma conversa com você, você aprende por aí. Existem professores, pessoas que eu vou levar como exemplo, como mestres para o resto da minha vida. Nem que eu nunca mais os veja, nunca mais tenha contato, eu vou sempre lembrar. Agora, existem pessoas que, infelizmente, gostaria de esquecer. [...] Por exemplo, é absurdo até, mas eu vou falar. Foi no fim do ano, estava fazendo um estágio na Dermatologia, e quem estava dando aula de Bioética era um cirurgião plástico, que estava lá para fazer a discussão. E a Bioética é das disciplinas humanísticas. A gente começou a conversar de pacientes de "dermato" e ele começou a fazer comentários da estética das pessoas, dizendo: "ah, porque aquela ali..." Um exemplo que ele deu sobre uma residente: "ela é uma pessoa legal, mas ficou gorda agora, não é?" E não sei mais o quê. O cara foi dar aula de Bioética. Isso é ética? (Aluna do sexto ano)

Um bom exemplo, para o aluno do sexto ano, foi um professor da Cirurgia Geral:

> Tem alguns professores que me inspiram, que eu chego em casa e falo: "ah, se eu fosse metade do que fulano é como médico,

eu já ficaria muito feliz". Por incrível que pareça, é um cirurgião. E eu não quero ser cirurgião. Mas é um cirurgião com sensibilidade, me chocou muito, me tocou. Aquela visão de que o cirurgião vai lá, corta o baço e joga na sua cara, isso não existe na verdade, é muita lenda... Mas este em particular é o oposto. Ele ia e conversava com o paciente. Eu falava: "gente, é um clínico esse cara, ele está no lugar errado". E não, ele é um cirurgião, e falava: "agora vamos para a parte mais legal, que é a cirurgia". Sim, ele curtia, mas ele também sabia que era fundamental conversar. E eu falava: "Deus, se eu fosse metade do que ele é... eu estaria muito bem". (Aluno do sexto ano)

Os professores também são vistos como pessoas não muito interessadas no ensino, principalmente na visão dos alunos dos primeiros anos, que ainda não tiveram disciplinas dadas em pequenos grupos.

Na visão dos alunos entrevistados, os professores mais próximos são os dos pequenos grupos, particularmente das propedêuticas. A maioria dos professores titulares seria distante, inacessível.

O outro como coisa: um não sujeito

O outro fica na condição de coisa (objeto inanimado) quando nele não se reconhecem vontade e desejo próprios. Na relação em que apenas um dos envolvidos atua como sujeito, prevalecendo apenas a sua subjetividade em desconsideração à do outro, ainda que com as melhores intenções, criam-se problemas éticos.

Por exemplo, observamos em uma visita[15] na Clínica Geral que um paciente estava internado com uma doença grave, mas não queria ser tratado, queria alta. A Comissão de Bioética recomendou alta, fato que atestava a possibilidade legal da alta

---
15 Caderno de Campo, 12/4/07 – Enfermaria.

e resumia a questão ao aspecto ético intersubjetivo do médico com seu paciente. A questão, porém, dividia os médicos: alta ou tratamento, mesmo contra a vontade do paciente?

A colocação da dúvida mostra-nos duas dificuldades dos médicos em cena: a de perceber que há limites em sua ação e a de recusar outra opinião ou outro desejo que não o seu próprio. Ambas têm relações entre si e, neste caso, não foi possível discriminá-las nos comportamentos observados, mas se a primeira indica que ter de fazer algo é o ético da situação, a segunda implica o fato de que realizar o ponto de vista pessoal do médico (como ele acha que a vida deve ser para o outro) é a ética em questão.

Se, na Clínica, a delicada sustentação da subjetividade do outro aparece na dificuldade em se administrar desejos diferentes entre médicos e pacientes, na Cirurgia ela desaparece com a coisificação dos sujeitos.

No modelo de ensino que nos retorna às telas do século XIX, o grupo de alunos e seu professor em volta do leito discutem o caso (ou seja, a doença, que também é parte da história de vida do paciente) de uma maneira que transforma o doente em objeto de estudo e intervenção.

Por exemplo: um médico entrou na enfermaria e deu bom-dia aos pacientes, sem olhar nos seus rostos; rapidamente a residente contou a história e o médico descobriu o paciente indo direto à sua ferida sem pedir licença para tocar seu corpo. O paciente não se queixou, nem ofereceu qualquer resistência, mantendo-se calado e atento. O médico mostrou a lesão para os alunos e fez ali mesmo uma aula expositiva sobre o caso sem, em qualquer momento, dirigir-se ao paciente. O paciente era um senhor idoso, de classe social baixa.[16]

Na mesma visita, esse professor queria que outro paciente, de setenta anos, se prestasse ao exame físico de uma hérnia

---

16 Caderno de Campo, 28/1/08.

inguinal na presença de um grupo de quase vinte pessoas. O paciente pediu licença para ir ao banheiro e se trancou (se escondeu) até que o grupo fosse para outro quarto. Antes, porém, outro paciente com o mesmo diagnóstico foi examinado dessa forma pública. Alguns alunos, por iniciativa própria, tiveram o cuidado de fechar a porta do quarto durante o exame.

O uso do paciente como objeto de estudo é apontado por um professor de Clínica como um antigo e ainda atual problema no ensino médico:

> De onde vem? Da antiga cátedra. É uma cultura medieval. Um pensamento medieval mesmo. Quer dizer, o paciente é objeto do ensino, é literalmente esta a afirmação: é o objeto do estudo, mas objeto, coisa. Portanto, aí pouco importa o paciente, importa o que eu posso tirar do meu ensino com ele. Isso ainda hoje é real. (Professor de Clínica)

A linguagem também revela a redução da posição de sujeito dos pacientes. A expressão "dono" do paciente, por exemplo, é bastante utilizada no lugar da palavra "responsável", que seria o termo da linguagem que melhor evidenciaria a relação médico-paciente, e não a "posse" do outro. Redução que chega até mesmo à matéria orgânica: durante reunião de estudo, a médica cirurgiã, contando sobre a realização de uma cirurgia, disse que tirou vários "nacos" e mandou para o exame anátomo-patológico. Seu superior hierárquico fez a correção: "fragmentos cirúrgicos do paciente". A linguagem espelha o caráter grotesco e agressivo dos atos e a anulação do doente pela doença. A pergunta que fica é se tais médicos sempre foram pessoas meio duras, ou endureceram no contato massacrante com a realidade dos males e sofrimento durante a formação, ou foi o modelo educacional que moldou esse comportamento, ou ainda todas as alternativas anteriores?

A perda da subjetividade levada ao extremo faz com que o outro se torne invisível no discurso médico e só retorne à cena quando se abrem os olhos para os aspectos subjetivos do tratamento, como presenciado na observação de uma reunião clínica[17] na Clínica Geral.

A discussão do caso começou pelas inconsistências de clínica e laboratório, pelos detalhes técnicos, até que uma assistente, mais inconformada, parou a discussão e retomou o caso em outros termos. Tratava-se de uma paciente, uma pessoa que estava muito doente, e tudo o mais que essa situação envolvia. Fundamentava bem suas colocações e mostrava preocupação em ser clara e didática para os alunos e colegas presentes. Entretanto, mobilizava: "tem que fazer... tem que ver... tem que ir atrás... temos que chegar na doença de base que está matando essa paciente!" Sua fala inquieta chamava pela preocupação com a vida da paciente, ou seja, reclamando a dimensão humana que facilmente se perde na discussão por demais minuciosa dos aspectos biomédicos da doença. Resgatava a pessoa doente eclipsada na doença. Mas não só a paciente... A residente do caso também expôs uma dimensão subjetiva sua, dizendo que estavam fazendo tudo o que era possível, mas não podiam correr com a paciente porque ela estava cheia de feridas e dores e sintomas que não permitiam tanta invasão. Ao final da discussão, recuperaram a dimensão humana da dor da pessoa escondida no caso clínico e das angústias de quem trata.

Na Cirurgia, a condição de invisibilidade era muito recorrente, especialmente no trato aos pacientes. Certos pacientes não eram vistos, escutados, considerados como existentes, mesmo quando tentavam se manifestar. Exemplos observados na enfermaria:

- A aluna apresentou o caso na beira do leito. O professor questionou a aluna, discutiu o caso, discutiu situações correlatas, tudo em língua de médico, dirigindo-se de

---

17 Caderno de Campo, 9/5/07 – Reunião.

forma simpática aos alunos, mas sem qualquer atenção ao paciente ali presente.[18]
- A aluna apresentou o caso e o paciente, mais extrovertido, não parecia muito incomodado com a situação. Começou a falar e foi totalmente ignorado pelo professor, que continuou dando sua aula para o grupo como se aquela fala fosse apenas um ruído de fundo, como tantos outros na enfermaria. Depois de ignorado por algum tempo, o paciente calou-se e assistiu à visita como os demais.[19]
- Durante uma visita, um paciente de 47 anos assistiu mudo e com os olhos estatelados à discussão de seu caso (melanoma). O professor estava calmo, tranquilo e muito empenhado em ir fundo na transmissão dos seus conhecimentos para os alunos. Pelo método pergunta-resposta, compôs sua aula de forma brilhante, sem se dar conta do que acontecia com o paciente, mesmo quando as alunas passaram a responder suas perguntas em voz cada vez mais baixa e de costas para o paciente.[20]
- Os mestres discutiam controvérsias médicas na presença dos pacientes, inclusive escolhas de conduta que são feitas não exatamente por indicação técnica, mas por conveniência econômica (dos médicos), sem, contudo, apontar o problema ético que essa conduta traz em si.

Na Cirurgia, a "invisibilidade" do paciente é tão marcante que poucas vezes aparecem a diferença de desejos, as perspectivas, as necessidades ou o modo de ser como um problema. A diferença, aqui, é uma condição que coloca as pessoas em lugares diferentes, tratados de forma diferente. A primeira e a última palavra ficam com o superior e depois vai descendo pelos degraus hierárquicos. Não se discute conduta com os pacientes,

---

18 Caderno de Campo, 21/1/08.
19 Caderno de Campo, 21/1/08.
20 Caderno de Campo, 28/1/08.

eles são informados do que é melhor para eles e podem aceitar ou não o tratamento proposto. Aos alunos se dispensa o mesmo tratamento. Eles estão ali de passagem, na maior parte do tempo para observar o que os mais velhos têm a lhes mostrar e ensinar. Podem aprender ou não. Embora os professores, na maioria, sejam muito experientes e desenvolvam aulas muito boas nas quais aparece nitidamente o brilhantismo de cada um, não se percebe vínculo com os alunos ou escuta de suas expectativas e necessidades.

O não reconhecimento da vontade, das angústias e das necessidades do outro gera situações de violência e transgressão ética que serão discutidas mais adiante, quando tratarmos especificamente das manifestações de violência nas relações interpessoais.

O aluno também é o outro coisificado quando colocado no lugar de quem não sabe e deve fazer do jeito que o professor mandar. O modelo de ensino centrado no professor oferece timidamente um lugar de sujeito para o aluno. Ainda que no Internato este tenha muito mais autonomia sobre seu aprendizado, comparado com os anos anteriores da sua formação, observamos que nas discussões ele é passivo e acaba funcionando como aquele que permite ao professor espaço para exibir o seu saber. Alguns professores minimizam essa situação, colocando-se ao lado do aluno e conduzindo o raciocínio na forma de uma conversa, como podemos ver nesse trecho observado no ambulatório de Clínica, no contato da aluna com a professora:[21]

A professora convidou a aluna para sentar ao seu lado no sofá. A interna contou a história tirada de forma bastante insuficiente. Em tom de conversa amiga, a professora foi perguntando detalhes da história e exame físico, acrescentando informações sobre o seu raciocínio clínico e orientando "vamos perguntar para a paciente" isso ou aquilo, "vamos ver no exame físico

---

21 Caderno de Campo, 23/10/07 – Ambulatório.

se encontramos" mais isso e mais aquilo. Foram juntas ver a paciente e na volta continuaram as orientações: "agora que nós conversamos melhor com ela...", e prosseguia, "você lembra o que você estudou sobre...". A aluna não lembrava, mas a professora continuava: "vou falar um pouco e você vai lembrar...".

Outros professores, ao contrário, enfatizam a situação do aluno objeto que funciona para a exposição pública do saber do professor, como no trecho a seguir, observado na enfermaria[22] da Clínica Geral: a professora se pôs na frente do aluno e começou a questioná-lo sobre o paciente. O aluno tinha dificuldades em responder prontamente às suas questões. Ela foi cercando o aluno com mais e mais perguntas, ele ficando mais lento e calado, deixando evidente sua ignorância. A professora, então, deu uma aula brilhante sobre a patologia do paciente em questão. Os alunos se mantinham calados, não expressavam dúvidas, e pareciam seres que não pensam.

Para alguns alunos, a coisificação das pessoas seria uma experiência constrangedora que compromete o aprendizado, como relata o aluno do sexto ano sobre uma aula prática na propedêutica ginecológica, um "trauma" tanto para pacientes quanto para os alunos:

> Desde que entrei na faculdade, somando todos os cursos, a Ginecologia foi a pior. Acho ruim, porque alguns professores têm muito pudor e não te ensinam a propedêutica. Tem professor que não tem pudor nenhum, deixa a paciente constrangida, daí você fica constrangido. Fala: "os cinco tocaram?" "Tudo bem, professor. Já toquei muito..." A paciente está constrangida ali, não é? Cinco moleques, só não estão de bermuda porque é proibido, tocando uma paciente e discutindo na frente dela. É complicado, não é fácil, tenha certeza disso. (Aluno do sexto ano)

---

22 Caderno de Campo, 23/9/07 – Enfermaria.

Para outros, uma decorrência do funcionamento de um hospital, como relata este aluno do sexto ano:

Na prática, acho que o paciente acaba sendo um acidente de percurso; uma figura que está ali, mas troca-se, está sempre mudando, não é como a equipe. Então, você tem aqueles médicos, aquela equipe de enfermagem, aquela equipe de técnicos de enfermagem. E o paciente é alguém que vai passar por ali e usufruir desses serviços. Vai variar também do ambiente. Acho que um extremo é o PS: ele vai passar ali apenas algumas horas. O outro extremo é a enfermaria: ele vai ficar horas na UTI, horas no cuidado intensivo, a gente fica com o doente muito tempo, vai vê-lo várias vezes ao dia. Então, cria-se um vínculo maior. Mas, em geral, o paciente é exatamente isso: o paciente. Tanto que, aí, vêm todas as vertentes: ele vira uma doença, vira alguma coisa; poucas vezes se chama pelo nome. Então, é um ser indefinido. (Aluno do sexto ano)

Capítulo IV
A tecnologia a serviço de uma ausência

Da observação e das narrativas de vivências referentes ao "Núcleo temático da tecnologia" e sua determinação nos modos de subjetivação do ser médico e por consequência nas relações intersubjetivas que se desenvolvem no ato clínico e seu ensino, construímos as seguintes categorias para compreensão dos aspectos inerentes à Medicina, combinados àqueles de origem cultural, mais externa a ela na contemporaneidade:

O modelo biomédico	Características do ato médico em seu desenvolvimento cotidiano.
	Insuficiências: limites explicativos e práticos.
O trabalho médico	Recursos tecnológicos efetivamente disponíveis e operados.
	Organização da produção assistencial e do trabalho dos profissionais.
A conversa na relação médico-paciente	Como recurso técnico para a boa prática médica no cotidiano assistencial.
	Como dever moral ou conduta que convém ao médico.

O modelo biomédico – A Medicina em sua armadura de cristal

O modelo biomédico se apresenta como um conjunto de conceitos e práticas que aborda o processo saúde-doença predominantemente com base na Biologia, na Física e na Química (Bonet, 1996), de maneira que pouco apreende as dimensões humanísticas (sociais, psicológicas, históricas etc.) das pessoas em seu adoecimento e respectivo tratamento. O recorte biológico (traço de universalidade, generalização e reprodutibilidade) que assim se processa nesse modelo permite o melhor enquadramento da Medicina dentro das Ciências Naturais, com isso produzindo e sendo produto da primazia da anatomopatologia na leitura e enunciação dos adoecimentos, em detrimento da consubstancialidade do corpo com as dimensões humanas do emocional, do subjetivo e do interativo. Em termos críticos, é clara e inconteste a existência de uma redução biomédica nesse modelo de compreender os adoecimentos. O modelo biomédico, construído na Modernidade, em tempos mais atuais, é alvo de críticas e remodelagens, conforme discutido em capítulos anteriores.

Nos vários cenários de ensino observados, pudemos ver na prática clínica o exercício do modelo biomédico na atenção à saúde e circunstâncias em que revela suas "insuficiências", que, em realidade, se apresentam como limites da prática médica atual, quais sejam, os limites das transformações que este saber pode operar, em razão do tipo de aproximação praticada relativamente aos adoecimentos, científica e tecnicamente. Segundo suas próprias referências, contudo, esses limites não são vistos como tais, mas como desajustes, e portanto, como algo temporário: imperfeições a serem superadas por meio de mais conhecimento ou mais recursos tecnológicos de intervenção.

Características do ato médico em seu desenvolvimento cotidiano

Sob o olhar das pessoas que participaram deste estudo, algumas características do modelo biomédico presentes no ato médico cotidiano destacam-se devido aos efeitos que determinam nas tessituras da intersubjetividade. São elas:

- Visão centrada na doença

A prática clínica e o ensino médico aparecem fortemente voltados à visão centrada na doença, ou na sua investigação. O raciocínio foca-se na conjugação dos dados biomédicos (clínicos e laboratoriais) que vão compor um constructo de doença que se apresenta como uma "entidade" quase "independente do doente". Ainda que outros aspectos da existência humana sejam lembrados, ou não são suficientemente relevados ou também são tratados como sintomas (por exemplo, as manifestações de ordem psíquica).

Esse proceder, quando associado a recursos de tecnologia dura, permitiria certa "otimização" da prática médica, justificada pela realidade social deste país:

> Em primeiro lugar, porque a nossa população, de modo geral, tem um nível cultural baixo, e é influenciada por coisas que não têm nem pé nem cabeça: imprensa, mídia em geral, televisão... O doente, o que ele quer é um diagnóstico e um comprimido para tratar. Então, ele fica muito feliz quando... "O que você tem?" "Ah, eu estou com dor aqui." "Ah, isso é uma gastrite. Vai fazer uma endoscopia e um ultrassom e toma Omeprazol." Pronto, então ele sentiu receber diagnóstico, exames e tratamento. E, na realidade, às vezes não é nada disso. Só que, para entender que não é nada disso, você precisa gastar tempo. Então, quando o SUS te paga R$ 5,00 ou R$ 2,00 por consulta, e o convênio te paga R$ 20,00, obviamente o médico acaba pressionado por ter que tocar muita coisa ao mesmo

tempo e acaba não tendo tempo para investir em uma compreensão melhor por parte do paciente. Além do que, não raramente o que o doente quer é um exame diagnóstico, aí ele fica feliz. O que eu tento fazer com os meus doentes quando eu atendo é exatamente mostrar para eles que essa é uma atitude totalmente equivocada. Só que isso gasta tempo. Uma consulta no consultório demora uma hora. (Professor de Cirurgia)

- Fragmentação e aprofundamento

O saber médico, construído pelo método de recorte e aprofundamento conexo à especialização do conhecimento, tornou-se complexo e fragmentado. O clínico tem a visão do todo, ao menos orgânico, mas esbarra nos limites da autonomia de sua decisão porque pode haver uma explicação que ele desconheça, obrigando-o à prática do encaminhamento para o especialista. O especialista não vê o todo e, muitas vezes, nem sequer o paciente. Essa conjuntura resultaria em uma transformação da relação médico-paciente que diminuiria o poder do médico sobre o paciente, aqui pensado como algo não desejável e inclusive sem o qual se deterioraria a relação clínica:

O atendimento que antes era dado por um médico era um relacionamento quase que necessariamente vertical: o médico aqui em cima, o doente aqui embaixo. Os dois se comunicavam, mas o médico tinha mais poder de decisão. E, obviamente, se ele fosse uma pessoa sensata, ele se comunicaria com o doente. Hoje em dia, as coisas estão assim: médico e paciente conversando lado a lado. Isso começou a acontecer nos Estados Unidos, há uns trinta anos. [...] E, hoje em dia, infelizmente e cada vez mais, você tem o doente e o médico no mesmo patamar. Por quê? Porque o doente lê, recebe informação, tem vários médicos e não tem nenhum. Então, no fim, tem uma confusão total de valores. Fragmentação do ensino por especialidade, participação de múltiplos especialistas, relação médico-paciente deteriorada. São os grandes defeitos da nossa Medicina de hoje. (Professor de Cirurgia)

- Excesso e alienação

A tecnologia fascina médicos e pacientes, partícipes de um mesmo mundo em que a tecnologia define estilos do viver. Associada à voracidade consumista e aos excessos que esse modo de funcionamento social determina, a prática médica se tornaria, ela mesma, um efeito colateral da Medicina tecnológica:

> Hoje em dia tem doente que chega e não aceita a ideia de que um diagnóstico pode ser feito sem lançar mão de exames. Enxaqueca? Mas como? Você faz o diagnóstico sem pedir um exame? O complexo médico-industrial-midiático faz a cabeça das pessoas no sentido de: consuma Medicina, Medicina é bom. A Medicina, hoje, está recheada das tecnologias e cada região do seu corpo pode ser devassada. Todos os problemas podem ser detectados precocemente e você vai poder se livrar de todos eles. A felicidade pode ser obtida pela Medicina. Isso é martelado, dia e noite, pelos meios de comunicação de massa. Eu acho que, de toda Medicina que a gente faz hoje em dia, 30% dos problemas são criados dentro do próprio sistema. É um ultrassom que não tinha nada que pedir; pediu e aí aparece um cistinho no ovário. Fora as vezes em que se tem que abrir a barriga e não era nada... Por exemplo, ultrassom transvaginal de rotina, que aqui no Brasil é uma prática de muitos ginecologistas, não está escrito em lugar nenhum. Aliás, a recomendação é contra. (Professor de Clínica)

Entretanto, aponta-se também o fato de que, no seu excesso, a sociedade começa a mudar de ideia: "Para a maioria dos norte-americanos, a principal ameaça à saúde não é a gripe aviária, a febre do Nilo ou o mal da "vaca louca", mas sim o próprio sistema de saúde. (Professor de Clínica)

- Linguagem dessensibilizada

O discurso médico é outra característica do modelo biomédico que, mais do que uma forma específica de linguagem que identifica e segrega um grupo específico, retira da comunicação termos que na linguagem evocariam emoções, imagens, coloridos vivenciais, agindo como um escudo contra aproximações do viver e sentir comuns. Nas visitas e no ambulatório, ele se mistura com a fala coloquial, e como são ambientes mais descontraídos e informais, fica disfarçado o seu caráter estrito a segmentos do biológico (tomados por aspectos anatomopatológicos ou fisiopatológicos) e estranho às manifestações da vida em sua dimensão natural, ficando a dimensão sociocultural ainda mais distante.

Nas visitas à enfermaria de Cirurgia, como as discussões ocorriam à beira do leito, na frente dos pacientes, a linguagem técnica e a distância afetiva funcionavam como escudo protetor que poupava (e alienava) o paciente da verdade da sua doença.

Nas reuniões da Clínica Médica, percebíamos que, sobre o caráter formal e até ritualístico delas, se instaurava um discurso frio, distante e construído por uma linguagem própria que retirava das pessoas objetos e fatos de sua intimidade emocional. Então, quando de repente apareciam coisas da vida comum, reações curiosas e descontroladas ganhavam espaço, como descrevemos a seguir.[1]

Depois de quarenta minutos falando ininterruptamente sobre um aspecto muito específico de um exame de laboratório, mantendo postura rígida e firme, discurso treinado e sem interferências coloquiais, menos ainda afetivas ou emocionais, fala rápida e com termos técnicos incompreensíveis em profusão, a professora (médica especialista) encerrou sua explanação com um trecho da música *Wave*, de Tom Jobim, cuja letra (não explícita, porque se tratava da sua versão musical) diz, a certa altura da canção: "Fundamental é mesmo o amor, é impossível ser feliz sozinho".

---

1 Caderno de Campo, 15/8/07 – Reunião.

Alguns alunos acordaram, outros pularam da cadeira, muitos começaram a rir, outros ainda começaram a cantarolar. A entrada de algo tão próximo à vida como uma música que, naquela época, era tema de abertura da novela das oito, causou surpresa, risos e parecia totalmente fora daquele contexto.

Na mesma reunião, a residente começou a contar outra história clínica e mostrou um *slide* com uma carta escrita à mão em um pedaço de papel de embrulho, feita pela companheira de um paciente, contando aos médicos todos os sintomas dele. A visão de algo tão diferente de gráficos, tabelas, imagens de imunoflorescências ou coisas assim provocou reação de zombaria e desconforto entre os alunos. Aqui, como no trecho de *Wave*, as quebras no discurso médico com interferências de manifestações vivas de outra natureza causam incômodo, riso histérico, atitude de desconcerto, mostrando que os alunos não sabem como integrar a vida ao discurso do qual mal conseguem dar conta, mas que acreditam ter o poder de fazê-los parecer médicos. De forma pensada ou não, a professora trouxe um elemento que poderia insinuar certa reintegração da vida na cena da Medicina. Entretanto, como é usual nas apresentações de médicos, o social, o cultural ou o subjetivo e as emoções aparecem no início de uma fala ou no final como peças acessórias de entrada ou saída, raramente durante seu desenvolvimento. É como se informassem aos ouvintes-espectadores: "essas partes são externas à Medicina, portas que separam o de dentro (que é o que interessa) e o de fora (que é o existente, mas não interessa). Esse discurso, desprovido de tessitura subjetiva, contribuiria para o processo que tratamos no Capítulo III como "coisificação do outro".

O distanciamento manifesto nessa linguagem particular advém de vários dispositivos presentes no modelo biomédico, dificultando a comunicação e o relacionamento, por exemplo, na tomada de decisão nos casos difíceis, nos quais, mesmo com todos os recursos, se encontram os limites desse modelo de Medicina e é preciso então considerar outros elementos, muitos deles vindos da relação médico-paciente e família. Elementos que, na perspectiva do cuidado e da humanização, são vistos como acréscimos, e não ausência do agir técnico.

Insuficiências: limites explicativos e práticos

No ambulatório, o modelo biomédico aparecia como recurso que, em um primeiro momento, acelerava o atendimento, mas também o tornava extenso, porque se estendia ao especialista, aos exames e, não resolvendo o problema de base do paciente (que muitas vezes não se encontrava só no corpo biológico), criava o mecanismo do retorno repetitivo. O paciente retornava com queixa diferente, justificando o mesmo pedido de algo que o modelo biomédico não tem recursos para entender e resolver.

Além desse fato, paradoxalmente, as próprias exigências técnicas estariam se tornando complexas, a ponto de demandar atendimento médico mais extenso, o que para alguns ficcionistas do nosso tempo poderia ser corrigido com a participação de outros profissionais da saúde, em uma espécie de "linha de montagem", como explica o professor de Clínica:

> Você sabe que às vezes eu sinto que o aumento do conhecimento técnico aumentou muito a agenda do médico. No espaço de uma consulta, tenho que ainda seguir os *guidelines*! Tica isso, tica aquilo! E às vezes são tantos itens e subitens que... Em toda consulta, sempre teve uma parte técnica e a parte da relação; se você começa a aumentar o tempo da técnica, fatalmente aqui começa a ter problemas. A exigência técnica começa a comprimir o tempo. Está certo, não é uma coisa errada, então tenta-se equacionar uma solução com a multidisciplinaridade. Formam-se grupos de hipertensão, grupos disso e daquilo. Só que não substitui a relação médico-paciente. Já ouviu falar em clínica de ICC? Clínica de diabetes? Nos Estados Unidos é muito comum um lugar onde só se tratam pessoas com ICC, ou um lugar onde só se tratam diabéticos.

Então a consulta médica se restringe mesmo a examinar, a ver a coisa médica e dar remédio. A enfermeira explica como se toma o remédio, como se aplica a insulina. A nutricionista é quem vai dar toda a orientação nutricional. É como uma fábrica! Uma vez um "marquetólogo" que vendia soluções para médicos me falou: "vou fazer você ganhar muito mais. Você não vai atender dois doentes por hora, você vai atender cinco doentes por hora, e eles não serão mais atendidos por meia hora, cada um será atendido por uma hora inteira". Ele ia criar uma estrutura em que as pessoas seriam recebidas pela enfermeira ou pela recepcionista, o próprio paciente na sala de espera preencheria o formulário de sintomas, passaria na consulta e assistiria a um vídeo educativo com explicações sobre a doença dele. Seriam vários módulos de atendimento, que, quando somasse tudo, o paciente teria sido atendido durante uma hora. Você vai ganhar mais, vai atender mais doentes e eles serão atendidos por mais tempo cada um. (Professor de Clínica)

De outra perspectiva, a insuficiência do modelo biomédico aparece claramente na hora de lidar com aspectos humanísticos relativos à saúde do paciente e do próprio médico. As queixas emocionais, as reações de comportamento, as vivências subjetivas na relação médico-paciente são pouco compreendidas e rapidamente classificadas como queixas psiquiátricas e encaminhadas. Muitas vezes o paciente rejeita essa conduta de exclusão e insiste. Se ele localiza o seu mal no corpo, por que o médico clínico (do corpo) o estaria mandando para o médico psiquiatra (da cabeça)? A fragmentação e a menos-valia das manifestações da vida anímica estão presentes no universo do médico e do paciente. As queixas referidas ao corpo (mas decorrentes da vida que se leva) e as expressões emocionais quando "psiquiatrizadas" pela medicalização ganham uma tradução dentro do modelo, fora do qual não teriam registro. A medicalização do mal-estar da vida aparece em vários momentos, tanto na enfermaria quanto no ambulatório, de onde retiramos os fragmentos a seguir como exemplos.

- O professor, depois de discutir um caso com as chamadas queixas somatoformes, conta que esses pacientes são muito frequentes no ambulatório, esses e os que vêm para manter "ganhos secundários" (sem deixar claro de que exatamente se tratam tais ganhos). Não há um estudo estatístico, afirma, mas são muitos. Ele diz que esses pacientes abusam dos alunos porque, como eles têm menos experiência para perceber a situação, vão atrás de todas as suas queixas, pedem exames etc. O caso típico seria da mulher de quarenta e poucos anos, empregada doméstica, cinco filhos, casada com alcoólatra. Todos os dias ela cuida das crianças e ainda trabalha fora para sustentar a casa. Aí ela tira um dia para cuidar de si e vem para o hospital. Livra-se de cuidar da casa e dos filhos, ganha o dia com a patroa e, quando volta para a casa, sensibiliza o marido e a família porque tem um problema de saúde que está sendo tratado no hospital, que é lugar de coisa grave (não é como o postinho de saúde perto de casa).[2]
- O aluno tirou uma breve história da paciente e veio discutir com o professor. Este discutiu rapidamente com ele, pediu exames laboratoriais e orientou a conduta. Pouco depois, o aluno retornou à sala visivelmente desconcertado. Disse que não era nada do que discutiram... Que a irmã da paciente entrou no consultório, eles conversaram sobre as queixas e descobriram que se tratava de um problema bem diferente. O aluno estava com raiva da paciente e dizia que ela veio ao ambulatório só para cavar exames. Questionava se eles deveriam mesmo pedir tantos exames para ela, uma vez que há o sistema de cotas e, na reunião clínica, foi dito que não se deve pedir tanto exame. A discussão com o professor novamente foi breve e superficial, e mesmo tendo em vista a confusão,

---

2 Caderno de Campo, 31/10/07 – Ambulatório.

ele não foi ver a paciente. A paciente, tachada de confusa, levou o diagnóstico de psiquiátrica, os pedidos de exame e encaminhamento para a PQ (Psiquiatria).[3]

Outras vezes, como dissemos antes, a medicalização aparece de forma mais sutil, quando, por exemplo, em uma discussão sobre estética, a professora de Clínica reconheceu que a insatisfação com o corpo podia ter a ver com alguma questão psíquica e existencial, mas emendou dizendo que tais pacientes, antes de ir ao Plástico, deveriam ir ao seu consultório para serem medicados com antidepressivo e resolver o problema...[4]

Haveria, assim, despreparo dos profissionais para lidar com situações emocionais dos pacientes e, em decorrência, incapacidade para ensinar aos alunos:

Na Liga, a minha primeira consulta, a minha primeira paciente, foi um trauma. Primeiro, o professor, o responsável pela Liga questionou a história com a gente na frente da paciente! Como se ela não estivesse lá! Como se não existisse, ou fosse o computador que você acessa se precisar puxar algum dado que ficou faltando. E o caso dela era um caso de depressão superpesado. Aí chegou nela e disse: "é depressão, a senhora tem depressão". A mulher começou a chorar. "Fluoxetina, e volta depois do carnaval." Eu saí daqui tão arrasada! Juro! Foi o dia em que eu saí pior. [...] Claro que tem professores e professores. Tem outro da Liga que vai com muito mais trato, deixa o paciente muito mais à vontade. Mas tem gente que não sabe lidar com pessoas. (Aluna do primeiro ano)

Essa mesma aluna relata, continuando sua reflexão sobre o fato vivido e a ignorância dos que atendem em relação aos aspectos psíquicos do viver:

---

3 Caderno de Campo, 20/9/07 – Ambulatório.
4 Caderno de Campo, 31/10/07 – Ambulatório.

Qualquer coisa que mexa com a saúde tem um lado emocional. Mas os médicos não aceitam que tem o fator emocional, porque talvez nem saibam lidar com o seu próprio. E aí, ou nem considera o fato, ou, se considera, como ele não pode curar, não cuida. E, para lidar com o teor emocional, teria que estar aberto a outros conhecimentos. Eu não sei se estão dispostos. O aluno que atendeu a essa mesma paciente claramente não sabia o que estava fazendo. Recebeu ordens, fez uma receita de fluoxetina. Ganhou um carimbo e pronto. Não estava preparado e não sabia... Ele é o típico caso de gente muito tímida que não consegue sequer olhar para o paciente. É certo deixar um aluno do 3º ano atender um paciente? Eu também não sei se tem outro jeito de ensinar. Mas faltou conhecimento do assunto e suporte do professor. Qual era a fragilidade desse aluno, era a timidez? Então tem que chegar alguém e falar: "olha, você não pode ficar de cabeça baixa sem olhar pro paciente". São sutilezas. Você precisa estar muito perto pra perceber, e não sei se tem estrutura e professor para isso. (Aluna do primeiro ano)

A insuficiência teórica e prática e a falta de preparo para lidar com o sofrimento durante a formação apareceram também na narrativa de um professor:

Atendendo no hospital, um dia eu saí muito mal, com dor, e pensei: espera aí, isso deve ser alguma coisa. Eu tenho mania de sistematizar as coisas, classificar, tentar organizar até as angústias, dores e essas coisas. Comecei a notar que, a cada dez pacientes que eu atendia, dois precisavam de um cirurgião com conhecimentos que eu tinha adquirido como cirurgião, os outros oito tinham coisas que eu não sabia o que eram... Era gente que começava a dizer de dor na barriga, e quando eu perguntava: "você tem alguma coisa pra me contar?", começava a chorar e dizia: "eu estou grávida, não posso! Minha mãe vai me matar". Comecei a adoecer. Eu não tinha como lidar com isso a não ser de uma maneira às vezes até piegas, assim:

que pena... Dava dinheiro para o cara comprar comida, algumas vezes eu fiz isso. Enfim, eu não estava legal. Aí eu decidi: eu vou estudar o que são essas coisas. (Professor de Cirurgia)

E também nós pudemos observar a insuficiência do modelo no modo como se lida com aspectos emocionais dos pacientes, reiterando mais uma vez que médicos não sabem como conversar com seus pacientes, principalmente quando os casos são graves, o que, no hospital-escola, é muito frequente. Exemplo:[5] na visita à enfermaria da Cirurgia Geral, o professor chegou ao leito de uma moça que aguardava cirurgia para o dia seguinte. Seu quadro era grave e as chances de cura, pequenas. O professor conversava com ela de forma calma e até um pouco mais próxima que o habitual, ainda que fria. Perguntava aos residentes se ela precisava de algum "estimulante", se sua apatia era de personalidade ou de causa recente. A mãe da paciente, ao seu lado, respondeu que ela era mais animada antes da doença. O professor, então, mandou chamar o serviço de Psicologia para ver o que estava acontecendo e disse para o residente medicar com antidepressivo. Voltou-se a ela e lhe disse, de forma educada, porém firme: "Você entende por que precisa operar, não é?" Ela respondeu que sim. Ele não lhe perguntou nada sobre o que estava sentindo, nem pensando, muito menos querendo. Passou para outro caso.

O trabalho médico – O médico entre as grades de um sistema

A organização dos processos de trabalho e os modelos de gestão dos serviços têm sido apontados como elementos da cultura institucional que permitem ou não o desenvolvimento

---
5 Caderno de Campo, 21/1/08.

da humanização das práticas de saúde. Neste estudo, pudemos nos aproximar dessa importante questão, como veremos a seguir.

Recursos tecnológicos efetivamente disponíveis e operados

Talvez porque a velha dicotomia entre Ciência e Humanismo, que se reflete na (falsa) questão entre Tecnologia e Humanização, ainda provoque embates ideológicos acirrados, quando este tema foi abordado provocou diferentes reações, algumas viscerais, como essa do professor de Cirurgia:

Quando eu me formei, não existia nem ultrassom, nem tomografia e a endoscopia era rudimentar. Então, vejo a tecnologia cada vez mais avançada, cada vez mais positiva, encarecendo a Medicina, mas não é essa a desumanização da Medicina. A desumanização, a quebra do elo médico-paciente está por conta da comercialização da Medicina; não é a tecnologia, é a comercialização, é o desprezo ao Humanismo pelos tomadores de serviço, é a má administração pública da Medicina, é a falta de visão humanística e valorização do homem em relação à máquina. A máquina é fundamental, essencial, permitiu o aumento de sobrevida, permitiu a diminuição da dor, permitiu um melhor atendimento médico, mas ela é elitizada, como tudo. A sociedade é elitizada em qualquer regime: comunista, democrata... Não vejo saída a curto prazo no mundo para essa situação do homem rei, homem escravo, e a desumanização da Medicina, diretamente ligada à desvalorização do médico como profissional. Mas vejo a máquina maravilhosa, adoro as máquinas! Todas as máquinas! (Professor de Cirurgia)

Ao encontro do deslumbramento do professor, havia alunos que acreditam que o futuro da Medicina está nas máquinas:

Porque, para mim, estão se esgotando as possibilidades do ganho humano da Medicina. Dificilmente vão se desenvolver novas técnicas para o cirurgião cortar com um bisturi. Dificilmente um clínico vai aprender uma nova manobra pra diagnosticar uma pneumonia. Então a tecnologia, para mim, é um dos campos principais de possibilidades de avanços dentro da Medicina, porque é possível você desenvolver um robô que vai fazer uma microcirurgia e vai aumentar em vinte vezes a precisão do cirurgião, sabe? Isso para mim é possível. Agora, é difícil você treinar um cirurgião a ponto de ele melhorar em dez vezes a sua precisão. Então, para mim, a tecnologia é um dos principais campos da Medicina. (Aluno do segundo ano)

Outros alunos percebiam a tecnologia não só como máquinas, enquanto todos a entendem como avanço, como recurso para melhorar a qualidade dos procedimentos, como imprescindível:

Tecnologia, eu acho que é avanço científico. Não é só a neurocirurgia, com uma tela de plasma dentro da sala de cirurgia para tratar de um tumor que está afetando não sei o quê, mas também na abordagem do paciente, isto é tecnologia. A tecnologia não é só *chip*, parafuso grudado. Acho que a tecnologia está espalhada em todos os cantos... [...] Nunca pensei na vida sem tecnologia. Acho que é angustiante, porque a gente já incorporou a tecnologia no nosso dia a dia. Nem consigo pensar... (Aluno do sexto ano)

Tecnologia não precisa ser só computação, não precisa ser só imagem. Dentro da Ortopedia, a tecnologia é você entender como usar aço ou um pino bloqueado, um monte de coisas mecânicas, que são tecnológicas. Tem uma área da Medicina que vive de conversa: a Psiquiatria. Você pode ir ao psiquiatra e levar horas. Não tem um raio X para ver o que você tem; tudo é conversa. (Aluno do sexto ano)

Os recursos tecnológicos fazem parte do cotidiano médico, seja pelo abuso, seja pela restrição. Na reunião clínica, o professor advertia,[6] dizendo aos alunos sobre o custo dos exames e o desperdício neste hospital, uma vez que se pedem muitos exames sem necessidade, sem noção de que são muito caros, que oneram muito o atendimento. No sentido contrário, no ambulatório, os professores falavam da dificuldade de se conseguir exames laboratoriais para os pacientes depois que a administração implantou o sistema de cotas mensais. As cotas acabam rapidamente e os médicos teriam de trabalhar sem essa ferramenta. Para alguns, isso incomodava, mas reforçava a importância de o médico conhecer bem a Clínica, saber fazer uma boa anamnese. Para outros, a limitação era grave, porque os exames já não são mais complementares, mas suplementam as falhas e a insuficiência da Propedêutica.

Na Clínica Geral, no relato dos médicos, a tecnologia teria um papel coadjuvante no exercício da Medicina:

> Acho que você vai ser médico independentemente da tecnologia. Se você tem tecnologia, a chance de você fazer uma Medicina de qualidade é maior, porque você tem mais armas. Qualidade: você faz Medicina de qualidade em qualquer lugar, depende da sua dedicação, do seu conteúdo, e se vai ter um desfecho bom ou ruim, vai depender da gravidade e da arma que você tem para trabalhar. Então, por exemplo, trabalho em outro hospital que não tem arma como tem aqui. Eu faço o que posso dentro do que tenho lá. [...] Então, Medicina de qualidade depende do ponto de vista. Eu posso fazer com a maior qualidade naquele meio, com as armas que tiver. (Professora de Clínica)

Entretanto, o rápido desenvolvimento científico dos tempos atuais provocaria constantemente maior demanda por conhecimentos técnicos, o que faria que os alunos, os residentes ou mesmo os médicos cuidassem menos da parte humana do atendimento:

---

6 Caderno de Campo, 9/5/07 – Reunião.

Eu acho que os alunos se preocupam mais com a parte técnica do que com a parte humana quando eles estão se formando, porque eles se sentem inseguros na hora de executar a Medicina, e eles pedem muito exame e se pautam muito na técnica para poder justificar o que eles fazem, às vezes sem necessidade. Mas acho que isso faz parte da insegurança do recém-formado ou do aluno. Então, por exemplo: eu acho que não tem fígado. Vou pedir um ultrassom para ver se tem fígado palpável. Não, fígado palpável, você palpa; aprende a palpar. Não vai pedir ultrassom para ver se tem fígado palpável. Agora, se você quer ver se tem fibrose, tudo bem. (Professora de Clínica)

O aluno do sexto ano parece concordar com a professora, mas acrescenta que, além da insegurança, haveria também a pressa, a falta de paciência para chegar ao diagnóstico por outros meios, e a talvez necessária proteção legal que os exames poderiam representar:

Ser médico sem tecnologia é possível, mas talvez tivesse que ter uma readaptação muito grande e em alguns pontos seria difícil. Nem tanto pelo conhecimento que eventualmente acaba se adquirindo, mas pela paciência, no sentido de ir em busca de diagnóstico, de tentar entender melhor os casos. Porque hoje o que eu percebo muito é assim: se sei mais ou menos o que tem, peço um exame, não é? Já sai com o resultado e pronto, uma coisa que seria raciocinada para chegar a um diagnóstico final o exame concretiza e te dá até respaldo, não é? Às vezes a gente até tem certeza do que é, mas pede um exame só para ter um respaldo. Se alguma coisa acontecer, tinha um exame provando. (Aluno do sexto ano)

Para o professor de Cirurgia, não dá para ser médico sem tecnologia:

Para a Cirurgia, hoje, a tecnologia é o que permite ao doente ser menos agredido. É realizar qualquer coisa de forma mais fácil e com mais precisão. Existe uma tecnologia de tratamento menos invasiva, cada vez mais progressiva. [...] Então a tendência cirúrgica é diminuir o tamanho da agressão, facilitar. E isso custa caro, aliás, nós estamos totalmente fora da tecnologia aqui neste hospital. Isso fez com que muitos médicos saíssem daqui. Sem tecnologia não tem saída. A tecnologia não é um mal em si. Ela é um mal se você usar mal, se você indicar mal, se você indicar exageradamente. Por quê? Sem crítica específica, vou dar um exemplo de tecnologia que de repente vira uma coisa comercial: o que se coloca hoje de prótese óssea é um negócio impressionante. Eu não tenho certeza se precisa tanto disso. Mas isso é uma questão comercial. Então você tem que separar um pouco a questão comercial da questão tecnológica, e não é fácil. Porque também tem o seguinte: quando você tem a tecnologia e você vai operar, a operação fica mais fácil, fica melhor para o doente. É melhor para todos. (Professor de Cirurgia)

Para outro professor de Cirurgia, também não dá para prescindir da tecnologia, mas ele percebe a questão de forma menos entusiasmada e, talvez, mais realista:

O médico tem que deter a tecnologia, tem que saber! O que me preocupa é que ela custa dinheiro para se desenvolver e, certamente, quem investe nisso quer ter um retorno. E, às vezes, a maneira de ter esse retorno não observa a ética, a gente vê muito isso, a tentação de ser *speaker* de um laboratório é uma tentação muito forte, porque isso dá prestígio... Porque, na minha área de Cirurgia, eu me decepciono um pouco, e, às vezes, em alguns congressos, eu vejo que os cirurgiões ficam discutindo se o uso de um determinado equipamento permite que a cirurgia seja feita em quinze minutos ou meia hora a menos. E, no meu entender, isso é pífio. Se a gente pensar para o paciente, hoje, com anestesia, o que são quinze minutos a menos, ou trinta minutos a menos de cirurgia? Isso só interessa a alguém que precise fazer dez ou quinze cirurgias em um dia... Para mim não tem essa de linha de produção, eu vejo a Medicina como algo artesanal, eu penso o seguinte: se as pessoas precisam, vamos ter mais médicos, para todo mundo cuidar de todo mundo bem. Eu penso que a gente deve trabalhar como um relojoeiro suíço. Quer dizer, cada coisa que a gente está fazendo tem que sair perfeita. Não adianta pensar assim: eu produzo mil, e se 10% não ficaram bons, tudo bem, é só 10%. Não, esses 10% me incomodam. Quer dizer, a gente tem que fazer poucos, mas todos bem-feitos. (Professor de Cirurgia)

Organização do trabalho médico

A visão centrada na doença associada aos recursos tecnológicos permite a redução do tempo de trabalho médico com cada paciente, e assim o médico pode atender um grande número de pacientes. Essa realidade, criticada de forma muito bem fundamentada pelos estudiosos do trabalho médico (Schraiber, 2008; Machado, 1996, Hotimsky, 2007), era ensinada, sem qualquer reflexão, aos alunos no ambulatório.

Estudos de base etnográfica sobre hospitais descrevem a famosa "limpeza da área" (Hotimsky, 2007), isto é, a grande preocupação dos médicos por terminarem com as filas de atendimento, completando o mais rapidamente possível as tarefas. Essa forma de agir lembra, tal como os estudos o apontam, a produção fabril em escala. Alguns professores do ambulatório agem como se estivessem à frente de uma linha de produção. Os casos são atendidos e discutidos rapidamente, como se fosse um Pronto-Socorro. O aluno conta a anamnese, o professor responde com diagnóstico e conduta, chegando às vezes a ditar a receita para o aluno copiar, ou ele mesmo preenche o pedido de exames complementares. Em seguida chama "O próximo!" (aluno) para a discussão, como se faz nas filas dos guichês de atendimento ao público. A "operação limpeza" parece um treino para o futuro de trabalho em regime de sobrecarga e falta de tempo, em um cenário que, talvez, pudesse ser um espaço de ensino criado com a assumida intenção de ser diferente da realidade e mostrar ao aluno a boa prática médica ambulatorial.

Paradoxalmente, nas entrevistas, professores e alunos apontaram a organização do trabalho como um dos principais empecilhos para a boa prática médica:

> O que acontece é que, nesse ambiente de trabalho, o médico vai se violentando cada vez mais, e vai botando como escudo de proteção mais técnica e menos humanidade, porque isso vai mais rápido. Então, acho que é uma proteção deles também. Proteção do meio onde eles estão vivendo, inóspito para sobreviver com uma Medicina de qualidade. (Professora de Clínica)

> Eu acho que o médico deve atender de forma que o paciente entenda. Isso muda de paciente para paciente. O atendimento objetivo tem de ser o mesmo: diagnosticar, tratar, medicar, essas coisas. Mas a forma como você faz isso não é igual de um paciente para o outro. Depende do ambiente em que você está, da estrutura, se você está em ambulatório, se está em enfermaria. Mas, no geral, aqui, atende-se meio que massificado mesmo. Na UTI, por exemplo, eu vejo que é muito massificado. Você já sai ligando o monitor de todo o mundo, o cateter de todo o mundo, ligando o suporte ventilatório sem mesmo explicar para o paciente. Por isso que ele arranca, por isso ele puxa o cateter. A gente teve essa experiência na prática. Quando a gente explicou, o paciente deixou de se rebelar. (Aluno do sexto ano)

Na Cirurgia, observamos situação semelhante à Clínica. O foco na doença amplia o acesso, mas diminui a qualidade do encontro clínico. Exemplo:

> O trabalho aqui é "barra pesada" mesmo. O dia inteiro ouvimos que o certo é fazer de outro jeito, mas acabamos tendo que fazer do jeito que dá. (Aluna do sexto ano)

A ação sobre o corpo biológico é tão incisiva que fica difícil dizer que há algum encontro clínico. Os olhos só enxergam as estruturas físicas do corpo: a carne e o plano cirúrgico.

A divisão do corpo médico em especialidades (como visto antes, a propósito da fragmentação do saber) sem a visão de algum todo que poderia aproximá-los na solução dos casos clínicos cria um ambiente de alienação, distanciamento e facções. Cada médico vê uma parte do corpo do paciente e quem sabe o clínico, na melhor das hipóteses, consiga vê-lo por inteiro. Nessa lógica de divisão do trabalho, muitas vezes o clínico funciona como um triador de casos para os especialistas, particularmente no ambulatório.

A multidisciplinaridade, como participação de diversos saberes (isoladamente) na atenção ao paciente, é estratégia cotidiana, tanto dentro da Medicina dividida em especialidades e subespecialidades quanto no campo das outras profissões da área da Saúde, que atuam todos de forma independente, sem discutir e decidir juntos as condutas sobre o mesmo paciente.

Às vezes esse funcionamento institucional cria problemas ao tentar resolvê-los. Por exemplo, durante a discussão de um caso difícil, em uma visita, vimos que a confusão de conduta clínica entre os médicos se devia ao fato de que os especialistas chamados a opinar não enxergavam a totalidade do paciente, e cada um prescrevia o que interessava de seu ponto de vista especializado, contradizendo ou impedindo o do outro. Por terem uma visão fragmentada, não discutiam toda a situação clínica em jogo, vendo só a parte que consideravam como sua. Nenhum deles assumia a responsabilidade pelo caso, que então era do clínico.

No que se refere à interdisciplinaridade, que envolveria a construção de um campo de interface dos diversos saberes e uma prática de condutas dialogadas (Peduzzi, 2001), tanto dentro da própria Medicina quanto com as outras disciplinas da área da Saúde, o problema era visto por diferentes prismas.

Para um professor de Cirurgia, a presença de outros profissionais no atendimento deterioraria o vínculo médico-paciente:

O médico não faz mais o raio X, quem faz é o técnico; o médico não vê mais os olhos do paciente, quem faz isso é o optometrista; o médico não se preocupa com os exercícios físicos, é o fisioterapeuta... Então, foi esfacelado e desvalorizado o ato médico, e isso levou à deterioração do vínculo. (Professor de Cirurgia)

Para um professor de Clínica, o conceito e a prática da interdisciplinaridade são desconhecidos e, na ignorância, tratados com desconfiança:

Você falar "interdisciplinaridade" é um nome mais bonito, mas que, se você levar ao extremo, chega nisso: não é bom ter um especialista em cada área e as pessoas serem cuidadas pelo especialista? Levado ao extremo, dá nisso. (Professor de Clínica)

Outro professor de Clínica acrescentou que, além do desconhecimento sobre outras disciplinas, haveria problemas de relacionamento e desvalorização do trabalho de outros profissionais:

Não concordo, obviamente não concordo, mas a lógica é essa! É menor saber o que comer, saber dar apoio psicológico, é menor. A prioridade e o foco são outros. E a faculdade estimula isso, assim como estimula a superespecialidade, assim como estimula conhecer muito de nada. [...] A comunicação entre os médicos também é ruim. Comunicação entre médicos e enfermagem é péssima. Também não há conversa, não há espaço. Médicos e enfermeiros não conversam. Ainda mais médicos e nutricionistas, médicos e fisioterapeutas, médicos e outros profissionais da saúde. Entre os outros profissionais da saúde existe uma conversa. Quer dizer, fisioterapeuta conversa com enfermeira, que conversa com nutricionista, mas o médico não conversa, ele é o superior que não se mistura. (Professor de Clínica)

Como estratégia para construir o respeito entre médicos e outros profissionais, ele propunha fazer algo em relação ao aluno:

Ontem nós demos um passo nesta reunião, nós vamos incorporar em breve a enfermeira dando nota para o interno. Como é o respeito dele ao doente? A enfermeira melhor do que ninguém vê isso. Como que é a opinião do doente em relação a esse aluno? A enfermeira vê melhor que ninguém. Como é lidar com os outros profissionais? Como é organizar o prontuário? Isso o médico não sabe dizer e a enfermeira sabe, está lá todo dia. Então, esse lidar com os outros profissionais tem que ser: cobrar, ouvir e respeitar. Médico não é o único ser inteligente (existem até médicos inteligentes), mas sem dúvida não são os únicos. Isso que acontece é um absurdo, em qualquer lugar do Brasil e do mundo. (Professor de Clínica)

Cobrar o aluno seria mesmo uma boa estratégia para o ensino do respeito e da interdisciplinaridade? Pelos relatos dos alunos, eles seriam, justamente, o ponto mais frágil dessa malha. Segundo contam, eles constantemente precisariam criar estratégias de sobrevivência contra a retaliação da enfermagem sobre o autoritarismo médico superior. Respeito e cordialidade passariam a ser a defesa dos mais fracos, e não os valores comportamentais para uma cultura de humanização no ambiente de trabalho.

Tem lugar em que não dá para você se dar bem com o pessoal da enfermagem, porque parece que já é uma coisa institucionalizada. Você chega lá e a enfermagem já tem mil regras para aplicar em você, assim como você já é meio que educado que a enfermagem lá te trata mal, a relação é difícil. [...] Então, pode boicotar muito facilmente o interno, que é a ponta mais fraca na hierarquia, e não levar os seus exames, não fazer o que você pede, não colher alguma coisa... (Aluno do sexto ano)

Segundo a aluna do quarto ano, o mau relacionamento seria observado desde cedo e até mesmo incentivado por certos professores:

Ah, é difícil o relacionamento. Porque aqui a gente tem a ideia de que estamos no topo da cadeia alimentar. A gente já vem mesmo com essa ideia e tem professor que diz: vocês estão no topo da intelectualidade brasileira. Pronto! Não tem pra ninguém mais. Mas é horrível! Porque você precisa da enfermeira... Nossa! Se você não tiver a enfermeira, você não faz nada, nada. Você está perdido no hospital. Porque você não sabe tirar o sangue direito, você não sabe dar o remédio direito, você não sabe trocar a cama, você não sabe dar banho no paciente... As pessoas acham assim: eu sou médico, acabou. Como: está comigo está com Deus, sem mim acabou... Não é assim. E acho que o relacionamento dos alunos e dos médicos com os outros profissionais... pelo que vejo da minha turma e da que vem vindo, é horrível! (Aluna do quarto ano)

Durante o ensino médico, haveria poucas experiências de discutir sobre os pacientes com a enfermagem e outros profissionais no modelo da interdisciplinaridade.

A conversa na relação médico-paciente – A palavra ensalmadora

Todos os professores entrevistados consideravam a relação médico-paciente parte essencial da prática médica. Alguns a percebiam como um espaço voltado para o conhecimento do outro, sendo a conversa um recurso técnico fundamental para a ação do médico. Outros, como a própria expressão da arte médica e o prazer de ser médico. Havia ainda os que a pensavam como um salvo-conduto.

O professor de Cirurgia falou sobre a singularidade de cada paciente, a administração do tempo e a responsabilidade do médico sobre aspectos que devem estar presentes na boa comunicação na relação médico-paciente:

Cada paciente tem o seu tempo e a consulta vai ter que ser de acordo com a necessidade. Eu não tenho um tempo fixo para atender. É lógico que a gente estabelece certas proporções, até porque as pessoas têm seus compromissos, seus horários... [...] Cada problema vai estar numa pessoa, que tem seu universo. Então, eu preciso conhecer um pouco do universo dessa pessoa para saber qual é a melhor maneira de abordar aquele problema, a maneira de expor o problema, de compartilhar, às vezes, até um diagnóstico ruim, não é? Um prognóstico mais reservado; sentir qual é o melhor momento de falar, como falar. Porque, infelizmente, na Medicina, nem sempre a gente tem notícias boas, não é? Os hospitais obrigam a gente a fazer esse termo de consentimento para poder operar. Então, um cuidado que eu tenho, quando eu o apresento ao doente, é dizer: olha, isso aqui é um papel que quer dizer só o seguinte: que eu conversei com você, eu expliquei o que é a cirurgia, e o que vai ser feito, e todas as minhas responsabilidades estão mantidas. Então, não fique preocupado. Não quer dizer que, com isso, eu vou me preocupar menos com você, por você assinar esse papel. Mas eu já senti em algumas pessoas esse medo de assinar o termo de consentimento, como quem diz assim: quer dizer que, com isso, ele pode ficar mais sossegado. (Professor de Cirurgia)

A importância dessa relação seria ensinada desde cedo, quando os alunos aprendem a relativizar a importância dos exames diagnósticos e valorizar a conversa com o paciente, como contou uma aluna do terceiro ano:

Olha, o mais perto que eu estive do paciente foi no curso de Propedêutica. Os professores na Propedêutica enfatizam muito que você deve conversar com o paciente, tirar uma boa história, entender o que ele está tentando falar. Eu acho que esse lado é bem enfatizado, pelo menos até agora entre o 2º e o 3º ano; eu não sei como vai ser mais lá na frente. Eu não sei como é a prática no dia a dia do hospital, mas quem está com aluno de começo de curso aparentemente está voltado para a boa anamnese. (Aluna do terceiro ano)

Embora os alunos nos primeiros anos reclamem do quanto se fala da relação médico-paciente nas disciplinas de Humanidades, quando vão para a prática percebem que é bem mais difícil do que imaginavam nessas disciplinas:

Eu não esperava. Do lado de fora, eu não tinha noção do que era a relação médico-paciente. Então, por exemplo, eu tenho uma dificuldade enorme quando faço uma pergunta simples e o paciente não consegue responder. Eu entendo que ele não consegue porque é um mecanismo de defesa, ou não entendeu a pergunta, ou não quer dar o braço a torcer. Mas quando você faz uma pergunta, por exemplo: "quanto tempo faz que isso dói?", eu achava que era uma pergunta objetiva, e não é. E eu não sabia disso. Isso é muito mais profundo, do aspecto humano, e só fui entender mais tarde na faculdade. (Aluno do sexto ano)

E se surpreendiam quando ocorria um fenômeno da ordem da intersubjetividade, pois escapava aos aspectos objetivos do tratamento:

O meu primeiro paciente no Internato estava com uma hepatite, e eu não sabia do que era. Aí você vai lá, hidrata, colhe exame, conversa todo dia. Você vê que aquilo vai regredindo aos poucos, sem a gente saber a causa. Aí o paciente sai e fala: "muito obrigado! Você me ajudou muito". Não sei em que eu ajudei, mas já que você achou, fico satisfeito de ter ajudado, mesmo sem saber como. Então, às vezes, eu acho que as pessoas esperam algo "a mais" da gente, e, às vezes, a gente consegue fazer algumas coisas que nem percebemos que estamos fazendo pelas pessoas. (Aluno do sexto ano)

No geral, consideravam a relação médico-paciente entre alunos e pacientes, durante os estágios, dependente da disposição interna do aluno. As narrativas sobre a relação médico-paciente falavam de compromisso, dedicação, atenção, resolubilidade, arte e beleza. Os alunos vivenciariam tudo isso, mas também o contrário.

A escuta qualificada como recurso técnico para a boa prática médica

Na vertente daqueles que atualmente consideram a relação médico-paciente como um conjunto de técnicas comunicacionais que permitem ao médico exercer a Medicina de forma mais eficiente, observamos um exemplo bem ilustrativo em uma visita.[7]

Na discussão dos casos, percebemos que o professor conhecia os pacientes internados e, mais que discutir, ele dialogava com seu grupo de aprendizes sobre as impressões dele e dos demais sobre os pacientes em tratamento. Um interno apresentou um caso recém-internado: mulher jovem com quadro de dor articular, exames discretamente alterados. O professor perguntou: "por que internou?". "Para investigar", foi a resposta. Ele recontou a história: mãe de dois filhos pequenos, divorciada, desempregada e cheia de dores. Questionou as condições socioeconômicas da paciente e sua situação emocional. De repente, foi possível ver uma paciente no lugar onde havia uma miragem de doença criada pelos médicos que a atenderam para ver se achavam nos exames o diagnóstico que eles não enxergavam no seu rosto. O professor perguntou: "essa paciente tem alguma doença?" A interna responde: "Ela tem. A mãe dela disse que ela é HIV positivo sem sintomas e sem indicação de tratamento". O professor não se abalou, e continuou: "que mais?" Outro interno respondeu: "acho que ela está meio deprimida..." O professor continuou: "é

---

7 Caderno de Campo, 25/9/07 – Enfermaria.

esse o problema dela. Por que internou?" O residente respondeu: "por causa das dores, para investigar". O professor fechou a questão: "essa paciente está em depressão, precisa ser tratada porque sofre, mas o tratamento não é internação. Os exames estão normais, ela não tem Aids, tem o HIV, é diferente. Dá alta e faz o tratamento no ambulatório". O residente perguntou: "mando pra PQ? (Psiquiatria)" E o professor respondeu: "por que mandar pra PQ? Não precisa, coloque no ambulatório de um de vocês". Nenhum dos residentes queria a paciente, justificando agenda lotada. Resolveram encaminhá-la para o seu hospital de origem, onde ela já fazia acompanhamento. O professor: "Não vamos investigar nada de laboratório, precisa conversar com ela, entender melhor o que está acontecendo na vida dela para entender essa depressão. Dá analgésico para as dores, se necessário, antidepressivo, mas veja se tem mesmo alguém que possa acompanhá-la. Essa paciente é normal, não tem que fazer nada aqui na enfermaria".

Nessa mesma visita, discutiu-se outro caso rico em sintomas clínicos de uma síndrome rara, também em alta para acompanhar no ambulatório. Para esse caso, uma residente tinha vaga na agenda. O professor brincou: "para a paciente deprimida não tem vaga... Ninguém quer cuidar dessas pacientes!".

Esse professor se destacava por sua capacidade de trabalhar nas várias dimensões propostas pelo modelo da integralidade na saúde, resultado de uma escuta refinada da história clínica e da vida dos pacientes. A relação médico-paciente se apresentava como um procedimento médico para o bom exercício da profissão e a boa prática, neste caso, estava aderida à boa anamnese e ao julgamento de raciocínio crítico, valorizando a dimensão reflexiva, hoje menos presente na prática médica. Ainda assim não resistiu à indicação de fármacos (os antidepressivos), mesmo antes de aprofundar a conversa (a anamnese) que havia recomendado, e não combateu, ainda que observasse e registrasse para todos de público, a "seleção" de casos raros e patologicamente mais valorizados feita pelos residentes para seu aprendizado no ambulatório.

Ainda permanece entre professores a crença de que a conversa com o paciente é o aspecto mais importante da prática clínica, mas não como um procedimento técnico:

> Poucas vezes o exame físico muda totalmente aquilo que você tirou na anamnese. E não é uma coisa técnica e jamais vai ser: qualquer relação humana, seja profissional ou não, tem que ter atenção, tem que ter concentração; e dedicação. Tudo tem que ter limite, mas se você não tentar entender o que a pessoa está te falando, você está perdendo o seu tempo. A maioria dos meus doentes são analfabetos, por exemplo. E cuidam da doença deles, das medicações, melhor do que eu. Porque eu tento mostrar para eles como é, e a gente vai conversando, e eu sei qual é o contexto da casa deles, como eles são, como reagem. Então, a gente vai conversando, vai acertando. Não existe o "Eu falo, você faz". Existe o: "A gente combina". Não adianta eu passar uma coisa que ele não vai ter condição de fazer, e ah, é azar dele, eu não tenho culpa se ele é pobre. [...] Então, não tem sentido fazer as coisas sem ter essa relação de parceria. Essa parceria só é conseguida a partir do momento em que você olha nos olhos do seu paciente, na hora em que ele entra e cumprimenta, chama pelo nome; tenta entender o que está acontecendo com ele. Se não, não adianta nada. Quando eu fiz residência, não existia ultrassom e nem tomografia. Se melhorou? Brutalmente. Mas a gente tem que tomar muito cuidado, porque a técnica tem que estar inserida no contexto para se chegar ao que é melhor para o doente, e não para eu poder me resguardar do processo disso ou daquilo, ou para mostrar que eu acabei de ver o último *guideline*. (Professora de Clínica)

A falta de conversa e a polarização para a investigação diagnóstica por meio das tecnologias poderiam ter consequências bastante ruins para alguns pacientes, como contou outra professora de Clínica:

Os médicos pedem exames complexos, sem tirar a história, sem ver o que o cara realmente está sentindo. [...] Porque as pessoas estão acostumadas a pensar só com as máquinas, ninguém mais valoriza a história. Com isso, às vezes, o doente vai fazer procedimentos que não precisava e ele morre em complicações do procedimento, porque existe aquela "necessidade" de fazer o diagnóstico raro. E o paciente vai ficando na enfermaria, e aí acaba pegando uma infecção, ou passa alguém e acha que está desidratado e põe um soro, o cara faz um edema no pulmão... Eu já vi muito disso. (Professora de Clínica)

Entre alunos também é frequente a ideia de que a conversa não envolve tecnologia sem diminuir sua importância para a prática médica como recurso diagnóstico:

Acho que a conversa é uma coisa muito antiga, que tem que continuar sempre a ser aprimorada. Acho que conversar é uma arte. Por exemplo, ontem eu estava no ambulatório e fui atender uma paciente que chegou com uma queixa de dores no corpo. "Onde dói?" "Dói tudo." "Tudo onde?" "Dói tudo, dói até o ombro, doem meus braços, não pode nem encostar aqui." E doía tudo. Já vi que era "bucha". Alguns pacientes são mais demorados, exigem demais de você, te desgastam. Porque a Medicina é desgastante, você gosta, mas é desgastante. Aí, tudo bem, comecei a entrar em tudo na conversa, perguntar tudo. Aí, descobri que era uma paciente depressiva, morava sozinha, tinha perdido a família; como não tinha ninguém em São Paulo, morava no emprego. A patroa até que era boa, mas ela sentia que estava sozinha. Começou a doer tudo, não achava causa para isso. Uma depressão mal controlada, porque o médico do posto de saúde não olhava na cara, dava medicação e ela continuava igual. E quando ela queria conversar, ele falava: procura a psicóloga. Aí, ela foi à psicóloga, mas achou que não estava adiantando muita coisa. Então ela estava nessas. Aí, a base que eu achava que era orgânica, senti que tinha muito a ver com isso, e conversei com ela e expliquei tudo isso. Aí, ela começou a falar: "mas me formiga todo o braço e eu não sei de onde vem esse formigamento, não sinto direito". Aí eu fui reparar na mão dela e tinham umas lesões, uns machucados, queimados. E mais na mão esquerda. "Como a senhora queima tanto aqui? A senhora não sente direito?" "Ah, não sei. Eu queimo aqui e não percebo", não sei o quê. Bom, tinha tido hanseníase há quatro anos, tinha um déficit neurológico, não sentia muito bem mesmo com a mão esquerda. (Aluna do sexto ano)

Havia também alunos que consideravam a conversa como um recurso técnico. Um deles apresentou uma ideia muito particular, segundo a qual a conversa seria inclusive um recurso para agilizar o atendimento. Também construiu a ideia de que na relação médico-paciente seria necessário que se estabelecessem lugares bem definidos aos sujeitos, e com muita propriedade destacou o limite tênue entre vínculo e amizade:

A conversa é essencial nos mais variados aspectos: para resolver o problema do sujeito quando ele traz a demanda, porque com certeza isso influencia no processo de saúde e doença; para prevenir futuros problemas, porque aí você conhece o cara; e para agilizar a consulta. Quanto mais você conhece o sujeito, mais rápida pode ficar a sua consulta. A conversa às vezes cai num bate-papo (isso acontecia muito quando a gente passava lá no Centro de Saúde-Escola no 4º ano, porque no 4º ano você é bocó), mas no 5º ano você tem um traquejo melhor. Você sabe que patologia está buscando, sabe o que é um desenvolvimento bom da criança, entende um pouco melhor a cabeça da mãe e entende um pouco melhor a ficha também. [...] Porque a mãe, quando vai ao seu consultório, não está procurando um amigo; pode ser que você fique amigo dela, mas ela não está procurando um amigo, ela está procurando o pediatra do filho dela. Quando você está no 4º ano, você não se entende como pediatra, pelos menos no que se refere à capacidade de responder a essa busca da mãe. Então você já quebrou o diálogo ali, você já matou a conversa. Você não se enxerga como ela o quer, você nem sabe o que ela está procurando. Você não tem essa experiência, que demanda aprendizado. (Aluno do quinto ano)

O aluno chegou à questão que se coloca hoje na educação médica: se a conversa no contexto da relação médico-paciente fosse resultado de vocação, tendência inata ou decorrência intrínseca ao ato médico, não seria preciso ensinar. Entretanto, mais e mais estudos têm mostrado que se trata de conjunto de habilidades que podem e devem ser ensinadas durante a graduação, uma vez que exigem conhecimentos e capacidade de proceder que se adquirem essencialmente pelo processo de ensino-aprendizagem.

A importância da conversa foi bem caracterizada pelos alunos quando já no Internato, como podemos ver neste relato:

Eu acho que toda conversa é terapêutica, desde o momento que você se apresenta e a pessoa se apresenta para você até o último momento da consulta, quando você fala tchau. A partir dali, você está conhecendo uma pessoa. Você está abrindo a sua cabeça para entender o próximo e a outra pessoa está se abrindo também para que você possa dar um jeito de explorar o que está acontecendo de errado com ela, de todas as maneiras. Por isso que eu acho que a conversa é tão essencial. [...] Na correria de hoje em dia, uma fila de cinquenta pacientes no ambulatório lotado, você chegar e perguntar para a pessoa como é que está a filha nova dela que acabou de nascer, sendo que isso não é a queixa dela, não faz sentido. Agora, às vezes a pessoa está ali e você perguntando isso abre caminho para um vínculo maior; você está mostrando uma preocupação a mais, mostrando que você está ali, vendo-a como uma pessoa, não só como o foco de um problema ou alguma coisa assim. Através dessas perguntas você descobre muitas coisas da pessoa, você avalia desde coisas objetivas, como onde ela vive, com quem ela vive, a qual epidemiologia ela está sujeita, como você pode também avaliar como está a cabeça dessa pessoa, como ela vê a sua doença, como é que ela vê o seu problema, como é que ela vê o que ela está sentindo. Você percebe se ela tem alguma angústia, alguma dúvida que você possa esclarecer, e, como eu disse, isso é terapêutico também; você avalia o humor dessa pessoa, avalia se ela está gostando, se isto está sendo recíproco, se ela está respondendo bem ao que você quer. [...] A escuta é dar abertura para o paciente trazer para você aquilo que para ele é importante. Às vezes, para você, o importante é, sei lá, uma lesão que o paciente tem na barriga, e ele não está preocupado com isso, ele está preocupado com a coceira que ele sente no pé. Então eu acho que isso faz parte da escuta, você se abrir e deixar ele falar. Acho que esta é a diferença. Mas no ritmo em que você aprende, não dá pra ser. Eu acho que seria o certo, mas não é o que a gente vê. (Aluno do sexto ano)

Sobre por que seria tão difícil manter o aprendizado do vínculo e da conversa, os alunos apontaram falhas estruturais do ensino que vão contra o que teoricamente se preconiza a esse respeito:

É lógico que você tem que sentir cada paciente. Tem alguns pacientes que querem você mais próximo e tem outros que querem você distante, e você tem que respeitar. Com relação à conversa com o paciente, conversa amistosa, hoje eu tento não fazer isso. Eu acho que é ruim para mim e para o paciente. Por causa do apego. É muito legal quando o paciente é grato a você, te dá um presente, mas é ruim também. Por exemplo, mudança de estágio, pra mim, é muito delicado. Tinha um paciente que eu peguei nos quatro últimos dias de estágio, ele tinha um câncer de fígado e estava fazendo uma tomografia. Ele fez a cirurgia, abriu e fechou, porque era irressecável. Ele fez um relacionamento muito bom comigo. Aí, de repente, no penúltimo dia de estágio, tive que falar para ele: "olha, vou ter que ir embora porque vou mudar de estágio..." A situação é meio bizarra, porque é praticamente: "a partir de amanhã eu não vou mais acompanhar o senhor, e o senhor vai ficar aqui, vai continuar com o câncer, que não dá para ressecar, tá bom? Mas fica sossegado, fica tranquilo". Isso é um negócio que me incomoda bastante. Então eu tento não me expor muito e nem expor demais o paciente. (Aluno do quinto ano)

Além dos problemas de organização do trabalho e do ensino, possivelmente existiriam outros fatores que envolvem mais a atitude e a disponibilidade interna do médico e que impediriam a boa relação médico-paciente, como apareceu no exemplo dado por um professor de Clínica:

O Saúde da Família é um programa que tem tudo para dar certo. O médico é bem pago em relação à média, o médico tem um trabalho finito e o médico tem uma disponibilidade para trabalhar com grupos de pessoas. Agora você precisa fazer os médicos entenderem que a falta de conversa é um problema sério. (Professor de Clínica)

Durante o tempo que passamos na observação da Cirurgia Geral, não presenciamos a utilização da escuta como recurso técnico. Se o paciente é, tantas vezes, outro invisível, a escuta como recurso técnico não se faz necessária, nem possível. Mas, na entrevista com os professores, encontramos um cirurgião que valorizava fortemente a comunicação com o paciente:

Acho que fundamentalmente procuro escutar, na maior parte das vezes, o que o doente traz espontaneamente e o que ele vai me contando, relatando. Algumas vezes tenho que buscar informações, porque também existe a própria reserva da pessoa, tem coisas que ela não quer compartilhar, mas que talvez sejam necessárias para eu poder definir um determinado tratamento, e aí tenho que ser ativo nessa busca. Então, eu tento combinar anamnese com uma boa escuta e uma boa conversa com o paciente. Dedicar tempo para esta conversa, que é um momento importante. Eu acho que conversar com o paciente é importantíssimo! (Professor de Cirurgia)

Na discussão de Bioética que se realizou durante o estágio de Cirurgia Geral, o professor não só acolheu o ponto de vista dos alunos, como discutiu com eles a importância da escuta como recurso técnico para a prática da boa Medicina. Disse para os alunos que o médico sempre tem o que fazer pelo paciente, nem que seja ficar do seu lado e escutá-lo... Isso não é coisa fácil para os médicos, que sempre querem algum recurso tecnológico para intervir. Sua orientação para o serviço que coordenava nesse hospital requeria que, no atendimento, houvesse tempo de conversar com o paciente, mas ele concordou que o hospital tem um mosaico de cenários diversos, regidos pelo que vai pela cabeça de cada gestor local. Apontou que a diversidade de opiniões é fundamental para o bom aprendizado e que os alunos iriam inventar o seu modo de ser médico de tanto ver doentes. Seriam bons médicos, mas mesmo assim iriam errar, porque continuariam humanos, portanto falíveis. Errariam menos quando tivessem uma boa relação médico-paciente, que se constrói pela escuta qualificada.

Por fim, foi bem lembrado que haveria pacientes que não querem conversar, como nos contou um aluno do sexto ano:

Tem paciente que não quer conversar, não. Tem paciente que chega: "ah, o senhor está falando muito..." E eu nem estava conversando, eu estava realmente querendo entender e fazendo uma anamnese bem direcionada. Eu estava questionando um paciente obstipado: "você come o quê? Como está a sua dieta? Mudou a dieta? Você tem algum problema de saúde?" "Doutor, eu não vim aqui para conversar, eu vim aqui para o senhor fazer um exame e me tratar." É aquela coisa que o paciente acha, que o exame trata, enfim... Então "tá bom", já que é assim... (Aluno do sexto ano)

A escuta como dever moral ou conduta que convém ao médico

Em outro contexto, a preocupação com essa interação estava presente, mas deixava passar a ideia de que teria essencialmente um caráter moral, e menos tecnológico ou mesmo vocacional. Assim, terminava por situar-se externa ao ato técnico, como vimos nesse relato de uma visita:[8] professores e residentes estavam preparando uma conversa com a família de um paciente em estado grave. Pareceu-nos interessante que o tempo gasto para compreender os aspectos emocionais e relacionais do caso fora bem maior do que o gasto para a conduta clínica. Entretanto, ao final, um residente se manifestou para o colega "dono" do caso: "Mas o que eu queria mesmo é saber qual será a sua conduta como médico?" A pergunta pareceu reveladora, afinal, até então estavam discutindo como o quê? Pareceu que, como a discussão estava muito polarizada para a relação médico-paciente-família, para o residente era como se não estivessem discutindo um ato médico. Pergunta que não foi percebida dessa forma, mas serviu para que mudassem o foco para os aspectos biomédicos do caso.

Além do dever moral, a relação médico-paciente seria um recurso diplomático para a prevenção dos médicos contra processos ou agressões de pacientes, útil como estratégia de autoproteção, não necessariamente para instruir a boa decisão. Segundo a fala de um professor durante uma visita:[9]

---

8   Caderno de Campo, 12/4/07 – Enfermaria.
9   Caderno de Campo, 20/9/07 – Enfermaria.

A escolha do que fazer ao paciente deve considerar os riscos, porque se der errado o mundo cai na cabeça do médico. A família cai matando! Claro que o médico deve pensar primeiro no seu paciente, independentemente da família, mas quando a coisa fica difícil, precisa envolver a família para não ter problemas depois, principalmente se o prognóstico for ruim. (Professor de Clínica)

Naquela noite, o paciente em questão teve complicações e foi a óbito. Antes mesmo de ele morrer, enquanto estava sendo reanimado, familiares seus invadiram a enfermaria aos gritos, dizendo que cabeças iam rolar!

A aluna do quarto ano também evocou esse dever moral nesta fala:

Olha, eu acho que conversa, você conversa com qualquer pessoa. Anamnese, pra mim, é uma coisa mais direcionada. Às vezes a pessoa, além de ter a doença ou o problema, tem outras coisas que você pode ou não resolver, pode ou não ajudar, mas que no mínimo você deve escutar, como se faz com todo ser humano, sabe? Se vem um amigo seu ou uma pessoa conhecida e fala assim: "eu estou com um problema", você vai escutar. (Aluna do quarto ano)

A aluna do terceiro ano ponderou inclusive que a conversa talvez viesse a suprir uma falta técnica do médico, funcionando como uma sutil sedução:

Toda vez que eu vou ao médico, ou vou com algum parente meu, acho muito importante ele olhar nos olhos, sorrir. Não tem muito a ver com o seu conhecimento, que, no final das contas, às vezes um médico rabugento, mas que saiba muito sobre a doença, seria melhor. Mas no primeiro momento, você não sabe se ele sabe muito ou não. Você não sabe se ele vai resolver o seu problema ou não. Então assim, eu também, quando o paciente chega para mim, não sei se saberei resolver o problema dele, então acho bom investir nesse lado. (Aluna do terceiro ano)

No aspecto moral da atitude médica, pior que a escuta surda é a profusão de queixas dos alunos sobre a prática da mentira, ou da meia verdade dada ao paciente, no lugar da conversa honesta sobre a sua saúde, a que inclusive ele tem direito por lei.

O comportamento antiético e mesmo ilegal (no sentido do não cumprimento dos direitos do paciente) é uma prática presente, inclusive observada durante uma visita à enfermaria,[10] na Cirurgia Geral: na visita, chegou-se ao leito de uma menina que fez a retirada de uma neoplasia na coxa, com ampliação. O professor dirigiu-se a ela dizendo-lhe que ela estava ótima, que agora não estava muito bom, mas que a cirurgia plástica daria um jeito e sua perna ficaria como de uma *miss*. Os alunos assistiram calados. Na reunião, esse caso foi apresentado. Viu-se que a retirada do tumor exigiu a retirada de muito tecido e que, mesmo com toda plástica possível, a menina ia ficar com sequelas, inclusive funcionais.

Quando nem sequer a tonalidade de dever moral justifica a conversa com o paciente, nas tomadas de decisão, o autoritarismo e a falta de respeito à dignidade são notórios. Na discussão de Bioética que observamos, uma aluna relatou o fato acontecido no seu primeiro plantão noturno do Internato.[11]

Havia na enfermaria um paciente terminal, porém consciente e contatando, com a indicação de SPP ("Se Parar, Parou"; não se reanima). No meio da noite, ele começou com uma hemorragia no pescoço, espirrando sangue até a parede. Chamaram a interna e o R1, que não conseguiram estancar a hemorragia. O R1 chegou a pedir sangue para o paciente, mas foi desautorizado pelo R2, que o lembrou do SPP. O paciente entrou em desespe-

---

10 Caderno de Campo, 21/1/08 – Enfermaria.
11 Caderno de Campo, 29/1/08.

ro, pediu para lhe darem sangue. Percebendo que não estavam fazendo nada por ele, começou a chorar, porque sabia que estava morrendo. Por fim, pediu para ser sedado, e logo depois morreu. Na fala da aluna:

O paciente estava morrendo e todo mundo enganando ele, dizendo-lhe que ia ficar bom. Achei muito desumano! Fazem assim direto, não falam a verdade para os pacientes, mentem descaradamente.

Outra aluna tentou minimizar o relato da colega:

Acho que a conduta foi correta, vocês estavam de plantão e não sabiam o que os donos do caso haviam discutido. Cumpriram o que estava prescrito, está certo.

Não convenceu os colegas, nem o próprio professor, que considerou o caso como de abandono e atitude pouco humana. Por ironia do destino, esta situação aconteceu exatamente no seu serviço, com médicos da sua equipe... Entre o discurso e a prática há uma longa distância a se percorrer, portanto.

Na mesma discussão, outra aluna contou que não há uma diretriz de conduta ética para todos. Eles acabam aprendendo "no susto" o que fazer nessas situações, porque parece que ninguém sabe direito o que fazer. Ela disse que uma paciente sua ia para a cirurgia com grande chance de não suportar o procedimento, mas que ninguém havia conversado com ela sobre a possibilidade de não fazer a cirurgia. Não lhe deram chance de escolha:

Para todos os pacientes, eles sempre dizem que está tudo bem, que não é nada, que vai passar, mesmo quando sabem que é muito grave e não vai passar coisa nenhuma.

Outra aluna disse que o ambulatório não é lugar para conversar:

É muito cheio, e como vão saber se o paciente aguenta ou não ouvir sobre sua doença?

Seria preferível falar com os familiares e estes, depois, resolveriam o que fazer. A aluna achou que seria uma boa saída. A maioria achou que não, e o professor mais uma vez endossou o coro.

Capítulo V
A intersubjetividade
no horizonte possível

No terceiro capítulo deste livro, dirigimos nosso foco para as expressões das subjetividades de alunos e professores, ressaltando modos de ser e de perceber o outro que, ao nosso olhar, resultariam na possibilidade (ou não) do "estar junto", da aproximação interpessoal que, na Medicina, é condição necessária para a qualidade da prática assistencial. Ao encontro dessa intenção, no capítulo IV buscamos compreender aspectos do trabalho médico (recursos técnicos e tecnológicos e organização) na sua forma cotidiana de atenção e ensino.

A combinação de ambos os enfoques, voltados agora para os modos como ocorrem os relacionamentos na escola médica, constituem a terceira parte deste estudo, que agrega as seguintes categorias para a compreensão da interatividade, com declarado interesse maior pelas possibilidades intersubjetivas do encontro de professores e alunos:

Tipos de relação pedagógica	Baseada na onipotência do professor
	Baseada no vínculo e na relação dialógica
	Baseada na desqualificação do aluno
Práticas comunicacionais	Linguagem que aproxima as pessoas
	Linguagem que afasta ou exclui as pessoas
Violência	Devido à assimetria das relações
	Devido a preconceitos
	Devido a comportamentos coniventes

O interesse pela temática da intersubjetividade, nos tempos atuais, expressa-se em várias linhas de pensamento, algumas atinentes à nossa base teórica.

Retomando o raciocínio que traçamos inicialmente sobre o *eu* e o *outro*, em que apresentamos ideias de autores que os colocam como instâncias que se constituem e se definem de forma relacional e reflexiva, em uma primeira aproximação diríamos que a intersubjetividade se refere à experiência de compartilhamento.

Coelho e Figueiredo (2004), em seus estudos sobre a intersubjetividade na Filosofia e na Psicanálise contemporânea, caracterizam a intersubjetividade dentro de quatro matrizes de organização da alteridade e da constituição subjetiva.

No primeiro plano matricial, chamado de **intersubjetividade transubjetiva**, das leituras de Scheler, Heidegger e Merleau-Ponty, os autores localizam as experiências do encontro com o outro no campo de uma realidade primordial, ou "materna", conjunto cultural que precede o *eu* e também o corpo, superfície de pele, em contato com o qual derivam sensações corporais que vão dar os primeiros contornos ao *eu*. Trata-se de uma primeira experiência de acolhimento, em que não há confronto nem oposição entre o *eu* e o *outro*, posto que nem estejam assim separados, sendo partes de um tempo de indiferenciação, anterior à noção de interno e externo, um tempo de existência "pré-subjetiva".

O segundo plano matricial, ou **intersubjetividade traumática**, apoia-se nas ideias de Levinas, algumas das quais já apresentadas anteriormente neste estudo. Nessa modalidade, a experiência de encontro com o *outro* concreto, que antecede o *eu*, na sua irredutível diferença, é traumática porque ameaça e exige trabalho de adaptação constante entre o *eu* e o *outro* como condição para a singularização do *eu*, no início e ao longo de sua existência.

A **intersubjetividade interpessoal**, terceiro plano matricial, diz respeito ao campo de relações entre sujeitos já constituídos. A experiência intersubjetiva seria aquela vivida simultaneamente por vários "eus", ou por várias "mentes", envolvendo testemunho, reconhecimento e complementaridade. Tomam por base os estudos de Habermas. Nesse plano, a realidade compartilhada envolve a atenção conjunta a objetos de referência e a comunicação dentro de um domínio linguístico comum. Refere-se, portanto, ao que neste estudo chamamos de *interatividade*. No campo das interações, aparecem as expressões dirigidas a outros, palavras e gestos que ganham sentido na própria interação, as interpretações, as inferências sobre intenções e sentimentos e a capacidade de entender uns aos outros.

E, finalizando a leitura desses autores, o quarto plano matricial, ou da **intersubjetividade intrapsíquica**, apoiado principalmente em Freud e Winnicott, refere-se às relações entre as instâncias psíquicas (*id, ego* e *superego*), os objetos internos e o próprio funcionamento mental, que, na teoria psicanalítica, se dá como intrincada rede de relações com objetos (que podem ou não ter lastro de realidade vivida) no amplo, escuro ou iluminado teatro da mente humana.

Alerte-se que, para os autores, tais planos matriciais não constituem tipos isolados ou etapas de formação das subjetividades. Antes fornecem esquemas interpretativos para situações complexas em que esses planos coexistem e se interpenetram.

Neste estudo, trabalhamos mais com a ideia de intersubjetividade interpessoal, mas algumas vezes recorremos às matrizes transubjetiva e traumática para melhor entender e construir interpretações mais aprofundadas sobre certas representações que emergiram do material empírico.

Iniciamos, então, a análise dos temas que, do campo de pesquisa, emergiram a partir do "Núcleo temático da interatividade" com algumas considerações sobre as impressões que os sujeitos revelaram sobre o ambiente relacional nessa escola.

À primeira vista, eram relações sociais e profissionais. Mais de perto, seriam relações bastante heterogêneas, indicando a sua complexidade. Alunos e professores de Clínica ou Cirurgia disseram, no geral, que seriam relações superficiais, distantes, instrumentais e pouco confiáveis.

> O relacionamento interpessoal de professores, do meu ponto de vista moral e ético, tem uma série de defeitos. Predomina o interesse, eventualmente de grupos, de pessoas, de serviços, e não os interesses institucionais. E isso é uma coisa que eu vivi aqui dentro toda a minha vida. (Professor de Cirurgia)

A exemplo, um aluno do sexto ano contou-nos sobre a atitude desonesta entre pares:

> Foi uma situação engraçada. Aconteceu dentro da "panela". O pessoal gosta de fazer procedimentos e não fica se livrando disso. Aí perguntaram para nós: "tem um tórax para ser drenado. Quantos drenos você já fez?" Respondi: "um". E meu colega: "também fiz um". Então eu disse: "o paciente é seu, faça você". Aí você vai ver a pessoa drenando e escuta ela dizer: "esse é o quinto dreno que eu faço". "Mas não ia ser o segundo?" "Não, esse é o meu segundo no estágio." Eu falei que era o meu primeiro porque só tinha feito um na vida, e ele já tinha feito outros quatro na vida. Não falou que era o primeiro do estágio. (Aluno do sexto ano)

A crise ética, que mobiliza discussões na sociedade como um dos graves problemas da Pós-Modernidade, tensiona os muros da escola.

Uma coisa que eu falo para os alunos na aula prática é: "olha, essa é uma estrutura muito grande, vocês vão ver muita coisa aqui durante o curso. Acho que o nosso maior professor é o paciente, é quem, de fato, nos ensina a maior parte das coisas! E entre aqueles colocados como professores para ensinar, existem dos mais variados tipos aqui dentro, e vocês vão ver coisas extremamente diferentes!" Então eles têm que ter crítica para dizer: "vou fazer assim durante a minha prática médica". Ou o contrário! Eles vão ver coisas com as quais ninguém concorda, atitudes extremamente negativas. E eu digo: "infelizmente a gente não tem como, na instituição, mandar fulano embora porque não tem ética com o paciente, porque trata o paciente como um objeto". É muito difícil, a gente não consegue. Até porque são pessoas já muito inseridas, que vêm, talvez, de uma escola mais antiga de pensamento e de relacionamento com o paciente. Aí vai dos próprios valores da pessoa. Por exemplo, para mim, não existe nenhuma diferença do paciente daqui, que pode ser extremamente humilde, do doente mais diferenciado possível que possa ter no meu consultório; são pessoas que precisam de cuidado e vão receber, vão ter de mim a mesma atenção e respeito. É lógico que a gente tem que saber moldar a linguagem. Tem que saber conversar com um de uma determinada maneira e com o outro de outra, e se fazer entender para uma pessoa mais simples, mas o respeito tem que ser o mesmo. Desde o faxineiro do hospital até o superintendente, todos merecem o mesmo respeito, na minha opinião. (Professor de Cirurgia)

Embora seja frequente a ideia de que há problemas de comunicação na instituição, para todos os professores o que haveria mesmo é oportunismo e falta de interesse pelo entendimento:

Não é problema de comunicação, falta é boa vontade, espírito crítico, humildade, às vezes, para conversar, para estabelecer uma negociação, entre aspas, no sentido de tentar achar soluções para os problemas. Não, não é questão de comunicação. Eu acho que comunicação, quando você quer, tem; ela não é a causa, é o subproduto de um desejo de querer ou não conversar, achar soluções, resolver problemas. (Professor de Cirurgia)

O ambiente de ensino e a atitude dos alunos eram absolutamente professor-dependente. Os mesmos alunos de um grupo do Internato se comportavam de uma maneira na presença de um determinado professor e de outra na presença de um professor diferente. E os professores eram muito diferentes... Fenômeno que, na verdade, era bem visto antes do Internato.

Tanto na Clínica quanto na Cirurgia, para a atividade didática, assim como para todas as outras tarefas, prevalecia o modo de organização do trabalho pela divisão, em que cada um cumpria suas tarefas de forma individual. Por exemplo, havia uma escala de quem discutia os casos, onde e quando, mas cada professor discutia do jeito que achava melhor. O mesmo se pode dizer sobre a atitude médica. Os professores eram modelos diferentes, e a escolha de qual seguir ficava a critério dos alunos. A única atitude comum a todos era a do ensino centrado no professor, em que este detém o saber e faz a transmissão oral para o aluno no modelo pergunta-resposta (correlato do modelo queixa-resposta no trato com o paciente), no qual, na grande maioria das vezes, ele faz a pergunta e ele mesmo responde.

Na Cirurgia Geral, nos vários cenários observados, mesmo quando o programa previa atividades potencialmente mais interativas, na prática elas tomavam o formato de aulas expositivas. Assim, nas discussões de caso, nas reuniões e mesmo nas visitas, os alunos passivamente assistiam a longas exposições sobre vários assuntos complexos. Fica evidente que o volume de informação é muito grande para o curto espaço de tempo dos estágios, e que o modelo usado não estimula a participação e o desenvolvimento do raciocínio do aluno.

No entanto, os alunos, desde os primeiros anos, mostravam-se acomodados com esse lugar, por motivos que merecem nossa atenção. Na fala da aluna do terceiro ano, o pouco interesse dos alunos, de um modo geral, e o desejo de ter mais tempo para muitas outras coisas na própria faculdade seriam algumas das razões de tal atitude, e um problema:

> As pessoas têm vontade de fazer tudo rápido, depressa, querem abraçar tudo e deixam a desejar tanto na qualidade do que estão fazendo em relação ao outro quanto no aprendizado que elas próprias poderiam estar tirando de uma situação. (Acho que as pessoas nem devem ligar para isso, mas eu vejo assim.) Eu estudei em escola construtivista, da primeira série até a oitava. Então, eu tenho outro jeito de lidar com o conhecimento. Com os professores é ainda pior... Não tem abertura, como tinha no colégio, para fazer perguntas, para discutir no meio da aula. Porque tem noventa pessoas de "saco cheio", querendo ir embora, e você vai ficar atrasando a aula? Aí, se eu tenho alguma pergunta, vou depois, no fim da aula. Porque eu perguntava muito no primeiro ano, e acho que as pessoas me achavam "um saco". E até hoje elas me zoam por isso. (Aluna do terceiro ano)

Também no depoimento de outra aluna do terceiro ano aparece o comportamento pouco compromissado do aluno com o seu aprendizado:

> Acho um absurdo ir à aula, assinar a lista, levantar e ir embora; ou ir à aula e ficar falando enquanto o cara está lá se dedicando. Sei lá, eu acho isso uma forma, talvez não de violência, mas no mínimo de um desrespeito muito grande. Porque eu acho que falta uma posição de verdade da faculdade; ou a aula é obrigatória pra todo mundo, e todo mundo vai vir e ficar quieto, ou então não é obrigatória, e

vem quem quer. Eu acho um desrespeito absurdo com o professor, e com os colegas que estão tentando assistir e tem um infeliz atrás de você que fica dando risada, ou então um cara que abre o jornal e fica lendo na sala de aula. Eu fico tentando me colocar no lugar de quem está dando uma aula e, nossa, eu acho horrível! Às vezes você está cansado, você virou a noite estudando, fazendo trabalho e você cochila na aula, é uma coisa. Agora o cara que faz isso todo dia, mora aqui do lado, chega às 10 horas da manhã, entra e dorme... Eu não sei, eu acho isso extremamente errado. Às vezes falam que eu sou uma pessoa muito certinha, muito quadradinha, enfim, mas a minha educação foi assim, os meus pais me ensinaram a respeitar os professores e eu penso desse jeito. (Aluna do terceiro ano)

O que nos faria pensar que tal lugar dessubjetivado não dependeria apenas do professor, mas também do aluno que ingressa nessa escola. Tanto que encontramos no depoimento da aluna do primeiro ano uma situação bastante singular na relação professor-aluno, que envolve não só sua maior idade, mas sua postura séria, interessada em aprender e sua personalidade, possíveis outros fatores explicativos:

Eu criei amigos entre os professores. Por um traço de personalidade, porque eu não me intimido e vou, acho que por essa segurança e por ter mais idade também. Eu sei que a relação é de gente grande. É isso, eu não estou brincando e o cara também não. [...] No final do curso, quando tem abertura, eu sou a que fala. No final, eu viro motivo de chacota na classe. Porque eu escrevo... Já que é pra escrever, é detalhado, é um monte. Poxa, se o cara já deu abertura, vou perder isso? Eu acho que até para ajudar um pouco. Porque às vezes alguma coisa que ele não se dá conta... Eu não me lembro de ter tido problemas com os professores por isso. Não tive mesmo. Talvez por eu me fazer tão presente na aula, porque eu pergunto pra caramba, não sou mais uma entre os noventa. (Aluna do primeiro ano)

Assim, de acordo com o lugar que o professor ocupa na relação com o aluno (e sua aceitação ou recusa), define-se ao aluno a condição de sujeito ou de objeto na relação professor-aluno, como veremos a seguir.

Tipos de relação pedagógica – O encontro do mestre e seu aprendiz de arte

A relação professor-aluno é aqui pensada como o encontro pedagógico que permitiria a experiência intersubjetiva necessária ao aprendizado da competência relacional. Observamos que a consciência clara dessa dimensão pedagógica aparece em algumas narrativas de professores e alunos, mas vários comportamentos de outros atestam o desconhecimento, ou pior, o mais completo descaso e a falta de responsabilidade em relação ao importante papel do professor de Medicina.

Relação pedagógica baseada na onipotência do professor

Observamos professores que pouco interagiam com os alunos e, em geral, com os pacientes também. O discurso era de que se deve ver o doente, mas na prática e na pressa discutiam-se os sinais e sintomas e os exames de laboratório.

Antes mesmo do Internato, os alunos vivenciariam atitude distante, calcada na transmissão vertical de conteúdos, pouco disponível à interação com o aluno, talvez devido à falta de preparo dos professores para desenvolver discussões, como nos contou a aluna do terceiro ano:

Tem um professor que dá aula de Otorrino; e ele estava falando de amigdalite. "Aí, o que você faz? Dá Amoxacilina tantas vezes por dia, por tanto tempo." Então, ele começou meio que a colocar assim: "é, mas e se as pessoas não têm dinheiro para pagar? Tem que dar um mais barato". Alguma coisa assim. Quando a infecção fica recorrente, ele falou para dar o antibiótico mais caro. Aí, eu ponderei: "Professor, eu não estou entendendo. Você falou que a mãe não tinha dinheiro nem para pagar o primeiro antibiótico, como vai ter para esse aí, então?" E ele respondeu: "não, mas tem hora que tem que fazer terapia de choque, tem que falar para a mãe que se ela não comprar o remédio, o menino vai morrer". Aí, eu pensei: não faz sentido... Então eu falei alguma coisa que eu não lembro direito o que foi, e ele retrucou: "não vou discutir com você porque você é mulher. Então, você vai ganhar..." Aí, ele passou o *slide*, e tudo bem. É difícil os professores terem um bom diálogo com os alunos no meio da aula. Na maioria das vezes, ele não dialoga com o aluno, e fica só no blá-blá-blá... (Aluna do terceiro ano)

Para ela, o distanciamento na relação professor-aluno se explicaria

[...] porque a maior parte dos professores não está comprometida de verdade em fazer os alunos aprenderem. Assim também como os alunos não estão comprometidos em realmente aprender. (Aluna do terceiro ano)

O que professores e alunos estariam fazendo então dentro de uma faculdade (um lugar de ensino-aprendizagem) é um "mistério" para nós.

Nesse cenário, o professor pouco diferenciaria o bom do mau aluno e não raramente faria valer sua opinião de forma autoritária, inclusive passando por cima do que os alunos aprenderam em outras disciplinas:

Numa aula de Radiologia, o professor estava discutindo o seguinte: tinha um caso clínico, uma criança de seis anos, prostrada, tosse seca e meio febril. Ele perguntou: "o que vocês vão fazer?"

Todo mundo: "exame físico". "E o que vocês vão fazer depois?" "Pedir o raio X." "Raio X: o que vocês acham que é isso?" "Uma pneumonia lobar." "Próximo." E o professor era bom até, ele estava compromissado. Mas aí ele falou assim: "agora, o que vocês vão fazer? Vão marcar retorno para o paciente." E isso era no pronto--socorro. Aí, um menino levantou e falou: "mas, professor, não faz sentido. Por que não encaminhar para a UBS para acompanhar?" E o professor respondeu: "não quero saber. Esse paciente é seu, não é dos outros. Você que tem que ter compromisso com ele". E o aluno insistiu: "mas não faz sentido isso..." Aí, o professor encerrou o assunto: "não quero saber. Se você quiser assistir minha aula, fica. Se não, vai embora". Então, quando entram umas questões mais genéricas, os professores titubeiam. E a maioria das pessoas aplaudiu o professor. Mas eu o achei extremamente grosseiro, arrogante. (Aluna do quarto ano)

Desde o início do curso, os alunos identificam esses professores, que, além de não propiciarem um encontro pedagógico dialógico, e por conseguinte o ensino do encontro clínico com o paciente, ainda desrespeitam direitos e valores humanísticos que hoje são enfatizados para os alunos desde o primeiro ano da graduação, como contou uma aluna do terceiro ano:

Os professores com os quais eu fiquei mais angustiada foram os de Propedêutica Cirúrgica. Deram uma aula de Propedêutica Cirúrgica sobre humanização, que a gente já teve várias vezes na faculdade, de ver o paciente como um todo, de que não pode invadir o paciente. Eles falam isso, mas parece que os professores selecionados pra dar aula não são pessoas capazes disso, sabe? Eu acho que está certo bater nessa tecla, mas os professores, na prática, não mostram isso. Na aula de Propedêutica Cirúrgica, por exemplo, uma vez foram mostrar um exame de hérnia e no meu grupo só tinha eu e mais uma menina, os outros eram meninos, e estava também o professor; tinha outro paciente no leito ao lado. Aí ele foi lá, abaixou as calças do paciente, virou para um menino da minha classe e falou: "Você, faz aí o exame nele". Era um professor substituto, eu nem me lembro o nome dele. Na verdade, eu nunca soube. O menino, superdespreparado, nem sabia o que tinha que fazer. Então o professor falou: "pode fazer o toque no paciente". Fez o menino colocar o dedo dentro do saco escrotal do paciente, na frente de muitas outras pessoas, com outro paciente no leito do lado, sem nem pedir licença! Então, com esse tipo de professor eu nem quero conversar. (Aluna do terceiro ano)

Na Clínica, observamos que os professores mais frios e distantes mantêm o ambiente em uma calma aparente e formalmente estabelecida. Não fazem muitas perguntas para os alunos e, quando fazem, não esperam pela resposta; emendam com a explanação sobre o tema e a conduta. Não oferecem tempo para o aluno pensar, mas também não criam clima de prova oral entre eles, de forma que parecem apreciados justamente porque não interagem com o aluno, mas também não o incomodam, não o estressam e assim o mantêm protegido. Obviamente, não há espaço para a expressão de sentimentos que emergem do trabalho com os pacientes. Quando a residente começou a falar sobre o que sentia em relação a determinado paciente, foi interrompida e corrigida: "Você pensa assim, mas a instituição não, você tem que guardar isso para você e agir conforme os estatutos".[1]

A distância é percebida como uma "não relação", sendo também o professor um "não sujeito", uma entidade a-histórica que estaria ali para, mecanicamente, passar conhecimentos. O que ocorreria menos nas atividades didáticas em pequenos grupos, nos quais há a possibilidade de se constituírem campos de intersubjetividade.

Ainda assim, há alunos que desafiariam os professores, assumiriam atitudes de enfrentamento e até mesmo de falta de

---

1 Caderno de Campo, 20/9/07 – Enfermaria.

respeito com a experiência do professor em favor dos protocolos que eles estudam e nos quais se apegam fortemente para respaldar suas condutas e, por que não, sua falta de experiência. Tais comportamentos poderiam ser vistos como reações à onipotência do professor e tentativas de se impor como sujeito, mas cabe observar que elas só ocorrem na Clínica, onde o ambiente é mais flexível. Na Cirurgia, jamais.

Nesse contexto, inclusive, atitudes de provocação e arrogância seriam relativamente frequentes, emergentes no depoimento do aluno do quinto ano e dos professores da Clínica, como podemos ver nos trechos seguintes:

Uma vez eu discuti com um residente porque tem dia em que evoluo bem sucinto, onde tiver queixa só. E o cara foi discutir comigo porque eu não comentei sobre a cicatriz que a criança tinha no peito ou porque eu não comentei um detalhezinho do exame físico. No dia seguinte, ele queria o exame completo. Eu fiz a propedêutica completa de todos os sistemas e aparelhos. Deu uma evolução de duas páginas, frente e verso. Ele ficou meio sem graça e foi pedir desculpa. Então eu falei: "cara, se você quer que eu enrole, eu enrolo quanto você quiser. Mas, sinceramente, não vai adiantar porra nenhuma para o paciente". (Aluno do quinto ano)

Vou dar um exemplo para você. O F é um profissional sério, um cara dedicado, responsável. Ele contou outro dia no almoço que, numa visita, havia uma paciente em anasarca, e o residente falou para ele: "ela tem hipotireoidismo, então vou tratar o hipotireoidismo dela". E o F falou: "espera. Ela está com ICC, é uma insuficiência cardíaca. Ela também tem hipotireoidismo, mas está com estase jugular". Detalhe: o residente tem 25 anos. O F tem 52. Cinquenta e dois! Bom, aí ele falou: "veja, eu tenho um pouquinho mais de experiência que você". "Ah, e eu tenho a minha opinião." Na minha época, não era assim. Na minha época, eu calava o bico, e acabou! E hoje não, eles peitam. (Professor de Clínica)

Mas cabe ressaltar mais uma vez que tais comportamentos são profundamente influenciados pela ambiência de cada estágio ou disciplina, ou seja, é menos uma questão de jeito de ser de uma geração e mais uma questão de oportunismo.

Relação pedagógica baseada na construção de vínculo

Certos professores têm consciência clara do seu papel modelar para o desenvolvimento da atitude profissional dos alunos e consideram-no parte fundamental do ensino médico.

A primeira coisa que eu faço quando vou com os meninos de segundo ano na enfermaria ou no ambulatório é olhar no olho do paciente, cumprimentar e dizer quem somos. Olhar, para ver se o cara está com dor, perceber o ambiente, ou o parente, o outro do lado. Tomar cuidado com o que fala, porque o outro está ouvindo. Eu acho que isso é muito importante. A gente mostra a postura que a gente tem. [...] Às vezes o residente está um pouquinho mais agoniado com a técnica, não sei o quê, e esquece de perguntar para a doente, por exemplo; aquela ciclofosfamida que ele deu vai deixar a paciente estéril, mas ele esqueceu de perguntar se ela queria ter filhos. Ou dá uma droga teratogênica e esquece de perguntar se a paciente faz uma anticoncepção adequada, porque está tão preocupado com o lúpus que esquece do resto. E não pergunta, nem interage. Então, acho que educar é a gente ir fazendo na frente deles e vendo eles fazerem. (Professora de Clínica)

Na Clínica, como anteriormente descrito, observamos um ambiente mais acolhedor e investido na criação de vínculo com o aluno. Professores mais capazes de criar vínculo com os alunos e com os pacientes. Relações mais próximas e acolhedoras que não se confundem com pouca exigência de estudo e desempenho, como disse a professora de Clínica:

Eles (os alunos) falam que, na hora que eu estou com o doente, eu sou muito doce, e na hora em que eu estou com eles, nem tanto. Mas, se eu não cobrar, eles fazem qualquer coisa. [...] Tem uns que acham que é bobagem, mas a maioria gosta. E os que acham que é bobagem, é um direito deles. Mas enquanto estiver na minha frente, vai ter que fazer pelo menos alguma coisa semelhante, ou, pelo menos, com o respeito suficiente para eu achar que é adequado, senão... (Professora de Clínica)

Os alunos gostam, admiram e reconhecem a importância de tais professores para o seu aprendizado. Nas palavras de uma aluna do terceiro ano:

Eu acho que bons exemplos humanizam. Acho que deveria ser selecionado um professor de Propedêutica melhor, a seleção deveria ser mais bem-feita. [...] Eu avalio o professor olhando ele com o paciente. Eu acho que é uma coisa importante o jeito como ele conduz a consulta. (Aluna do terceiro ano)

Eu gosto de professor. Tanto que eu me arrependo extremamente quando eu não vou a uma aula, eu penso: poxa, não vou assistir à aula, não vou fazer caderno e vai chegar lá na frente eu vou querer saber – vai ter uma prova –, eu vou ter interesse e vou ter que me matar na frente de um livro. E pelo menos quando tem o professor, ele está te guiando, ele está te mostrando o que é mais importante. (Aluna do terceiro ano)

Ou no depoimento do aluno do sexto ano, sobre a experiência de ter o professor ao lado para aprender a conversar com o paciente, particularmente nas situações difíceis, como, por exemplo, na hora de dar uma má notícia:

O professor estava do meu lado, entrou junto e falou: "você fala com a paciente". No que eu falei para ela "olha", a paciente me ajudou, coitada, estava morrendo e ainda estava me ajudando. Aí o cara fez sinal de que deu certo. [...] Mesmo assim, eu me senti muito mal! Porque o que a gente podia fazer, naquela altura do campeonato, com ela? Não dava mais, toda a tecnologia não era suficiente. E olha que a gente tinha acesso à tecnologia. [...] Parece que para ela foi um alívio poder falar daquilo. Deixei-a falar. Então o que é, o que nós vamos fazer, tem chances etc. Não era um prognóstico bom, e ela estava com dor. Eu falei: "a gente vai trabalhar a questão da dor, é importante a senhora falar o quanto dói, onde dói, e saber que tem tratamento e remédio para isso". A cirurgia estava descartada, no caso. "Então não vai dar para operar?" "Não vai dar para operar". Então foi um baque para ela. Ela estava sentada numa cadeira de rodas, e perguntou: "então talvez eu não consiga andar mais?" Eu respondi: "algum movimento a senhora vai conseguir, mas fazer caminhada não vai dar". Foi muito pesado para mim, para ela, para o assistente também, e para o familiar, que era o filho que estava junto e começou a chorar no meio da consulta, e se retirou um pouco pra trás para não ficar no campo de visão da mãe. Mas eu achei que foi legal para ela poder falar. Eu a deixei falar, perguntar o que queria, e no fim ela disse: "eu tenho medo". Eu falei: "claro! Quem não teria? O normal é ter medo. Se você falasse, 'não tenho medo disso', eu ia achar estranho". O assistente ficou do meu lado durante todo o tempo, porque ele viu que eu estava mal. Ele foi um suporte, mas não interveio... Esse é um cara que eu admiro. Que angústia! Marcou, marcou muito. E depois que eu venci essa barreira, enfrentando situações tão delicadas, estou com mais "jogo de cintura". (Aluno do sexto ano)

O acolhimento ao aluno foi lembrado pelos alunos como fundamental para o seu desenvolvimento educacional. Nesse sentido, para eles, as experiências de ensino em pequenos grupos são as mais eficientes; mesmo que seja professor-dependente, correndo-se o risco de ter como professor alguém didaticamente despreparado e sem competência relacional; ainda assim, eles preferem essa metodologia às longas aulas expositivas, não apenas devido aos aspectos didáticos sabidamente desfavoráveis dessa metodologia, mas porque nos grupos pequenos os alunos saem da condição de massa indigente e passam a se sentir sujeitos em uma relação:

Eu, como aluna, me senti ao longo da faculdade um pouco não vista – só mais uma aluna. E aí, no quarto ano... Puxa, foi bem diferente, porque eu me senti olhada. Um professor estava acompanhando o nosso aprendizado no grupo pequeno, e fez uma diferença enorme para mim, porque tinha esse olhar dele, parece que era como se fosse um pai, alguém que estava pegando na minha mão... não pegava na mão de ninguém, mas na minha imaginação... Eu me senti muito acolhida e acho que foi bom para o meu aprendizado, esse olhar de um professor. Foram algumas semanas só, mas nitidamente diferente o meu sentimento em relação a tudo... (Aluna do quinto ano)

Como afirmado anteriormente nesse estudo, na Cirurgia não observamos movimentos de criação de vínculo na relação professor-aluno. Ainda assim, nas entrevistas com professores de Cirurgia, encontramos depoimentos de pessoas que compreendem a relação professor-aluno como um espaço de criação de vínculo e aprendizagem recíproca.

Eu, com o curso de Propedêutica, faço assim: antes eu procuro o paciente que a gente, entre aspas, selecionou para dar aquela aula, o cara operado, e falo com ele: "Olha, meu nome é..., nós estamos dando uma aula para o terceiro ano, e aqui é um hospital universitário, então é uma escola em que a gente ensina Medicina. A gente está tendo um curso aqui que se chama Propedêutica Cirúrgica. Esse nome é complexo, é complicado, porque a gente é meio besta e inventa uns nomes complicados, mas ele significa o seguinte: nessa matéria, a gente ensina o aluno a conversar, e a examinar os doentes, então eles estão aprendendo isso. Você se incomoda se ele vier conversar com você e te examinar? Porque a aula de hoje é sobre a coisa que você tem". Eu nunca ouvi um falar que não queria! Não porque tenha medo ou porque sente que vai ser punido, é porque a gente conversa. E ainda falo pra ele: "outra coisa, não conta logo de cara, deixa eles espernearem, porque eles precisam descobrir, que nem um detetive, o que é que você tem. Não conta, vai contando devagarzinho pra eles irem aprendendo. Eles adoram!" Depois, conto para os alunos a conversa que eu tive antes, conto tudo e eles riem, porque eu falei que não era para contar de uma vez. Eu falo para eles aprenderem como fazer. (Professor de Cirurgia)

Mais uma vez, vemos que, na Cirurgia, em meio a uma cultura tradicional fortemente hierárquica, rígida e autoritária, fazem-se ouvir outros sons, mais melodiosos, sobre outras possibilidades subjetivas de ser professor, e outras possibilidades intersubjetivas de ensino que colocam o aluno em uma condição mais ativa, mais inteligente e mais digna perante o seu mestre. Sinal dos tempos?

Relação pedagógica baseada na desqualificação do aluno

Na Cirurgia, não presenciamos trabalho com grupo em roda, somente com a disposição de cadeiras diante da lousa (ainda se usam lousa e giz, e os alunos gostam muito). Vejamos este trecho da observação de uma atividade didática:[2] uma discussão de caso clínico começou com o professor chamando uma aluna na frente da sala e fazendo-lhe perguntas sobre um determinado tema (que não era o que estava escrito no programa). Ela falava olhando para ele, buscando sua aprovação, em voz baixa, para dentro. Ele a mandou olhar para a plateia. Ela sabia bem pouco e ele perguntava para os outros alunos se eles estavam satisfeitos com o que ela lhes dizia. A plateia ficou incomodada, uma aluna

---

2 Caderno de Campo, 28/1/2008 – Enfermaria.

pediu ao professor que assumisse a aula, mas ele insistia. Um colega foi em socorro da aluna. Ao lado dela somavam dois que sabiam bem pouco, mas pelo menos estavam juntos. O clima era muito constrangedor. O professor dizia que há trinta anos dava essa aula e era sempre assim, os alunos sempre aproveitavam pouco, mas que com esse método conseguia uma maior participação deles. Seu raciocínio era rápido, ele tinha todo o saber pronto na sua cabeça pelos seus muitos anos de experiência. Queria que os alunos o acompanhassem na sua velocidade, o que era logicamente impossível. Chamava pela memória deles para completar suas frases, o que também não funcionava (o aprendizado por retenção). Como se tratava de um professor muito simpático e profundo conhecedor da matéria, o clima de cobrança e pressão ficava um pouco amenizado. Mas a exposição pública das insuficiências dos alunos diante do poderoso saber do professor era mais uma vez evidente, demonstrando o constrangimento e, mais que isso, a humilhação como estratégia de ensino-aprendizagem, instaurando algo como uma "pedagogia do medo" (Freire, 1996).

Não havia princípios de conduta coletivos, cada professor exercia a autoridade de acordo com suas próprias convicções, cabendo aos alunos se moldarem às vontades de cada professor. A forte autoridade (que por vezes resvalava no autoritarismo) do professor seria considerada uma necessidade para o ensino médico. Na visão do professor da Cirurgia, para o qual ensinar seria como adestrar cães, o papel do professor seria de chefiar a matilha:

> Eu li há dois dias um livro sobre cachorros, então, a pior atitude que se pode ter com o animal, com o cão, é paternalismo. Se você fizer isso, você destrói o animal. Porque ele é um animal que vive em matilha, não tem noção de futuro, e vive para as necessidades básicas. Então, se diante de uma dificuldade você assumir uma atitude paternal com ele, você desenvolve os medos e as fobias do

animal. É a mesma coisa com o aluno. Se você, na dificuldade, passa a mão na careca e diz: "meu querido, que sofrimento, vem cá que o papai te ajuda!", ele perde a oportunidade de desbravar, de ser ele mesmo, de conseguir, de conquistar. Por outro lado, não tem que pôr o pé na frente para ele tropeçar e quebrar a cabeça. Eu não vejo a atitude paternalista como algo que deva ser desenvolvido na faculdade, mas está ficando paternalista. Está muito mais do que no meu tempo. A gente passa muito a mão na cabeça dos alunos e existe uma mentalidade no sentido de: "o que você quer, meu querido? Ah! Não está bem assim? Então vamos mudar! Porque vocês têm toda razão". Não, eles não têm toda razão. Eles têm dúvidas, questionamentos, indagações. Eu não acho que aluno é "rei da cocada-preta". O aluno... Eu acho que o aluno é um grande incentivador para o professor. [...] É só ler o livro dos cães. Se você se anula diante do animal, e deixa que ele assuma a liderança, você torna o animal infeliz. Porque ele não sabe te guiar, e se você deixa ele te guiar, ele fica perdido. Então, o aluno não sabe te guiar, ele sabe te questionar! O líder tem que ser o professor, com a humildade de voltar atrás... reconhecer seus próprios erros. Eu acho que a maior dificuldade do homem é reconhecer seus próprios erros, e dizer: "desculpe, estou errado!" Então, acho que isso tem que ser, mas a liderança tem que ser do professor, e não do aluno. E estou vendo esse papel invertido na faculdade. (Professor de Cirurgia)

Muito embora, na visão de outro professor da Cirurgia, esse autoritarismo não só seria ruim como ainda deixaria profundas marcas de sofrimento no aluno e poderiam deformar seu caráter:

Na Residência também, da mesma forma, a gente era muito maltratado no R1, R2 de Cirurgia, no R3... foi um inferno pra mim. Eu fiquei uns trezentos dias do ano inteiro e passei trezentas noites no hospital, cobrado por coisas que não eram da minha competência. Aquele R1, R2, R3 até, não era eu. Eu não sou aquilo, aquela mediocridade obediente e apavorada, fazendo as coisas não por pensar no doente, mas para não se ferrar na visita, cumprindo as ordens para dar satisfação para uma autoridade... (Professor de Cirurgia)

Mesmo em um ambiente de maior cordialidade como o da Clínica Geral, observamos que, nas discussões de caso, alguns professores se excediam. Colocavam o aluno contra a parede, expunham sua ignorância e, no ato de ensinar, delimitavam lugares que exibem a distância entre o saber do mestre e a mediocridade do aprendiz.[3] É esta anulação do outro também como um sujeito que chama a atenção.

Várias "brincadeiras" depreciativas dos professores na Cirurgia revelavam a condição de inferioridade que se dá (ensina) aos alunos:

O ultrassom é um exame operador-dependente. Se for feito pelo professor E (com os equipamentos que ele tem), há 99% de chance de se ter o diagnóstico correto, mas se for feito por um desses residentes aí, vai dar errado.[4]

Eu sempre digo... os alunos têm dois neurônios, um para vir à escola, outro para voltar. Dependendo do dia, eles ficam por aqui mesmo...[5]

---

[3] Note-se que, aqui, consideramos a Pedagogia dialógica e problematizadora de Paulo Freire como referência (Freire, 1975; 1975a e 1996), isto é, trata-se da efetiva maior autoridade de saber específico e especializado do educador diante do aluno, mas sem desconsiderar um saber próprio a este, na qual a relação de ensino-aprendizagem interativa e dialógica se estabelece, não sendo nunca uma relação unilateral do professor ao aluno, sem que este tenha nada a devolver ao professor. É neste sentido que se fala em "equidade" nesta relação de ensino que, da perspectiva do conhecimento biomédico, do saber médico e sua prática, é mesmo desigual entre o mestre/professor e o aluno/aprendiz.

[4] Caderno de Campo, 16/1/08. O professor referido, além de ser professor titular da disciplina (topo da hierarquia institucional), é bem-sucedido em sua clínica privada. Exemplo, portanto, da elite médica e da referência de maior valor possível na profissão.

[5] Caderno de Campo, 16/1/08.

Crianças não pensem muito, façam o que eu digo e pronto![6]

Tal condição pode ser interpretada como "provas" de resistência a que os aprendizes de Medicina devem passar para se fortalecerem para a profissão, sendo o sofrimento uma tradição da escola médica:

Uma mentalidade que ainda vigora é de que o residente, para aprender e para crescer, precisa sofrer. Então, sofrer na angústia da decisão, sofrer numa atitude errada que ele toma, sofrer para amadurecer. Questiono muito isso também, porque não é só ele que sofre, é o doente que sofre. Não é uma implicação só para o residente, é uma implicação para o paciente. (Professor de Clínica)

Mentalidade que é reconhecida entre os alunos e aceita como verdade. O aluno aprenderia levando bronca em situações que ele ou não compreende a importância do procedimento, ou discorda sem saber fundamentar ou sem espaço para divergir, mas concordaria que é assim que se aprende:

O pessoal fala: "ficam me fazendo de escravo". Acho que você tem que ser escravo, é bom para você, você vai aprender muito com isso. (Aluno do sexto ano)

Para esse mesmo aluno, na Cirurgia, a pedagogia do medo se apresentaria inclusive com atitudes de desrespeito para com o aluno:

Os caras chutavam. Você chegava e apresentava os relatórios parciais, e eles: "mas tá uma merda! Por que você não fez assim, por que não fez daquele jeito!" E você: "Tá, entendi, vou fazer melhor..." Quer dizer, ninguém me deu apoio no dia a dia, mas tomando na

---

6 Caderno de Campo, 28/1/08.

cabeça, às vezes você acaba aprendendo sozinho. Por isso que eu falo de você ser um pouco humilde. As pessoas têm um pouco para te ensinar; apesar de, às vezes, ensinarem te dando uns tapas. Não sei se é a melhor maneira, mas acho que é válida. (Aluno do sexto ano)

Sobre o modo como o professor corrige o aluno na Cirurgia, a aluna do quarto ano contou um episódio que nos faz questionar se tal método surte algum efeito, uma vez que erros tão básicos como esse que ela nos contou ainda acontecem. Interessante notar que os alunos concordavam com o comportamento do professor, eram pouco indulgentes e acreditavam na invulnerabilidade do médico que suporta tudo porque para ser médico tem que ser sobre-humano:

O paciente ia ser operado e não tinha ideia disso. Aí o cirurgião veio na hora da anestesia e conversou com o paciente. Depois perguntou: "quem é o residente?" Pensei: nossa, não quero nem ver o que vai acontecer. Ele chegou assim: "como assim, ele não te explicou?" E daquele jeito, né? De cirurgião mesmo. Falou um monte. Pensa! O paciente não sabe o que vai acontecer. "Como você faz isso? O que aconteceu na sua cabeça? Você é louco?" Bem daquele jeito de cirurgião. O cara também, "meu"! Como que a pessoa vai ser operada sem saber, eu quase falei: "moço, o que é que está passando na sua cabeça?" É, eu sei que o cara é residente, e está pós-plantão, ele está no hospital faz cem horas, ele atende mil pacientes... Mas, não interessa! Ele escolheu fazer isso. Escolheu fazer Cirurgia? Então, se for necessário, vai passar a noite explicando para o paciente o que vai acontecer com ele no outro dia. (Aluna do quarto ano)

Mas, para outros alunos, tais comportamentos seriam falta de educação, de respeito e de interesse pelo ensino:

A visita na Cirurgia é um negócio estressante. Alguns professores que não toleram você não falar do jeito que eles querem ouvir, ou, sei lá, se o professor te faz uma pergunta de alguma coisa que você não sabe de cor, por exemplo, ele fala que você não sabe nada, ou vira as costas e não escuta o que você está falando. Acho que isso são situações estressantes que a gente sabe que acontecem, e você já chega lá nervoso e estressado. Na Pediatria, não: todo mundo sentado, você passa o caso, se você erra alguma coisa, alguém te orienta: "olha, em vez de falar assim, que tal se você fizer assim?" Modos e modos de falar. Na Cirurgia, você é xingado, mas ninguém te diz como melhorar. (Aluno do sexto ano)

O comportamento agressivo ganharia expressão entre os alunos quando em ambientes mais permissivos, como visto antes nesse estudo. Na Clínica, o aluno não só enfrentaria, mas também assumiria atitudes de provocação em relação ao professor:

Às vezes o sexto-anista ou o R1 tem uma ideia e o professor tem outra. É um pouco competitivo. Eu quero mostrar que a minha ideia é melhor, mas ele acha que a dele é melhor. Aí a conversa fica meio tensa. É gostoso ter uma opinião diferente da do professor, mas é desconfortável para ele. Isso acontece em algumas áreas mais que em outras. Por exemplo, na Clínica é mais comum, porque os professores não são tão rígidos. Agora, na Cirurgia, se você fizer, eles vão te xingar de dez palavrões e você vai ficar quieto. Você nem fala, para não ser xingado. (Aluna do sexto ano)

E assim, os alunos faltariam com o respeito justamente com os professores que mais os respeitam. Ou seja, os comportamentos (bons ou ruins) são aprendidos e empregados dentro da lógica da oportunidade e da dinâmica institucional.

Uma aluna do quinto ano contou uma situação que ela, um tanto hesitante, chamou de "violência na relação professor-aluno", na Ginecologia, na qual a desqualificação também foi usada como "método":

Foi violência, um pouco... Era a primeira vez que eu estava instrumentando uma cirurgia da Gineco e ele (o professor) já tinha "um pé atrás" comigo porque a gente já tinha tido algumas conversas sobre Educação Médica e o modelo hospitalocêntrico de ensino. [...] E aí, um belo dia, na cirurgia, eu estava lá instrumentando, a mulher dele estava operando. Aí ele chegou e começou a dar pitaco na cirurgia. Se lavou, entrou e começou a operar. Lá pelas tantas, ele me perguntou: "você acha importante instrumentar? Você acha importante pra sua formação?" Eu achando que era uma pergunta honesta, falei: "sinceramente, acho que não". "Então sai". E era a minha paciente, a paciente que eu acompanhava. Aí eu falei: "não, eu não quero sair. Eu vou ficar aqui". "Não, não. Sai. Eu termino de instrumentar. Pode ir embora". Eu ignorei o que ele falou e fiquei até o final da cirurgia. No final da cirurgia, ele falou: "porque você pode não achar importante, mas isso aqui não é uma festa. As pessoas não podem fazer cada um o que quer, porque existe uma grade, um conteúdo programático, e eu acho que você não estava dando a importância para aquilo, você estava de 'corpo mole'. E você, quando faz aquilo, você prejudica o paciente, e isso é antiético da sua parte". Assim! Me destruiu basicamente. Me destruiu. Eu achei um absurdo, porque o cara nem me conhecia. Em dez minutos de cirurgia ele falou aquilo daquele jeito e me fez aquela pegadinha, aquela pergunta-pegadinha; ele podia ter feito de outras formas, né? Se ele achasse que eu estava fazendo bobagem... Eu estava tendo dificuldades de fazer aquilo. Eu falei pra ele, fui sincera. Mas não estava fazendo "corpo mole", eu estava fazendo no tempo que eu conseguia fazer. Talvez se alguém dissesse pra mim: "você está lerda, dá uma raça", eu conseguisse fazer mais rápido. Mas eu também não senti que isso era necessário, eu estava achando que estava fazendo as coisas no tempo tranquilo, só que ele não gostou da minha cara, eu acho. Eu não achei que fosse ser acusada de antiética. Eu acho que a forma, o fato de ter me mandado embora da cirurgia, fazer aquela pergunta pra depois dizer: "então sai", não foi pedagógico. Depois falar aquele monte de coisa e me acusar de antiética, também achei demais, sabe? Eu estava tensa! Eu não sabia fazer! Eu não sabia instrumentar, eu não sabia os nomes dos instrumentos. Ele pedia uma gaze montada e eu montava de um jeito e ele de outro. Talvez assim, se a bronca fosse: "você devia saber isso, você já passou pela técnica cirúrgica", eu ia aceitar, abaixar a cabeça e falar: "beleza". Realmente, eu devia saber o nome dos instrumentos e como montar uma mesa cirúrgica. Teoricamente, você tem que saber isso quando chega no quinto ano. Se a bronca fosse essa, eu baixava a cabeça e falava: "você tem toda a razão". Mas daquele jeito, não, daquele jeito foi destrutivo. Foi horrível! Aquilo me fez chorar mesmo. (Aluna do quinto ano)

Outro aluno do quinto ano contou mais uma história de autoritarismo, constrangimento e violência na Cirurgia:

Tem um camarada meu que estava passando visita. E aí os assistentes fizeram uma pergunta para ele. Era um interno e ele respondeu certo, respondeu bem. Eu não lembro o que era, mas tinha alguma coisa a ver com conduta. O cara falou: "ah, você acha que essa é a conduta?" E ele falou: "depende, professor. Se for isso e isso, é assim. Se for aquilo outro, é assim". E acho que o assistente não esperava uma resposta mais completinha. Aí ele acabou com o aluno na maldade. Eu lembro que ele não questionou a conduta dada, mas o jeito que ele tinha falado, ou como ele tinha falado. E foi castrador, bem humilhante. Até o paciente se sentiu incomodado na cena. Principalmente porque, na Cirurgia, a gente assume o paciente. Então, o paciente identifica a gente como o cara responsável pelo leito. Ele sabe que não é a gente quem passa as condutas, ele sabe que a gente tem que falar com o superior, mas ele identifica a gente como o cara do leito. E ele se sentiu mal por ver o cara do leito naquela situação. Quando terminou a visita, eu cruzei o corredor, encontrei com os assistentes que estavam na visita. Aí um dos assistentes virou para o outro, para esse que tinha questionado o aluno: "aê, arrebentou com o interno, hein?"

Ele falou: "interno é folgado. Para ele ver que o que levanta é o que toma martelada, tem mesmo é que levar na orelha para ficar esperto". (Aluno do quinto ano)

Nesse caso, o próprio paciente teria percebido a maldade do professor:

O paciente falou: "eu não achei certo o que o cara fez com você. Você estava tão seguro do que estava falando. Foi aquilo que você tinha me explicado mesmo". O paciente percebeu que o cara não estava questionando a qualidade técnica ou a conduta do aluno, ele estava questionando a segurança do aluno. E aí incomodou. (Aluno do quinto ano)

Ou seja, se não sabe é porque não sabe, mas se sabe demais também não serve. Não há coerência, e os caprichos e vaidades é que determinariam o comportamento de muitos dos professores da escola estudada. Não de todos, mas de muitos...

Certamente que o modelo de ensino pergunta-resposta favorece muito a expressão dessa personalidade do professor, uma vez que, quase invariavelmente, o aluno não sabe nada perto do professor que sabe muito, seja este um professor simpático, afetivo, frio, irritado, antipático. A distância se estabelece nesse momento, no qual, no contexto dos valores vigentes nessa escola, a diferença não é pensada pela equidade, mas sim como desigualdade que cria lugares de poder e de submissão.

Práticas comunicacionais – Intenções que deslizam por entre as palavras...

Considerando que a linguagem e a forma de se estabelecer uma conversa são essenciais para a interação das pessoas no campo da subjetividade, percebemos dois movimentos que favorecem ou dificultam a comunicação, porque criam (ou não) lugares intersubjetivos para o agir comunicativo.

O *agir comunicativo* (Habermas, 1989) envolve a busca pelo entendimento mútuo e consensual. Em contraponto, o *agir estratégico* é a prática individualista em que as ações estariam dirigidas a interesses específicos. No plano do discurso, o uso comunicativo da linguagem caracteriza-se pela transmissão do conteúdo com o propósito de adequar o pensamento ao dever (de acordo com a consciência moral) e ao estado de coisas vividas de forma compartilhada, na intersubjetividade.

Linguagem comunicativa: lugares e falas que aproximam as pessoas

Um exemplo de modo de conduzir uma conversa que aproxima as pessoas pôde ser visto em uma visita na enfermaria da Clínica Geral. Professores, de um modo geral, não estão muito acostumados a ser contrariados por alunos, mas, neste caso, aconteceu algo interessante.[7]

O interno e o residente do caso em discussão manifestaram uma opinião diferente da do professor. Este, em um primeiro momento, não concordou com os dois; em seguida, parou e pediu que explicassem o raciocínio. Escutou atentamente, compreendeu o caminho que traçaram e passou a discutir em termos de prós e contras, e não mais de certo ou errado. Esse professor, em vários outros momentos, fez isso: parou e escutou outras opiniões antes de tomar decisões sobre os casos.

Outro exemplo. A distância observada em relação ao aluno na reunião clínica aparece fisicamente (os alunos sentam-se no fundo da sala) e na linguagem (que apresenta uma complexidade do saber que eles não têm). Como observamos, esse hiato é diminuído quando o professor fala para os alunos organizando o

---

7 Caderno de Campo, 25/9/07 – Enfermaria.

raciocínio lógico da investigação clínica de um modo compreensível para eles (como se deve fazer com os pacientes).

Um exemplo de condução de conversa que aproxima as pessoas, observada na Cirurgia, ocorreu durante uma discussão de Bioética. O professor em vários momentos situou os alunos de forma bastante elucidativa quanto à importância deles nessa escola:

> Vocês atendem melhor porque dão mais atenção para os pacientes. O trabalho é supervisionado e vocês têm desejo de aprender e inteligência para isso; vejam, vocês acabaram de começar o Internato e já podem pensar o que fariam numa situação dessas; vocês já estão se vendo como médicos, porque logo serão médicos![8]

Resgatando a autoestima dos alunos, o professor criou um clima de parceria com eles e pôde discutir várias situações clínicas, estimulando respostas originais para os problemas. Nessa atividade, o professor de fato criou um ambiente para o desenvolvimento da intersubjetividade interpessoal. O respeito aos seus valores pessoais e a discussão dos casos por meio de situações de vida das pessoas aproximaram os alunos de uma realidade conhecida deles, mais próximos da vida das pessoas que da vida de médico. Os alunos conseguiam se colocar na situação dos pacientes e pensar o que achavam justo, ético e humano na relação com eles. O professor, então, desenvolveu com eles quais seriam as possíveis saídas para impasses na relação médico-paciente considerando os valores de todos os envolvidos, os limites e alcances da Medicina e a missão do médico como alguém que não abre mão da verdade, da esperança e nem do seu lugar ao lado do paciente enquanto for preciso.

Fica claro que coexistem, pelo menos, duas imagens fortes e contraditórias com as quais os alunos terão que se haver

---
8 Caderno de Campo, 28/1/08.

no campo da intersubjetividade, e deste na construção da sua identidade médica: a do ídolo sobre-humano, cujo poder atrai, mas aterroriza e imobiliza; e a do médico humano (contrário à ideia de divino), que tem saberes e sentimentos envolvidos na interação e no vínculo, mas cujo poder não fica tão evidente ou tão claro em que aspecto de sua prática reside, ainda que saibamos tratar-se de um poder mais efetivo e legítimo do que o anterior, o qual identificamos com os atos violentos do ensino tanto quanto da Medicina praticada.

A ação comunicativa não é frequente na Cirurgia, mas foi observada em uma visita e apareceu nas narrativas de alguns professores (citados anteriormente), que, por características pessoais, eram capazes de promover a interação.

Em meio a tantos modelos, alguns alunos aprenderiam a construir campos intersubjetivos e promover verdadeiramente a compreensão do outro-paciente, como relatou o aluno do quinto ano:

> O meu primeiro paciente tinha uma pneumonia ovular bizarra e tinha ficado "malzaço". Era um "gurizote", tinha só dois, três anos, era pequenininho. E a mãe tinha certeza que ele ia morrer. Aí quando eu mostrei os exames para ela e disse: "seu filho não tem nada, ele está bem", eu vi que ela gostou da informação, mas faltou alguma coisa. Então eu comecei a pensar: tenho dois sobrinhos... Se fosse a internação do meu sobrinho, eu não ia querer saber se ele está bem agora – obviamente ele está bem agora, está brincando... Eu quero saber se ele vai ficar bem a partir de agora. Será que ele vai ter outra pneumonia? Aí eu perguntei pra ela: "E você, veio aqui hoje pra quê?" Ela me olhou assustada e disse: "mas como assim eu vim aqui pra quê?" Eu perguntei: "o que você está buscando hoje?" E ela respondeu: "ah, eu tô buscando saber se ele está bem". Eu falei: "Bem ele está. Você sabe o que ele teve?" "Sei, ele teve uma pneumonia." "E você sabe o que isso significa?" "Não." "E você sabe o que isso quer dizer na saúde do seu filho?" "Não." "E você quer

saber?" "Conta." Aí eu expliquei: "olha, isso é uma doença que ele teve, mas não quer dizer que vá ter outras parecidas; ele está com a mesma chance que outra criança qualquer, ele não é mais frágil do que as outras crianças". E ela ficou muito feliz. Foi naquela hora que eu entendi a demanda dela. Foi muito legal, cara! [...] Eu acho que foi o processo de empatia. Acho que consegui acolhê-la, porque ela teve liberdade para falar e se expressar. Acho que no começo eu não consegui acolher tão bem, até porque a assistente estava no meu ombro observando a consulta. Raramente a gente atende com o assistente te olhando... O cara não deixa de ser o professor; os professores têm o grande papel de te avaliar, então você fica pensando: cada palavra minha deve estar sendo avaliada nesse momento. Preciso medir o que estou falando. Esse é outro lado, cara. Aí eu acolhi meio mal. E quando consegui fazer o processo de empatia, consegui entendê-la, consegui me colocar no papel dela... Não tenho a pretensão de achar que entendi a mulher; que foi uma consulta tão madura assim, mas acho que consegui me colocar um pouco no papel dela e consegui "ter a sacada". Deu para ler uma linguagem não verbal dela, a expressão facial, a expressão corporal. (Aluno do quinto ano)

Interessante observar nesse relato que o aluno sinaliza a presença do professor ao seu lado como inibidora do desenvolvimento da experiência intersubjetiva no atendimento, devido à "imago condenatória" que a ele se associa no mundo interno desse aluno e que não sabemos até que ponto não é mesmo uma realidade de fato.

Outra aluna do quinto ano também tem uma boa experiência intersubjetiva para ilustrar a atitude médica que propicia um encontro clínico no qual os campos subjetivos estão presentes e o sentido psíquico da doença é apreendido:

A minha paciente está tentando parar de fumar. Na primeira consulta a gente usa as técnicas de parar de fumar dentro de casa, escolher um lugar específico pra fumar, algumas mudanças no dia a dia com o objetivo de diminuir para dez cigarros por dia. Ela conseguiu, mas à custa de muito sofrimento. Apesar de que parar de fumar gera sofrimento mesmo. Mas hoje, na consulta, durante uma conversa, eu entendi muito melhor por que ela fuma. Ela foi abusada sexualmente aos sete anos de idade e aos oito começou a fumar; com vinte anos entrou na igreja e parou de fumar e voltou aos 34, quando se separou do marido. Voltou a fumar muito quando se separou do marido que batia nela e abusava da filha. Ela chama o cigarro de "companheiro", sabe? Isso não ia aparecer se eu perguntasse quantos cigarros ela fuma por dia. Fez muito mais sentido pra mim agora qual a função, o significado e o lugar que o cigarro ocupa na vida dela; o cigarro é o "companheiro". (Aluna do quinto ano)

Para essa aluna, o encontro clínico é sempre enriquecedor para ambos, médico e paciente, porque é sempre uma vivência de forte tom emocional:

Com o paciente, ainda que você não atinja a sua expectativa, não consiga tirar uma boa história, não consiga fazer um diagnóstico, convencê-lo de algum tratamento, ainda assim é difícil ser inútil. Porque a consulta médica é um lugar muito especial, e a relação que se estabelece sempre gera alguns sentimentos que não são inúteis; sentir coisas não é inútil. Eu acho que não me lembro de uma consulta que não tenha gerado algum sentimento (que pode ter sido raiva, alegria, uma puta identificação com o paciente, vontade de saber mais dele ou querer que ele sumisse da minha frente). E aí não é inútil, sentir coisas não é inútil. Pode não ter mudado a vida de ninguém, mas eu não acho que é essa a utilidade das coisas. (Aluna do quinto ano)

Sintetizando o que seria essa arte do encontro significativo na prática médica, o aluno do segundo ano disse assim:

Saber conversar é entender quais são as preocupações do paciente quando procura um médico. [...] Para os pacientes da Liga, a preocupação não é: "ah, o meu HPV vai sarar ou vai ficar para sempre?" É do tipo: "Eu vou passar pra minha namorada? Eu vou conseguir transar?" Ou a ideia daquelas senhoras que tiveram sorologia positiva para sífilis na gestação, a preocupação não é: "estou com sífilis, vou morrer amanhã", mas : "minha filha pode ter pegado?" Ou então: "Posso usar a mesma toalha que minha filha?" Você deve escutar o que o paciente está realmente falando, e não o que você quer que ele fale. (Aluno do terceiro ano)

Entretanto, durante a formação, devido à estrutura do curso médico, os alunos vivenciariam situações que os afastariam dessa postura de busca de aproximação com o paciente, como relatamos em outros momentos desse trabalho.

Linguagem não comunicativa: lugares e falas que excluem ou afastam as pessoas

O domínio de um linguajar pode provocar duas situações: a fala eticamente comunicativa, em que os falantes interagem e compartilham língua, linguagem e conteúdos normativos, e aquela falsamente comunicativa, em que há um linguajar comum e uma comunicação formal, sem provocar interações na produção discursiva. Trata-se, assim, de uma comunicação incompleta em que se partilham a mesma língua e seus códigos, mas tem-se uma aparente compreensão do que é falado; apenas a forma e os termos são compartilháveis, e não necessariamente seu conteúdo.

A linguagem é uma característica do saber médico que cria diferenciais entre os médicos. Os que sabem Medicina saberiam usá-la, os que não sabem, não saberiam falar como médicos. O seu aprendizado é também árduo e longo, mas dominar o seu uso é prova de distinção no grupo.

A linguagem que separa pode ser observada neste exemplo,[9] Na visita à enfermaria da Clínica Geral, à beira do leito, o residente apresentou o caso, dando o nome, a idade e o diagnóstico da paciente. Falava tão rápido que era totalmente incompreensível. A professora pediu a ele que traduzisse o diagnóstico de maneira que a paciente, a farmacêutica e a pesquisadora entendessem. Por várias vezes, pediu ao residente que traduzisse a linguagem técnica para a pesquisadora com formação em Psiquiatria e para a farmacêutica. O resultado era sempre uma tradução bem simplória, às vezes incorreta com relação aos conceitos originais. Entre o discurso técnico (na sociologia das profissões, dito esotérico ou especial, isto é, fora do comum) e o comum (de senso comum), não havia meio termo. Já quando o interno apresentava o caso, usava uma linguagem mais próxima da comum, explicava os termos médicos de forma inteligível, sem simplificar ou complicar demais. Eles ainda não eram médicos, então falavam como todo mundo.

Além da fala técnica, há também a fala em códigos, quando querem comunicar algo aos pares na presença do paciente sem que este perceba.

Na Cirurgia, a comunicação é predominantemente unilateral e descendente, ou seja, não é dialogada e segue a linha de mando vertical, que desce pelos degraus hierárquicos da instituição. A via ascendente é quase inexistente.

A distância professor-aluno dificulta a comunicação efetiva. O professor mostra-se como admirável, seguro, quase um ídolo (e acreditamos ser mesmo esta a imagem que é ideologicamente construída e aculturada) distante da realidade do aluno, assim como o médico, distante da realidade do paciente. A questão que se repete é: como ensinar a relação médico-paciente quando grande parte do aprendizado se dá por observação silenciosa (alunos espectadores), sem construção de vínculo e distante do contato intersubjetivo?

---

9 Caderno de Campo, 12/4/07 – Enfermaria.

Exceções a essa regra puderam ser observadas e foram descritas neste trabalho, mas é importante lembrar que também obtivemos depoimentos que mostram que a comunicação está associada a padrões de comportamento que se ensinam nas entrelinhas das cenas que os alunos observam ou vivenciam em alguns estágios, com alguns professores.

Por fim, há que se considerar que certos alunos, assumidamente, não têm personalidade nem desejo de aprender ou desenvolver qualquer competência ético-relacional. No relato de um aluno do quinto ano, percebemos que tais alunos desde cedo demonstram não pretender aprofundar a relação médico-paciente, percebida como algo a mais que se faz para o paciente, à custa de um gasto de tempo que seria pessoal, e não profissional:

Na enfermaria, gosto de fazer tudo o mais rápido possível; eu não gosto de ficar enrolando na evolução. Gosto de puxar rápido. Tudo certinho, mas rápido, o quanto antes. Você tem que ser objetivo, ver o que está faltando, ver o que precisa; correr nesse sentido e se livrar o quanto antes das responsabilidades, para depois ter o seu tempo livre para ver o que quiser. Eu não gosto de enrolação. [...] Eu gostaria de perguntar e o paciente responder exatamente o que eu quero ouvir. Seria mais eficiente. O hospital tem muitos pacientes. Então, eu sou muito objetivo e não gosto de ficar enrolando; pergunto direto para resolver logo. (Aluno do quinto ano)

A conversa não faria parte do ato médico e se reservaria aos pacientes com os quais sente alguma afinidade:

Com todos os meus pacientes da enfermaria eu era mais objetivo. Eu chegava de manhã e perguntava de febre, dor, sangue, dreno e tchau, ia ver o outro. Havia um paciente que era diferente; com ele eu sentava, conversava. O cara tinha uma cabeça legal, era um cara legal de conversar, tinha uma vida interessante. E queria saber da doença, se informar, saber o prognóstico. Era legal, um cara que gostou do tratamento e eu gostei muito dele como paciente. (Aluno do quinto ano)

A Pediatria era um lugar particularmente irritante para esse aluno, pois cobra mais envolvimento com os pacientes, como recurso técnico, mesmo que ele não o considere. O olhar mais emocional e, portanto, mais próximo da empatia e da humanização não lhe seria possível, pois percebe a Medicina como uma prática cruel que, por isso mesmo, deve se manter fria no método, até por certa coerência:

Dos assistentes mais velhos eu gostava, porque os caras são bons. De residente eu não gostava. Usam tudo no diminutivo, a "carinha" do paciente, tá "bonitinho", tá "cansadinho"?... Na evolução, eu fazia como na Cirurgia: queixa e exame. Você tenta ser eficiente. Aí a residente diz: "você não perguntou para a mãe dele como ela se sente". "A criancinha brincou ontem?" Aí, depois que uma residente escreveu "sorridente" na evolução, eu... Pediatria, pelo amor de Deus! Ah, não! Alegria não conta! É médico, pô! Não, sorridente não dá! Ah, alegre e sorridente. Tipo: alegre, vírgula, sorridente, vírgula, corado. Porque, daí, você vai com uma agulha, vai ter que tirar o sangue dele, ele vai chorar pra danar. Cadê o sorriso agora? [...] Na faculdade, você tem toda a teoria bonitinha no que diz respeito à relação médico-paciente, mas em minha opinião, queira ou não queira... Quem não quer ter relação médico-paciente não vai ter. [...] Já vi várias vezes os médicos passarem a visita e não explicarem nada para o paciente, não perguntarem se tem dúvida. Tem pessoas na Clínica que mal sabem o que têm, vão morrer no hospital e ninguém vai se dar ao trabalho de poupar, explicar direitinho, perguntar se quer ficar lá, se quer ir para casa. Isso eu não concordo. Se saiu o exame, eu vou lá e conto o resultado do exame. Tudo o que sei do paciente, eu vou e comunico para ele. E eu aviso tudo para ele. (Aluno do quinto ano)

Esse aluno até admirava o professor que sabia conversar com as pacientes e cuidar do aluno. Ainda assim, não queria seguir seu exemplo:

Lembro uma vez que o cara foi muito legal, na Obstetrícia, com uma paciente que teve óbito fetal. O cara foi lá e ficou uns vinte minutos conversando com a paciente, explicando, acalmando, achei superlegal. O cara dispôs de um tempão do tempo dele. Quem não teve tato fui eu, porque eu não sabia como agir. Era a minha primeira semana de Internato, eu não sabia como falar para a mulher que o filho tinha morrido. Aí ele me ajudou. Ele foi à sala comigo, explicou tudo para ela. Ele assumiu o controle da situação... Depois discutiu comigo o caso direitinho. Aí ele falou: "meu, é difícil essa situação. É sua primeira semana. Você tem que tentar ser o mais legal possível com o paciente, ajudar". Achei legal a atitude dele. Ele não me jogou a bola e disse: "vai lá, entra e fala..." Ele chegou e entrou comigo, me explicou, explicou para ela. Foi legal. (Aluno do quinto ano)

Como conversa, atenção, interesse e envolvimento não faziam parte do que ele acreditava ser procedimento médico, para aqueles de quem ele gostava oferecia um tratamento; para aqueles de quem não gostava, outro, como declarou sem qualquer pudor ou reflexão a respeito, inclusive pensando estar fazendo o "seu trabalho":

Ah, esse mesmo paciente de que gostei, lá da enfermaria, era testemunha de Jeová. Naquela semana, uma paciente, mãe de um amigo meu, faleceu na UTI porque teve uma parada, estava anêmica e era testemunha de Jeová, não deixava transfundir. Eu estava meio puto com isso, aí eu falei para ele: "é o seguinte, você vai operar, é uma cirurgia que pode sangrar muito, e eu não quero que dê merda com você. Você ainda tem sessenta e poucos anos, tem esposa, filha, neto, tudo". A gente ficou conversando legal.

Então ele perguntou: "o que você acha melhor? Você acha melhor transfundir?" Eu respondi: "não é uma regra; se precisar, a gente faz". "Tudo bem, eu assino". Se fosse um desses outros pacientes, eu já ia falar: "é o seguinte, cara, pode sangrar e sua situação pode complicar. Você quer transfundir? Porque, olha, se complicar vai ser uma merda. Acabou de morrer um paciente lá e, meu... Você tem certeza?" Porque se é um paciente que eu não tenho simpatia, eu não destrato, mas eu também não converso, eu não sou simpático. Eu só faço o meu trabalho, nada a mais. (Aluno do quinto ano)

A falta de disponibilidade interna para o encontro clínico intersubjetivo também apareceu no relato de um aluno do segundo ano que, apesar de reconhecer a tentativa da escola de ensinar um pouco de Humanização na atenção ao paciente, revela que, em sua opinião, os valores trazidos de fora são fortes e predominantes a respeito do tema:

Eu acho que tem que ser uma relação o mais humana possível, você tem que deixar o paciente à vontade, mas não criar um vínculo de intensidade com o paciente, não descobrir nada da vida dele, até porque estão em patamares diferentes, sabe? Médico é médico e paciente é paciente, por isso um está sentado desse lado e o outro daquele. A diferença? Ser médico envolve vários aspectos. Um é o conhecimento que se tem. Segundo, é a própria imagem do médico, que é um negócio que vem de dois mil anos atrás. O médico tem aquela magia, aquela aura que o envolve, essa figura do poder da cura. (Aluno do segundo ano)

Sobre saber atender diferentes pacientes, mas com igual zelo, ele se confundia todo, mostrando pouco conhecimento e pouca reflexão sobre o assunto:

É, realmente, eu acho que o médico deveria atender todo mundo igual, porque... sabe? É a mesma coisa que você contratar

um serviço... Seria equivalente a contratar um serviço de limpeza. Não é porque meu vizinho é mais rico do que eu que vou ter um serviço pior. A mesma coisa o médico. O médico está prestando um serviço para o paciente, tem que ser imparcial. Apesar de isso ser praticamente impossível, porque o médico é uma pessoa também. [...] Cara, isso não existe. Isso não existe. [...] Não acho que seja uma violência ao direito da pessoa. Você não está prejudicando ninguém. Desde que você não prejudique ninguém fazendo isso...
(Aluno do segundo ano)

Violência – A natureza humana que reside nas sombras

A violência está presente e ocorre nos relacionamentos de várias formas. Definida, aqui, como a não comunicação devido à anulação do *outro*, sua coisificação ou o seu não reconhecimento como sujeito, expressa-se na linguagem que aproxima ou afasta, o que também nos permitiria pensar a violência como a quebra da comunicação, ou a não linguagem de interação (linguagem que comunica algo como experiência ao sujeito que a vive sem ser de fato uma comunicação entre sujeitos). Também nessa linha de pensamento, a violência apareceria como a quebra no jogo dos atos de fala, ou a quebra da linguagem entre sujeitos.

Como exemplo, a professora de Clínica Geral nos contou uma situação na qual os alunos se organizaram para protestar contra uma decisão da diretoria da faculdade, e ela tentou interceder no assunto por meio de uma conversa com o diretor. Quando, em determinado momento da discussão, este se viu sem argumentos para manter sua opinião, abordou a professora da seguinte forma:

"A senhora é professora dessa escola?" E eu falei: "sou". "A senhora é realmente professora dessa escola?" Eu respondi: "professor, eu não recebo por essa escola, mas eu sou professora". "A senhora tem titulação?" Eu estava fazendo o doutorado. E disse: "professor, eu estou terminando o meu doutorado. Eu espero que meu doutorado não seja só para estacionar o carro aqui, e sim para continuar dando aula para os alunos". [...] Aí ele ficou mais tocado, olhou para mim e disse: "minha filha, você não é nada!" (Professora de Clínica)

Ainda que, depois, o diretor tenha percebido seu ato e tentado minimizá-lo, mudando o tom de voz e servindo-lhe um café, o dito não foi desdito.

Na Cirurgia, a violência encontra solo fértil na própria natureza fortemente sensibilizadora dos agravos que fazem parte de sua rotina e dos procedimentos necessários para a intervenção médica sobre esses agravos. Os pacientes portam doenças muito graves, às vezes deformantes e incapacitantes. São traumas, tumores, doenças que acometem pessoas de todas as idades e estão ligadas a grandes sofrimentos humanos. Não olhar nos olhos dos pacientes, ou tratá-los como invisíveis, pode ser um recurso defensivo para deter tamanha sensibilização, funcionando, nesse sentido, contra a humanidade que faria deles nossos semelhantes, a todo momento nos lembrando que também estamos à mercê de tais sofrimentos. Ver a doença, o órgão, a lesão e não ver a pessoa poderia funcionar como um recurso para não entrar em contato com a dor (do outro e a própria) ou para lidar com o medo de ser por ela tomado e paralisado, embora com o tempo possa significar uma automutilação da capacidade sensível humana.

Alguns a perceberiam:

A gente é violento aqui, muito violento. Por isso que eu acho que a gente precisa falar bastante sobre isso, até para exercer menos essa violência. E a violência aqui é exercida em momentos que é covarde, momentos em que você não pode se defender; você não tem um regimento para te defender. Por exemplo, numa banca, onde o fulano não pode abrir a boca; numa congregação, num momento onde a disparidade de poderes é muito grande, então é uma atitude covarde. Ela está presente o tempo todo: a violência com que a gente se destrata, com que a gente se trata, com que a gente se desrespeita, com que a gente cresce, a gente cresce pisando na cabeça das pessoas. (Professor de Cirurgia)

Outros, não:

Não é visível. Não percebo essa violência. (Professor de Cirurgia)

Menos ainda na emblemática aula magna de um professor simpático e muito respeitado por ser uma autoridade no assunto. Sua aula era repleta de citações eticamente discutíveis e imagens de tamanha brutalidade que era impossível não chocar aos mais sensíveis ou desavisados:

O paciente pode evoluir para morte imediata ou morte tardia. Que importância isso tem? Tanto faz morrer agora ou depois, o problema é que cada dia de UTI vai custar muito para os cofres públicos, sendo que existem outras necessidades de saúde para esse dinheiro;

ou

Tratar pessoas que não contatam adequadamente, como alcoolizados, dementes e drogados, é fazer Medicina Veterinária;

ou ainda

A aluna que atendeu esse caso, assistiu minha aula, fez a coisa certa e conseguiu evitar que o sujeito virasse mais um paraplégico pedindo esmola na rua.

Apresentou *slides* que mostravam imagens de casos tão verdadeiros quanto cruentos e repulsivos que uma aluna evitou olhar a tela.[10]

Na Clínica Geral, de forma mais atenuada, a falta de respeito ou o abuso sobre os direitos das pessoas expressam-se no cotidiano em gradações que, às vezes, beiram a violência.

O professor de Clínica enfatiza o desrespeito entre colegas médicos:

> Uma coisa que na Clínica acontece é desrespeito em alguns assuntos. Por exemplo, depois de um plantão, uma grande mudança que houve é que a pessoa que deu plantão pode ir para casa. Quem diria, não é? Quem diria, depois de décadas, de séculos. Esse direito foi um grande avanço que implicou equacionar a situação da seguinte forma: é preciso ver seu doente depois do plantão; conversar com quem tem que conversar, sem entrar na rotina desse dia, mas mantendo a responsabilidade com o doente e depois ir dormir. Esse é um respeito, não é? Há camas para se dormir à noite, então há respeito. Não há refeitórios, não há comida decente para médicos que dão plantão, que é outro problema, não há uma sala de conforto médico adequado, outro problema. Há abusos em relação a pedidos para os plantonistas que não deveriam ser feitos. Eu digo toda vez, plantonista é plantonista, não é para fazer a rotina que não foi feita durante o dia. Não deixe para o plantonista... mesmo porque você é o plantonista de amanhã! E isso convence. (Professor de Clínica)

Os alunos também identificariam muitas situações nos ambientes acadêmicos e nas relações entre as pessoas que vão da falta de respeito à violência física inclusive, ainda que esta não seja a mais frequente no dia a dia.

> Ah, às vezes eu vejo violência ética com o paciente. Semana passada houve uma visita em que o meu colega estava passando o

---

10 Caderno de campo, 28/1/08.

caso e aí, por capricho, o professor (que passa visita uma vez por semana e não sabia nada do caso) parou na frente do paciente e falou: "essa história está muito mal contada, conta direito". Então, para o paciente, é uma violência, porque ele sente: o que estão fazendo comigo? Pode até pensar que o interno não está cuidando dele direito. E ainda ter de escutar falarem da sua doença dentro de uma enfermaria com mais oito pessoas. Tem jeitos e jeitos, sabe? Hoje acabei de passar uma visita com outro professor que é um espetáculo, que passou na beira do leito, discutiu de forma muito completa sem ferir o paciente, sabe? (Aluno do quinto ano)

A violência na atenção ao paciente também seria devido à organização dos serviços:

Eu não acho que tenha violência física, mas violência verbal, violência emocional, tem. Além de todo esse preconceito, às vezes as pessoas estão estressadas e se xingam mesmo. Eu não sei, fiquei apavorada uma vez em que eu estava lá no PS, em uma aula, e um residente estava xingando um paciente porque ele estava com um pé no meio do caminho. Pô! O cara está numa maca, está morrendo e ainda estão xingando o cara! Pega e empurra o cara para outro lugar! Pode não ser física, mas é um tipo de violência que acontece mesmo. Não sei, é superlotado, mas às vezes você tem essa impressão de descaso com os pacientes, o médico que atende nem olha na cara, rabisca uma receita e manda embora. É um tipo de violência. Agora, é complicado achar a causa, sabe? Tem médico que está cansado, paciente que é mal-educado, tem gente demais para ser atendida e médicos de menos. (Aluna do terceiro ano)

Por outro ponto de vista, a falta de respeito que chega à violência do médico como paciente teria a ver com sua atitude, tal como discutido quanto à coisificação do outro no capítulo III:

Às vezes, acho que a gente tem uma visão de violência muito mais para o lado físico do que para o moral. Definir violência do lado físico é muito fácil, agora definir a violência moral eu não sei direito. Por exemplo, quando o professor desconsidera o aluno enquanto pessoa digna de falar, de opinar, e o desqualifica na frente de todo o mundo, sabe? Acho que reduzir as pessoas talvez seja um ato de violência. [...] Por exemplo, não me lembro direito, mas acho que era um caso de bicho-geográfico na Dermato. E a mulher começou a falar qualquer coisa que teria a ver com flor, que ela achava que tinha a ver com as plantas que ela regava, alguma coisa assim. E aí, o professor falou assim: "gente, ela está falando isso, mas não tem nada a ver". E eu lembro da cara daquela senhora. Ela ficou assim, quietinha, não entendendo do que a gente estaria falando. Eu acho que as pessoas não percebem que é uma violência moral. (Aluna do terceiro ano)

Mesmo que não tão explícita na instituição, haveria também violência física, principalmente entre os alunos:

Entre os alunos existe violência. De agressão mesmo: tanto física quanto verbal. Eu já ouvi histórias, no Centro Esportivo, outro dia mesmo, no Centro Acadêmico, o cara fez uma brincadeira com o outro e o outro levantou, já para bater, sabe? No meio do Centro Acadêmico, estava todo mundo assistindo jogo de futebol do Brasil. Achei meio absurdo, mas isso existe entre os alunos. (Aluna do terceiro ano)

A propósito, haveria inclusive uma prática de abuso físico tradicional entre os alunos, proibida pela instituição, mas que ainda aconteceria de forma clandestina. O aluno do segundo ano, membro aspirante à diretoria do Centro Esportivo, quando questionado sobre tal prática, respondeu:

Violência é qualquer ato ou atitude que ofenda fisicamente ou moralmente outra pessoa. Não precisa ser física, pode ser uma expressão. Eu não enxergo violência aqui dentro, pra ser sincero.

Eu não concordo com a prática... É um resquício do trote, não é? O que eles (os veteranos) falaram é que não chega a ser uma agressão, porque se você realmente falar: "não é comigo, sai fora!", o pessoal não vai te forçar. Isso é o que eles falam, porque eles falam que quem agride são os caras que já são amigos, que têm uma intimidade. E não é uma agressão, porque dificilmente alguém que é agredido para de frequentar. Então, não é uma agressão nesse sentido, porque a pessoa não encara como agressão, e a definição de agressão, pra mim, é aquilo que machuca, que agride moralmente ou fisicamente um indivíduo na opinião dele mesmo. (Aluno do segundo ano)

Mais sutil ou mais explícita, pudemos observar e encontrar nas narrativas manifestações da violência no que se refere à assimetria das relações, ao preconceito e ao comportamento das pessoas, configurando situações de violência institucional frequentes, a ponto de se tornarem, por assim dizer, naturalizadas.

A violência devido à assimetria de relações

Para alguns professores, a hierarquia é um modo de organização do trabalho que envolve atribuições e responsabilidades, e se desvirtuaria quando dá margem ao poder autoritário colocado a serviço da vontade pessoal do mandatário.[11]

Em relação à hierarquia médica, eu tenho uma dúvida... O pensamento de concorrência, de levar vantagem, começa muito antes de o cara ser professor titular, então o professor titular é um perpetuador dessa ideia hierárquica. E ele tem um papel muito grande nisso, porque ele perpetua e forma cabeças desde cedo para isso. "Você vai ser melhor que seu colega do lado, a qualquer custo." E isso é errado. Raros lugares da faculdade são mais livres

---

11 A literatura reputa como assédio moral quando há abuso ou violência na relação hierárquica (patrão e trabalhador, professor e aluno).

do que aqui na Clínica, mesmo assim existem os "mais iguais" que os outros. Então há a questão da perpetuação disso... Eu não vejo a hierarquia necessariamente errada. Por exemplo, o cirurgião pensa hierarquicamente, quer dizer, existe o cara que está operando e existe o auxiliar dele. Se ficarem discutindo: "olha, está sangrando, será que está vindo daqui, vamos ver..." Acabou, o paciente morre. Então sangrou, estancou e acabou, resolve. O pensamento é diferente do clínico. O clínico não, ele vai discutir o melhor tratamento e se os trabalhos mostram isso, são pensamentos diferentes. De responsabilidade e atribuições. Quer dizer, o chefe vai responder pelo serviço, mas existe a função de cada um dentro de um grupo. Então isso na Cirurgia é muito claro. Na Clínica, às vezes, precisa que seja cobrada a responsabilidade. Gente que precisa fazer funcionar porque está aí para isso, e isso falta muitas vezes. (Professor de Clínica)

Para outros professores, a hierarquia é mais que um modo de organização, é a razão da qualidade do ensino nesta escola:

Num país como o nosso, ela é necessária. Você pode pegar as universidades federais como exemplo, onde a hierarquia foi diminuída. Eu acho que ainda se salva um pouco daqui para o Sul, no Paraná, no Rio Grande do Sul, mas daí para cima, é difícil. Por outro lado, eu diria para você, às vezes eu fico olhando, o poder do professor titular (se exercer todo o poder) é exageradíssimo. Então fica muito na consciência individual, no que ele pensa. Acho que a faculdade mudou muito nos últimos anos, ela melhorou nesse sentido do poder, mas se quiser exagerar, vira um poder do cão. Mas a hierarquia no Brasil é necessária, com certeza. (Professor de Cirurgia)

De forma menos entusiasmada e mais crítica, outro professor de Cirurgia concordou com a hierarquia, que significa assimetria das relações e de poder por legítima autoridade, mas não com o que chama de "abuso" do poder, que expressa a nosso ver o uso instrumental do poder, quando não há reconhecimento da legítima autoridade, daí a violência, ou seja, o recurso a uma imposição de autoridade (não reconhecida nem mais legitimada) pela força física ou coerção moral, dada a posição hierárquica institucional:

> No passado, quando o cara era catedrático, era um outro mundo. Hoje em dia, acho que mudou muito. Continua e tem que ter uma hierarquia, mas acho que ela, hoje em dia, é muito mais baseada em coisa real, conhecimento. Eu acho que isso é bom. No passado, quando eu era residente, todo dia de manhã, quando o professor catedrático chegava, alguém telefonava: "o professor está chegando!" Então, ele subia, e sempre estava de terno e gravata. Então, quando ele descia do elevador, dos dois lados do elevador ficavam os assistentes e os alunos, todo mundo em pé. Inúmeros outros exemplos eu poderia te dar. Então, eu acho que esse tipo de hierarquia, meio militar, é uma estupidez total. Aquilo que você precisa ter de hierarquia é no sentido de respeito. O cara que está acima de você entende daquilo mais do que você. [...] Porque também tem um monte de gente que você vê que faz carreira acadêmica para ter poder, e não necessariamente conhecimento. (Professor de Cirurgia)

Na visão dos alunos, a hierarquia seria útil para a organização do trabalho, mas na prática resvalaria para a violência, por servir ao uso instrumental e não ético do poder, para a reconquista à força de uma autoridade (poder) perdida (Schraiber, 2009), como disse o aluno do sexto ano:

> A hierarquia é uma forma de transmitir conhecimento e de organização. A princípio, como organização: alguém com mais prática tem de tomar decisão. [...] É uma questão realmente de experiência para tomar decisões e também para transferência de conhecimento. [...] O que acontece é que algumas vezes essa hie-

rarquia é tomada como forma de poder mesmo, como forma até de violência, de certa maneira: vai ser assim porque eu quero. Porque o R+ mandou, porque o titular quer. Isso é clássico nas cirurgias. E aí, é uma perversão da hierarquia que foi criada para organizar. Mas eu acho que, dentro de um ambiente hospitalar, ela pode, sim, ser útil e benéfica. (Aluno do sexto ano)

O "abuso do poder" daria, inclusive, um caráter promíscuo ao trabalho:

Eu acho que as pessoas têm condições diferentes e têm níveis de conhecimento diferentes, e é importante que cada um tenha o seu espaço e a sua função; até de certa forma o seu poder, não desse jeito, que vira uma hierarquia no sentido de que outras coisas passam a importar, e não se você é de fato bom... Se torna meio promíscuo que as relações influenciem mais do que o trabalho em si. (Aluna do quinto ano)

Nesse caso, nota-se que o recurso à noção de promiscuidade da aluna é para apontar a confusão e a ambiguidade do reconhecimento da autoridade: quem seria a autoridade legítima? Quem sabe e pode ensinar "o trabalho em si", como ela diz. A aluna claramente identifica as relações interpessoais como o espaço da corrupção do aprendizado ou da violação do correto ensinar, quando o poder se manifesta na dimensão relacional sem chancela de legítima autoridade do saber. Concretizando-se como violência, essa dimensão das relações intersubjetivas será a situação que muitas vezes (vítimas ou agressores) querem ocultar. A literatura que se aplica a esse tema mostra com frequência a questão de sua invisibilidade, quer pela explícita banalização e sua normalização, quer pelos silêncios que a recobrem (Schraiber et al, 2005; 2009).

Para um aluno do sexto ano, seria também um fator de afastamento na relação professor-aluno. A hierarquia médica bem estratificada (como acontece nas corporações) determinaria comportamentos e distâncias para a interação:

Acho que a hierarquia tem que existir sim como modelo de organização e de responsabilidades. Mas acho que tanta hierarquia também distancia as relações. Por exemplo, o interno não tem contato com o titular, que está muito acima. Tem estágio em que a gente recebe orientação de não se dirigir ao titular, nunca reclamar nada para o titular, de nunca falar nada para o titular. (Aluno do sexto ano)

Entre alunos da graduação ou mesmo entre estes e os residentes, as relações pareceram mais próximas, mais espontâneas. O residente se comporta muitas vezes como um irmão mais velho do interno e o ajuda na realização de tarefas ou no ocultamento de suas falhas. Começa aqui uma experiência de "companheirismo" e "fidelidade corporativa" tida como fundamental para a sobrevivência no dia a dia da vida de estudante de Medicina. A hierarquia está presente, talvez mais referida ao respeito pela experiência do que pela autoridade, como se estabelece depois, a depender da ambiência dos estágios.

Já no Internato, observamos que, no ensino centrado no professor e no modelo pergunta-resposta, há professores que procuram forçar o aluno a pensar e a estudar por intimidação. O modo pelo qual o professor quer investir no aluno é a força: forçar o aluno a pensar como ele e com sua rapidez, usando do tempo que ele acha adequado. Perguntam e perseguem a ignorância do aluno. Criam um ambiente de embate e competição em que é claro que haverá o ganhador e os perdedores. Há um estado de interação marcado pela agressividade do professor diante dos seus alunos, um embate que, ao final, vai reforçar a primazia do professor em relação ao aluno e o seu assujeitamento. A lição está dada: aos vencedores, o CRM, que, afinal, permite (e legitima) a última palavra.

O aluno é o objeto sobre o qual incide a ação do professor. Em diversos cenários, observamos os alunos assistindo ao professor, calados, atentos ou distantes, poucas vezes interagindo, concordando, questionando ou discordando. A obediência e submissão aos que estão acima caracterizam a atitude do aluno em situação de aprendizado no Internato. Em outros espaços, sentimentos não tão nobres extravasam. O treinamento sob estresse, nesta pedagogia do medo, talvez vá diminuindo o medo e a película sensível e aumentando a face racional-cognitiva. É uma hipótese.

Enfim, os dados nos permitem dizer que a hierarquia é adotada desde cedo, seja ela um modo de organização produtiva do trabalho, seja ela um modo de exercício do poder. Esse treinamento não consta no programa, mas é evidente que começa desde cedo a fazer parte da constituição da identidade médica do aluno. Esse aprendizado manteria a cadeia de violência que se instaura desde os primeiros anos e se sustenta durante e após a conclusão do curso médico.

A violência devido ao preconceito

Como discutido anteriormente a propósito da percepção e aversão ao *outro* como desigual, a relação médico-paciente fica comprometida pela atitude que impede que o médico acolha e trate o *outro* estranho, por quem demonstra preconceito, como observado neste recorte de uma visita[12] na Clínica.

A residente, na apresentação do paciente sob os seus cuidados, segura de si e sem qualquer subterfúgio ou disfarce, manifestou preconceito com o morador de rua:

Ele não segue o tratamento porque é tigrão. Fica retornando aqui sempre imundo, nojento e me mandando beijos! Eu acho que

---

12 Caderno de Campo, 20/9/07 – Enfermaria.

não tinha que tratar essa gente. Ele escolheu essa vida, problema dele. Pobreza não justifica sujeira.

Os internos concordaram e o professor não conseguia promover uma discussão apropriada, considerando o choque das diferenças socioculturais, choque que acontece quando médicos, em geral vindos da elite, entram em contato com pessoas das camadas populares, principalmente no hospital-escola, que é do setor público. A fala do professor reforçou a ideia de superioridade inata dos médicos. Disse que estes vêm de uma classe social que pode ter acesso a bens sociais que outras camadas não têm, e que ninguém tem culpa se o pai do médico deu estudo para ele e o do morador de rua, não.

Tais alunos (e o professor) se colocam diante do *outro* com os seus valores como modelo, e, ante a diferença, desprezam e destratam o *outro*, um total estranho, e além disso, no caso, sujo. A violência como forma de anulação do *outro* como sujeito se expressa, particularmente, nos casos em que se torna muito difícil lidar com as diferenças sociais e culturais e encontrar o que haveria de comum, de humano-igual, entre sujeitos tão distintos. Por fim, o professor disse à residente que o paciente tem autonomia para se tratar se quiser, e que a obrigação de todo médico é tratar porque é assim que a instituição determina que se faça. O apelo à ética (princípio da autonomia) e à lei (na figura da instituição) aparece, então, como recurso para resolver os conflitos que, sem essas mediações, acabariam se transformando em violência pura e simples.

Quando a ética não prevalece ao nojo, acontecem situações como a que o aluno do sexto ano narrou:

Eu não sei se, para ser um ato violento, a pessoa que está recebendo o ato precisa entender isso como violência... Eu não sei. Muitas vezes você toca a caixa, atende rápido e resolve. O paciente fica grato, ele não acha que isso foi um desrespeito. Uma vez chegou ao pronto-socorro da Cirurgia um cara que quebrou a perna. Ele estava assaltando e roubou uma bicicleta para fugir do assalto. Ele foi trazido por policiais, que pediram para a gente "cuidar muito bem dele". Ainda mais porque ele tinha dois palhaços tatuados no peito: um palhaço significa que ele matou, e o segundo palhaço significa que já matou um policial. Era um caso que realmente não precisava de sondagem, não precisava fazer tudo. Mas, treinou-se a sondagem, entendeu? Treinou-se o toque retal. A sondagem não foi nem por mim, foi uma colega que nunca tinha feito. Foi uma violência, mas foi um caso específico, em que você acaba colocando outras coisas da sociedade: o cara é assassino de policial; o cara estava assaltando uma menina. Aí você acredita na história do policial e vê que o menino não era a melhor pessoa do mundo. Os médicos com CRM saíram da sala no momento em que: "ah, é assaltante". Ficaram só os internos. Você percebe que tinha uma violência dos dois lados. Um não estava querendo se envolver na violência porque não pode, porque é profissional. Os outros não são profissionais ainda, então... Não se deixou claro para o paciente que era uma coisa que podia ser pulada no exame. Mas acho que ele entendeu (já que não era bobo) como um castigo, pois ele sabia que não estava certo em outras coisas. Mas não deveria ter sido feito uma coisa dessas no hospital. Depois você vai pensar, mas na hora ... Eu até posso ter feito alguma outra violência que eu não tenha percebido, mas essa foi muito descarada, foi até proposital. (Aluno do sexto ano)

Em outro exemplo, apareceu uma experiência de descaso com paciente alcoolizada e, na verdade, com o aluno que ainda tem interesse em fazer o que aprendeu ser o modo correto de agir:

No pronto-socorro da Clínica tinha uma paciente que estava alcoolizada, era glasgow 3. Eu falei: "vamos dar um suporte". Quer dizer, se era glasgow 3, vamos, sei lá, talvez até entubar, não sei. Embora ela vá acordar daqui duas horas, você entuba para proteger a via aérea. Aí eu falei: "vamos fazer!" E ninguém quis fazer comigo.

"Ah, ela é bêbada, deixa aí." Eu olhei os relatórios de primeiras condições, coloquei a paciente de lado. Depois de duas horas, ela estava pulando no PS, estava ótima. Não aconteceu nada de errado. Mas são condutas que poderiam ser tomadas e que, às vezes, não são, porque na prática a teoria é outra... (Aluno do sexto ano)

Na prática, a teoria se distorce pela ação dos aspectos subjetivos de seus agentes, aspectos estes que formalmente são considerados sem relevância no modelo científico do qual derivam.

Menos descaradamente, o preconceito que justificaria o abuso apareceu na experiência que a aluna do quinto ano contou:

Existem os pacientes VIPs. O paciente diferenciado, que é um pouquinho mais orientado, estudou um pouquinho mais. Esses, ainda que não sejam parentes de ninguém, são tratados de modo diferente. Por exemplo, não submeter a procedimentos sem uma autorização expressa. Não achar que pode usar e abusar dele pra fazer o que quiser, pesquisas, ensinar seus alunos... Porque as pessoas acham que podem mesmo abusar um pouco das pessoas mais pobres. É a instituição também que se coloca desse jeito. (Aluna do quinto ano)

E reiteradamente, na fala dos alunos:

Quando você pega um paciente com demência, um paciente mal informado, ou alcoólatra, viciado em droga, acho que tem um certo julgamento de valores. [...] Sei lá, às vezes você vai discutir o caso: "ah, aquele alcoólatra, aquele mala!" "Ah, tá! O que é que ele tem?" Sabe? Se fosse, sei lá, um paciente de convênio, com certeza, seria diferente: vamos investigar tudo, assim. Para alguns, os direitos são seguidos... Para outros, não... O presidiário que está lá no PS, algemado na maca. Cadê a relação médico-paciente? Nossa, você quer que o cara vá embora! Você não quer um bandido lá do teu lado, sabe? É um julgamento de valores. Tem um amigo seu no

PS, você tenta ver o quanto antes. Se é um presidiário... Tudo bem, a função do médico não é julgar a culpa do cara, é tratar o cara. Mas tem um julgamento de valores. Acho que o direito deve ser universal, mas tem caso que... E acontece com todo médico, acho que não dá para culpar ninguém. [...] Tem o fator humano, você tenta seguir o que é correto, mas nem sempre dá. Acho que esse é o limite da profissão. (Aluno do quinto ano)

Na Cirurgia, o preconceito aparece no julgamento que se faz dos pacientes do hospital público como inferiores intelectual e culturalmente por procederem das camadas mais pobres da sociedade. Ainda que essa clientela esteja mudando, e esse hospital atenda cada vez mais a classe média, os professores pertencem a uma elite que habita outros mundos, e aqui a distância é certamente maior do que na Clínica. Os alunos apontam esse preconceito como justificativa dos médicos para não conversarem com os pacientes e com eles tomarem decisões terapêuticas compartilhadas. Nesse sentido, a dificuldade para a relação intersubjetiva estaria menos na organização do trabalho e do tempo e mais no preconceito mesmo.

A violência devido a comportamentos coniventes

No ambulatório, pudemos observar vários casos de violência de pacientes ou familiares contra médicos, e a necessidade de se proteger deles. A crise de confiança tem mão dupla nessa relação tão estremecida nos tempos atuais.

A aluna do quarto ano contou algo semelhante:

Você percebe que o paciente domina a pessoa. Vai manipulando o aluno. Pergunta e ele não responde, é evasivo, agressivo, e a pessoa acaba não conseguindo fazer aquilo que ela precisa fazer. Aí um pouco de hierarquia ajuda. Vai depender do paciente se você será mais suave, ou mais duro. (Aluna do quarto ano)

Entre alunos, o comportamento violento não só seria frequente, como também considerado gratuito, irracional e persistente.

Violência física nas competições é meio irracional mesmo. Um negócio que me violentou bastante foi uma competição que teve há pouco tempo. Tinha um estacionamento no lugar da competição e eu estacionei o carro; meu carro tem um adesivo da faculdade. Depois da competição, eu voltei e a lateral inteira do carro estava riscada. Não tinha um motivo aparente. A pessoa que fez não sabe por que fez, não sabe contra quem fez e nunca vai saber. Eu também nunca vou saber quem fez. E aí, vou fazer algo igual? Dá vontade, mas é um negócio que, se você usar a razão, você vai se achar estúpido fazendo. [...] É irracional. O perigo é esse, não tem um motivo, não tem razão. Como fizeram com o meu carro. (Aluno do quinto ano)

Se você vai a um jogo universitário, é coisa de maluco! De vez em quando morre alguém. Por que isso? É a raiva ou a força interna que vem para fora num determinado momento? Por que todo mundo precisa disso em algum momento? É por que ela está contida? Porque a faculdade é um sistema de contenção? Ele é médico, estudante, e de repente o cara vai à festa e arrebenta tudo num sábado à noite, de uma forma acima de qualquer vivente da cidade. Você vê muito isso, essas explosões. Às vezes eu fico olhando os meus filhos que não fizeram Medicina e vejo o que é um estudante de Medicina. Meu filho, com 21 anos, era um meninão. O estudante de Medicina, com 21 anos, tem um peso em cima dele, não é? (Professor de Cirurgia)

Será que a pressão da escola médica ou o impacto da Medicina sobre o aluno produziria esse resultado?
Para os alunos, o abuso de álcool poderia ser uma das explicações:

Os eventos acabam levando a gente a beber, sabe? Nos eventos do Centro Esportivo só tem cerveja. A cerveja é de graça. Não tem água, mas tem cerveja desde manhã, e aí você toma porque está com sede. (Aluno do quinto ano)

A "tradição" da violência teria outra explicação, na opinião de um aluno:

É igual aos calouros que, quando entravam, recebiam o trote. Quando você recebe um trote violento, você quer dar um trote violento. Essa é uma realidade que acontece na prática médica. Se as pessoas são autoritárias com você, na época em que você for o superior, será autoritário também. A maioria das pessoas é assim: ah, se ele acabou comigo, então é a minha vez de acabar com ele! Então, quem sabe mudando isso... melhorando, principalmente, na carreira acadêmica, que tem mais essa hierarquia, esses problemas de um não respeitar a opinião do outro, de não ouvir o que o outro está falando. (Aluna do sexto ano)

Segundo outros alunos, os calouros mal chegam e já experimentariam essa "tradição", como aparece no relato do aluno do primeiro ano:

Tem violência. Eu vou falar do ano passado. Eu acho que senti falta dos veteranos pintarem, cortarem o cabelo. Eu acho legal pintar. Na matrícula, os calouros pediam: "corta o meu cabelo". Na festa de recepção de calouros (feito pelos veteranos, fora da faculdade), o dia inteiro foi legal. Aí deu umas dez horas da noite eu já estava esperando pelo pior. À meia-noite, o veterano do Centro Esportivo veio me acordar. Ele falou bem assim: "acorda que é melhor pra você". Aí, pra quem eu pude falar, eu falei: "olha, muda de roupa porque vão chegar os veteranos e vão jogar a gente na piscina. Se você quer ir com essa roupa, você vai. Mas muda!" Pra quem eu pude avisar, eu falei. E aí começaram a soltar fogos de artifícios. O pessoal foi pra piscina e eu fiquei atrás de uma moita. E quando saíram, eu saí também. Foi de extrema violência. Porque a gente estava preso e não tinha como ir embora. Foi uma coisa que ninguém avisou, prenderam a gente. Quando eu tentei dormir um pouco, meia hora depois eles vieram: "acorda, calouro!" E tinha uns que falavam de boca cheia: "eu estou bêbado, mas tenho plantão amanhã às sete horas da manhã e você está aqui dormindo?" Aí, eu olhava assim... Quer saber? Eu não vou discutir. Aí eu levantava, ele saía do quarto e eu voltava pro quarto e ficava dormindo. Teve uma que até veio me chutar. Aí eu peguei na perna dela e falei: "você para com isso!" Ela viu que eu não estava brincando. [...] Tinha muita gente que acabava fazendo tudo só para ser aceito, entendeu? Na recepção, aqui... Bebe quem quer. Ninguém força a beber, mas tinha uns idiotas que bebiam para parecer legal. Ficavam bêbados, vomitavam lá atrás, passavam a maior vergonha! O pessoal se sente assim: tenho que fazer o que eles estão mandando para ser aceito. Eu acho que isso é um exemplo de violência também. É mais subjetivo do que a pessoa te chutar, te jogar na piscina, não deixar você dormir, mas é violência também. Na festa mesmo, quando eu estava deitado, chegava alguém: "vamos te examinar". Aí começava a falar: "você tem isso, isso e aquilo". Brincando de médico. E o tratamento: "vamos botar ele pra cheirar lança". Aí colocavam num lenço pra gente cheirar. Aí eu falei: "não, pode ficar! Eu não quero!" Mas se fosse outra pessoa, poderia muito bem pegar e ter cheirado pra parecer legal. [...] O que chamou a atenção foi, depois, os alunos terem ficado calados sobre a festa. Assim, pelo que sei da história, uma aluna acabou falando para a professora. E aí o pessoal caiu matando em cima dela! Ainda ficaram a favor daqueles que diziam para os professores: "não acontece isso na faculdade". Eu acho que a questão ética do ano passado foi essa, dividiu a sala entre o pessoal que falou: "realmente aconteceu e está errado". E o pessoal que falava: "aconteceu, foi legal e quero que aconteça ano que vem com os meus calouros". Dividiu mesmo. Para alguns, vira normal te pegar, te bater e te botar bêbado, entendeu? (Aluno do primeiro ano)

A impunidade, o medo de retaliação e mesmo o constrangimento explicariam a manutenção de tais comportamentos e o silêncio sobre os mesmos que os manteriam assim vivos e ativos, como podemos ver na próxima sequência de falas de alunos.

Sobre por que os alunos não se manifestam quando se sentem injustiçados, uma aluna disse:

Depende da situação. Se for uma situação em que a gente possa sair prejudicada, a gente tende a engolir. Por exemplo, o professor dá uma prova horrível, você pensa assim: vou reclamar e tomar pau na segunda, e fazer a matéria de novo, ou vou dar um jeito de pegar a segunda prova no xérox e decorar? Todo mundo é meio malandro, não é? Você não vai entrar numa briga sabendo que está em total desvantagem. Se você sabe que o cara vai te ferrar depois, você vai ficar quietinho, vai engolir o sapo, e ainda vai achar lindo depois. (Aluna do quarto ano)

Até mesmo porque, dependendo da situação, os alunos chegariam a ser ameaçados, como contou o aluno do quinto ano sobre um diálogo seu com um professor, depois de uma reunião em que discutiram diferenças:

Ele (o professor) chegou pra mim (esse eu tenho certeza que me odeia) e falou: "acho muito legal ter um RD,[13] é interessante, fazia tempo que a gente não tinha RD. Acho muito legal você falar as coisas na reunião, mas olha...!", e bateu no muque: "cuidado, hein!" E virou as costas e sei lá pra onde ele foi. (Aluno do quinto ano)

Outro fator que contribuiria para a naturalização da violência seria a complacência do professor. Sendo ele a maior

---

13 RD: Representante Discente, aluno eleito pelo conjunto de alunos para representá-los perante a instituição.

autoridade e o responsável pela ética nas relações, sua omissão constitui ação afirmativa da própria violência.

Exemplo que observamos. Na enfermaria da Clínica, uma residente se referia a uma professora (ausente na discussão) de forma desrespeitosa e agressiva. Tomada de raiva, ela passou a se referir a um residente (amigo dessa professora) de forma grotesca: "Aquele aleijado!"[14] O professor presente na cena interferiu sem muita autoridade, e ela repetiu várias vezes essa expressão, desrespeitando inclusive o nosso Código de Ética Médica.

Na Cirurgia, o não reconhecimento do *outro* na sua integralidade associado ao endurecimento dos profissionais, à hierarquia rígida, à comunicação apenas unilateral e descendente e ao modelo biomédico formam um meio de cultura propício para a violência, que nem sequer parece ser percebida como violência, tal a naturalidade com que ocorre com as melhores intenções. O comportamento violento se expressa no trato com os alunos, nas "brincadeirinhas", no modo de se referir e se dirigir a eles, no método de ensino baseado na pressão, no terror e no constrangimento, no modo de tratar os pacientes como coisa, mal lhes dirigindo a palavra, mas deliberadamente pondo as mãos em seus corpos como se fossem peças de experimentação e estudo.

Fato que observamos e que foi apontado por uma aluna, em crítica que se estende à Clínica Geral:

> Pelo fato de ser um hospital-escola, às vezes acho que o ensino fica mais importante que o paciente. Acho que não precisa ser assim, mas acho que algumas pessoas fazem isso com os pacientes. Existe o academicismo. O paciente com metástase chegou com um potássio alterado e aí internou o cara, fez a tomo. O cara estava em estado terminal, entendeu? Ele estava morrendo! Não precisava. Fizeram contraste. Porque alguém pensou em um diagnóstico e quis ir até o fim para descobrir... Assim, essas coisas de curiosidade científica, eu

---
14 Caderno de Campo, 20/9/07.

acho que, às vezes, estão acima do paciente. Às vezes, todo mundo tem certeza de que o paciente tem um câncer, só não sabe do que, mas necessariamente tem que fazer uma biópsia. O paciente está morrendo, mas alguém resolve fazer uma biópsia para documentar o fato. Mais na Clínica. Porque acho que os clínicos têm esse espírito House [da série de TV]. Os clínicos têm essa formação intelectual da fisiopatologia das coisas, que é uma marca deles, mas têm que tomar cuidado; às vezes, fica tão divertido que se esquece do paciente. Os cirurgiões têm um pouquinho mais de medo. É que a brincadeirinha deles parece mais invasiva e mais perigosa. Eu acho que a preocupação primordial devia ser o bem-estar do paciente. Fazer o diagnóstico e tratar, mas às vezes isso não é o mais importante, e o aluno tem que se encaixar nesse contexto, inclusive porque ele aprende essas coisas, aprende a esquecer do paciente. Isso também se aprende. (Aluna do quinto ano)

A mesma aluna contou outro exemplo, vivido na Ginecologia:

Uma das coisas mais violentas que eu vi foi uma senhorinha na Gineco sendo examinada e o professor ensinando como fazer um exame de mamas. Ela tinha um nódulo de mama e tinha os peitos grandes, caídos. Ele pediu pra ela tirar o sutiã e começou a discutir: "porque essas mamas, tão flácidas e...", descrevendo a mama dela, e ela morrendo de vergonha, tentando se cobrir. E ele: "não, não, vamos continuar. A gente precisa ensinar". Aí, depois: "posso palpar, dona Fulana?" "Ah, pode, né?" Achando que aquilo era o preço... Por ela estar lá e se tratar, tinha que pagar o preço de passar por aquilo. Eu queria ver se ele ia se sentir bem se alguém abaixasse as calças dele e começasse a descrever os seus genitais... É mais ou menos a mesma coisa. Será que ele ia achar esse preço justo? (Aluna do quinto ano)

Para a aluna do quarto ano, a resignação dos pacientes a tais comportamentos também seria uma das causas de tantos abusos, muito embora reconheça que eles estão do lado mais fraco da corda:

> O paciente está vulnerável, e por isso brigar pelos seus direitos é difícil. É a mesma coisa que a gente! E às vezes a atrocidade é tão grande que eu penso: como as pessoas podem ficar quietas com isso acontecendo? Meu Deus do céu! O médico trata mal, é ríspido, sabe que a pessoa não está entendendo, mas não explica nada. E o paciente não reage! É que eles estão numa posição vulnerável. É difícil entrar numa briga perdendo. Mas às vezes precisa. Eu acho que o médico que não explica para o paciente, que não se certifica de que ele entendeu direito, que trata mal, que não está nem aí, é violentíssimo! A gente lida com a vida, não é? Eu acho horrível não respeitar o direito de outra pessoa, mas também é horrível não levantar a cabeça e brigar pelo seu direito. Eu acho que falta isso também. Eu acho que tem muito abuso porque não tem reação também, sabe? As pessoas são injustiçadas, você vê que a pessoa foi maltratada ou foi mal atendida, mas ela fica resignada. (Aluna do quarto ano)

É interessante notar que, no que tange à violência das relações, a aluna também coloca a si mesma e a seus pares como constituindo o lado mais fraco da corda, mas essa frágil identidade não é suficiente para que aí se dê uma aliança, uma melhor interação em busca de conjuntos similares de direitos.

Capítulo VI
A humanização e o ensino de Humanidades Médicas

Dificilmente encontraremos alguém (médico ou paciente) que questione a importância da relação médico-paciente na prática clínica; entretanto, dificilmente encontraremos alguém (médico ou paciente) que nela não localize problemas corrosivos na atual prática clínica. De certo ponto de vista (Caprara e Franco, 1999), o problema consistiria no fato de que a prática assistencial, hoje, com a máxima redução das subjetividades pela engenharia organizacional dos serviços, estaria estruturada de tal forma que, na verdade, o que existe seria uma relação entre instituição médica e doença. Concordamos que a organização e a gestão dos processos de trabalho sejam, sim, determinantes nas relações que se processam no interior das instituições; entretanto, outros olhares (Schraiber, 2008; Ayres, 2004) identificam aspectos interpessoais e relativos à natureza mais específica do encontro clínico e da prática médica como cerne da questão.

Schraiber (2008) desenvolve a tese de que as transformações sociais do trabalho médico, ao longo do século XX, levaram ao que chama de "crise dos vínculos de confiança" nas interações entre médicos e pacientes. Ela chama a atenção para um aspecto que nos interessa neste estudo, embora não tenha sido tratado diretamente: grande parte da discussão hoje, em termos críticos, sobre o tecnicismo na Medicina termina por aderir à ideia da ausência de um "humano", como se fosse possível haver uma Medicina sem nenhuma qualificação nesse sentido. A autora mostra que na Medicina sempre haverá ambas as qualificações, o técnico e o humano, pois essas duas dimensões não são cindíveis, e são consubstanciais uma à outra.

O que se verifica contemporaneamente é um produto de época, na forma de uma crise ou ruptura das interações. Como explica a autora, a articulação que se apresenta entre técnico e humano, na prática médica contemporânea, expressa ao mesmo tempo a exacerbação do técnico e a redução do humano, e, nesses movimentos, o agir tecnicista do profissional passa a representar a qualificação da prática. Como produto histórico correspondente à Medicina da segunda metade do século XX, resta, assim, o técnico como única qualificação do agir profissional, recobrindo toda a prática e deslocando desta outros aspectos do humano que não a própria técnica em sua versão radicalmente tecnológica. O que se quer dizer é que, sendo a técnica, mesmo em seu paroxismo tecnicista, produto da ação humana, porta também a qualificação de humano. Porém, na forma em que se apresenta atualmente, reduz essa qualificação às interações apenas com os recursos tecnológicos, excluindo outras modalidades de interação das relações interpessoal e intersubjetiva presentes na prática.

A dimensão relacional interpessoal e/ou intersubjetiva sempre estaria presente devido aos imperativos da técnica que se dão necessariamente em um nível comunicacional, inclusive quando da realização de um procedimento, uma intervenção no corpo, tida apenas na sua dimensão biológica, pois no encontro inter-humano não há como subtrair todas as formas possíveis de comunicação. Sempre se comunica algo, e a questão é justamente essa: o que se comunica e com que qualidade e propósito?

A partir dessas concepções podemos avançar conceitualmente, afirmando que o humano corresponde a diversos aspectos presentes na prática – no recorte deste nosso estudo, a saber: a intersubjetividade, a não violência, a relação comunicativa dialogada, a reflexão crítica profissional ante o tecnológico –, portanto, a colonização do tecnicismo sobre os demais aspectos do humano indica-nos uma prática humana pouco humanística. Note-se, nesse sentido, que não estamos superpondo os conceitos de técnica, tecnicismo e tecnologia, assim como os de humano e humanístico.

Outro aspecto fundamental que Schraiber (2008) desenvolve refere-se à natureza ética e moral do ato médico técnico. A ética envolve julgamento e escolha, assim como a moral define valores (no caso da Medicina, valores relativos ao bem viver dentro do que social e culturalmente se considera como saúde e vida) que entrarão em jogo no raciocínio técnico sobre cada situação clínica. Ainda que a técnica, pelo seu caráter científico, esteja fundamentada no que se apresenta como constante e comum a todos (o corpo biológico), sua realização deveria ser pautada pelo que se considera o melhor para cada indivíduo em dadas condições, ou pela velha máxima da clínica "cada caso é um caso", que remete ao domínio crítico e reflexivo do profissional ante o caso, em ação antes técnica que tecnicista (em que a subjetividade do profissional, representada por essa reflexão crítica, encontra-se reduzida).

Nesse momento, instaura-se o que a autora chama de "o duplo ético em Medicina", ou a técnica e o humano. Aqui, também, o que se coloca em questão é que valores estão em jogo e como se dão os julgamentos e as escolhas.

A crise de confiança, então, teria como uma de suas causas a perda da autoridade moral do médico com o paciente, em parte em razão do que lhe comunica com seus atos e palavras, em parte porque, nos tempos atuais, a descrença nas instituições retira dessa categoria (dos médicos) o crédito apriorístico de uma tradição. Hoje, até que se prove o contrário, cada paciente é um e cada médico também. O médico, ele próprio, terá de legitimar-se perante o paciente (veremos como), pois não bastariam mais os seus diplomas e as certificações de classe (ainda que pesem consideravelmente na sua avaliação geral) para lhe creditar valores necessários à sustentação da autoridade.

Ao encontro dessas reflexões, queremos aproximar outras que nos parecem complementares a essa linha de pensamento. Dos anos 1980 para cá, irrompeu na área da Saúde o movimento agora chamado "Humanização", que se iniciou com a reivindicação de direitos cidadãos e ações humanitárias e se direcionou no sentido do aprofundamento do estudo das causas e fatores de manutenção da violência institucional na Saúde, entre suas expressões na Medicina, o esgarçamento da relação médico-paciente. A Humanização, atualmente, constitui-se em campo de teorias e práticas bem fundamentadas, ainda que muitas vezes malvista devido à banalização do uso do termo, principalmente entre aqueles que, pouco familiarizados com as Ciências Humanas, desconhecem que, nesse campo do conhecimento, palavras "comuns" não se aplicam a definições com base no senso comum, mas implicam conceitos específicos da área das Humanidades.

Se quiséssemos definir Humanização em um conceito-chave (correndo todos os riscos inevitáveis de reducionismos de qualquer ordem, mas com o intuito de circunscrever o miolo palatável desse conceito), escolheríamos o princípio número um da cartilha da Política Nacional de Humanização, do ano de 2003, anterior às várias revisões e reformulações que sofreu desde então. O conceito-chave seria a:

> Valorização da dimensão subjetiva e social em todas as práticas de atenção e gestão, fortalecendo e estimulando processos integradores e promotores de compromissos e responsabilização. (HumanizaSUS, 2003)

Consideramos o realce às subjetividades o denominador comum que caracteriza a Humanização nos principais nós críticos por ela definidos: a ambiência e o acolhimento, a cultura institucional, a gestão participativa e o cuidado. Em todas essas dimensões, a consideração às singularidades dos envolvidos nas práticas (profissionais e usuários) produz o realce às pessoas (no mais amplo sentido atribuído ao termo neste estudo) e à intersubjetividade como palco de processos ativos de compreensão e qualificação das ações de Saúde.

Nesse sentido, a Humanização poderia despontar como uma das estratégias para a reconstrução de vínculos de confiança, especialmente na dimensão do cuidado. Na linha de pensamento de Ayres (2006), o cuidado envolveria a entrada de outros valores para o raciocínio clínico em combinação com os da Biomedicina, valores referentes à noção de "felicidade" no campo da Saúde. Segundo o autor, a noção de "felicidade" tem caráter singular e pessoal e, portanto, deve ser construída caso a caso, no encontro clínico, consistindo, basicamente, em se colocar a técnica a serviço do projeto de bem viver em questão:

> [...] o desafio central da Humanização não pode ser equacionado como a necessidade de "mais tecnociência", nem tampouco de "menos tecnociência", mas como o interesse em um progressivo enriquecimento das relações entre os fundamentos, procedimentos e resultados das tecnociências da Saúde e os valores associados à felicidade a cada vez reclamados pelos projetos existenciais de indivíduos e comunidades (Ayres, 2006, p.54),

proposta que requer necessariamente a constituição de um campo de intersubjetividade do médico e seu paciente.

Como discutido em capítulos anteriores, a intersubjetividade, em termos psicológicos, é a situação em que sujeitos (dois ou mais) formam um campo comum de vivência simultânea de várias mentes, constituindo o que chamamos de "experiência intersubjetiva". No que tange ao cuidado, a intersubjetividade interpessoal se processa pela palavra, pela interlocução, pela conversa, situação em que duas ou mais pessoas usam a linguagem para a construção de um espaço potencial de compreensão, de atribuição de significados e sentidos no qual é possível a comunicação de algo de si e do outro, e a elaboração de algo dos dois.

Com base nessas considerações, acreditamos que a conversa na relação médico-paciente é dispositivo essencial, mas não suficiente em si mesmo. Não é qualquer conversa que dá conta, não é "jogar conversa fora", mas é fazer convergir valores significativos para consubstanciar a vida (a boa vida), e daí julgar e escolher os melhores caminhos para a saúde de modo compartilhado, dialogado, no campo de compreensão do paciente e seu médico. A conversa seria então recurso técnico para a investigação diagnóstica, para a construção do vínculo de confiança (que devolve ao médico o lugar de autoridade moral), para a realização de um plano terapêutico pautado em valores, conhecimentos, responsabilidades e compromissos compartilhados.

No capítulo anterior, apresentamos vários recortes de observação e narrativas nas quais esses conceitos aparecem expressos nas práticas de alunos e professores. E vários outros em que, simplesmente, não existem. O universo de prática e ensino da escola em estudo, de fato, coloca aos alunos vários modelos e múltiplas escolhas quanto ao ser médico em construção. Cada um pode (e vai) escolher o que quiser e depois se haver com isso na sociedade. A sociedade que o julgue depois.

Embora essa temática nos pareça fundamental para a definição do médico que a escola quer formar, os dados empíricos mostram que ela ainda precisa amadurecer. Vejamos por quê.

De um modo geral, o termo "humanização", salvo exceções, provoca reações negativas entre os alunos, mas principalmente entre os professores. A resistência se sustentaria em um "não saber" sobre o assunto e na crença de um "saber" composto de preconceitos.

Dessa forma, alguns se sentem afrontados pelo termo "humanização" e partem para o ataque, em "legítima defesa", como podemos ver na fala do professor, no próximo parágrafo, para quem o médico seria uma vítima do sistema que o torna desumano e vai contra a sua índole e vocação. O médico seria percebido como um mero objeto do sistema, sem qualquer participação nesse estado de coisas que teria como origem o poder econômico que cria a Medicina humana para os ricos e a desumana para os pobres:

A Medicina não é desumana. Não dão ao médico o direito e as ferramentas necessárias para exercer a sua posição humana que é nata nele. A humanização da Medicina, a necessidade da humanização da Medicina surgiu muito mais pela deterioração da relação médico-paciente do que por eventuais abusos anedóticos ou situações psicopatológicas que possam ocorrer no relacionamento médico-paciente. A busca da humanização é mais uma tradução de que a sociedade não está suportando esse mau relacionamento que, na verdade, foi o poder econômico que provocou na Medicina. Então, existe uma Medicina altamente humanizada, que é a Medicina dos ricos, e existe uma Medicina que é a Medicina dos pobres, e sempre vai ter. (Professor de Cirurgia)

Outra reação negativa comum é, por meio de discurso do tipo ideológico, criticar e desprezar:

Eu não suporto modismo, viu? Agora está na hora de "humanizar". Não existe isso. O cerne de tudo é o ser humano, e ponto final. O resto é em prol do ser humano: ferramenta, arma, técnica, cuidado, é para chegar lá. (Professora de Clínica)

Ou acreditar conhecer o assunto (uma vez que a área de Humanidades pareceria óbvia) e tecer críticas pouco fundamentadas como esta:

Essa Humanização... é como o termo de consentimento informado. É óbvio! Em minha opinião, é óbvio. Se um médico vai operar uma pessoa: você está precisando operar porque está com esse probleminha; esse probleminha pode causar isso, isso e isso... Os melhores cirurgiões que já existiram, desde 1910, sempre fizeram isso. E hoje em dia a gente está nomeando coisas que deveriam ser automáticas, não sei... Humanização, eu acho que é muito vago, é muito amplo... O que é humanizar? É tratar bem as pessoas? É tratar as pessoas como você gostaria que te tratassem, não é? (Professor de Clínica)

Também no que se refere aos direitos dos pacientes e à ética, alguns médicos parecem sentir-se talvez um pouco insultados por uma suposta cobrança de algo que, sim, deveria fazer parte do comportamento de todos, mas não faz. Parecem sentir-se cobrados injustamente por um dever que exercem, ou julgados e condenados pelo mal que não cometeram, mas admitem que o mau uso da confiança e da palavra por outros médicos é fato:

O consentimento informado, em minha opinião, é o seguinte: a palavra do médico hoje não vale nada, porque muitos médicos usaram mal a palavra, aquela confiança que a sociedade depositava no médico se perdeu, não é? Isso mundialmente! (Professor de Clínica)

Outro professor, ainda partindo do senso comum, professa seu limite de alcance ao tema e, mesmo assim, desdenha quem o estuda:

Quando as pessoas falam que precisa ser um médico holístico, ou precisa ser um médico global, ou as pessoas precisam ser humanas, para mim isso é nada. Quer dizer, o médico precisa ser humano. É contrassenso o médico não ser humano: precisa ter ética nas suas atitudes... É, tipo, os dez mandamentos: não roube, não mate... É inerente à coisa. Os dez mandamentos não evitam nada.

Você falar que precisa tratar bem o doente, você falar que o doente é uma pessoa e não um objeto, você falar que precisa conversar com o doente para saber dos problemas extramédicos, para mim é inerente, não precisa ter uma teoria em cima disso. É óbvio, as coisas não estão indo para esse lado, mas vamos rever o que a gente está fazendo. (Professor de Clínica)

De forma mais simplista, vários alunos se comportam como os professores; não conhecem o tema, entendem à sua moda e, é claro, desprezam-no:

Medicina é uma Ciência. Acho que uma das poucas Ciências (porque tem Odontologia e Enfermagem), mas que são Biologias humanas. É assim, Biologia da saúde voltada para o ser humano, então são humanas. Você acaba estudando alguma coisa de Humanas, muito pouco, poderia até ter um pouco mais, apesar de que todo mundo xinga já o pouco que tem. Mas eu acho que... A pergunta é como? (Aluno do sexto ano)

É um conceito muito amplo. Acho que os conceitos só fazem sentido quando eles querem dizer alguma coisa. E humanização, para mim, quer dizer tantas coisas que acaba querendo dizer tudo e nada ao mesmo tempo, entendeu? (Aluna do terceiro ano)

O termo causa incômodo, mas no exercício de pensar situações práticas percebe-se que a falta de conhecimento e reflexão sobre o tema acaba por reduzi-lo a algo como "ter boas maneiras":

É uma coisa que eu acho muito estranha porque... Se a Medicina não é humanizada, o que que é no mundo? Discutem bastante sobre isso, mas também discutem bastante sobre, sei lá, o serviço público, que você tem que atender muito rápido e aí não dá tempo de ser humano. Mas eu acho que não existe isso, de não dar tempo de você ser humano. Talvez não dê tempo de você ficar ouvindo aquele paciente chorar. Então, eu acho que ser humanizado, por exemplo, no Pronto-Socorro, é quando uma pessoa chegar com dor no peito, e você vir que ela não tem nada, você não falar: "não tem nada. Vá embora pra casa". Acho que dá pra dizer: "tudo bem..." e passar pra enfermeira. Não sei. Acho que dá pra ser humanizado. Talvez... Não sei se dá, nos tempos atuais... E se não der pra ser humanizado, pelo menos educado eu tenho certeza que dá pra ser. (Aluna do terceiro ano)

Interessante notar que alguns dos que, em suas próprias reflexões durante a entrevista, inicialmente manifestaram desdém, sem perceber, talvez, acabaram se aproximando de algumas ideias presentes nos discursos da Humanização:

Esse discurso para a humanização foi obrigado a aparecer porque estava existindo um predomínio do papel da técnica, do exame, da tecnologia sobre o ser humano, e o médico virou um técnico: ele diz o que tem que fazer, e o doente que resolva se quer ou se não quer. Como ocorreu isso, teve a contrarreação, que é a humanização. (Professora de Clínica)

Mas há também os que, mesmo sem muito conhecer a respeito, se colocam de forma mais aberta com relação ao tema e chegam ao sentido polissêmico que se dá aos termos *humano*, *humanístico* ou *humanização*. O exemplo a seguir denota uma percepção de prática tecnicista, mas recusa a identificação de prática desumana, apontando para um lado também humano no tecnicismo, como discutimos no início deste capítulo.

Tem médico que fala: eu não gosto que falem em humanismo, em humanização, porque dá a impressão de que a gente dá um atendimento desumano. Não, a gente não dá um atendimento desumano, a gente dá um atendimento sem humanismo. (Professor de Cirurgia)

As condições do trabalho na Saúde (bastante enfatizadas na PNH) são lembradas e apontadas como fator limitante para a humanização do atendimento, ainda que o depoimento não faça distinção entre humano e humanístico:

Não dá para humanizar, com uma Medicina em que cada vez mais cada um tem que "matar um leão por dia" para sobreviver, não dá pra humanizar. Porque o cara tem que primeiro garantir o sustento dele, então vai virando um autômato... Não dá pra humanizar ninguém fazendo uma pessoa trabalhar só pra sobreviver. (Professora de Clínica)

A falta de diretrizes de conduta ética explicitando valores dentro de uma cultura institucional estabelecida também é apontada como um problema que leva à falta de humanização nos serviços:

O que é ética? Eis a questão. Quer dizer, ética é eu fazer a coisa certa. Agora, quem julga o que é certo e quem determina o que é certo é que varia. É questão filosófica. Eu não sei como colocar ética nos relacionamentos que existem com quase todos. O que não pode acontecer é essas relações prejudicarem, mas prejudicam. Não existe quem julgue, e se não há julgamento, não há erro. (Professor de Clínica)

O depoente é bastante enfático na definição de ética como uma pauta muito variável e flexível de valores. Lembremos que, de fato, há mudanças de normas, condutas e valores, mas ao longo da história de uma sociedade, em épocas determinadas, delimita-se por acordo social público o normativo vigente, com o que se definem direito, moral, crime e violência. Não há essa liberdade individual tão ampla. Contudo, há que se lembrar que diversos aspectos da vida cotidiana não estão contemplados nas leis, normas ou regulamentos que positivam seu conteúdo, seus impasses e soluções. E ainda é importante afirmar que na prática médica essas situações sem prévia normatização podem ser muito frequentes, pois deparamos com aspectos sempre íntimos e privados de pessoas, individualmente. É nesse momento que a reflexão crítica do profissional passa a ser um elemento-chave, assim como a prática constante de supervisão dos casos com profissionais mais experientes, alimentando a reflexão crítica e também acordos entre os pares da profissão e da instituição.

Quando não tão hostis ao tema, os alunos emitem opiniões muito consistentes. Talvez porque ainda em formação eles percebam que os princípios da Humanização não são tão "naturais" ou inerentes como acreditam alguns professores, mas principalmente culturais e dependentes de estruturas identitárias e organizacionais da sociedade. Há, inclusive, alunos que demonstram melhor compreensão sobre o tema do que muitos professores:

> Eu acho que a Medicina ainda pode ser muito mais humanizada. Acho que a organização do sistema seria uma maneira de você humanizar, de você separar os níveis de atendimento das pessoas para serem mais bem atendidas, terem o melhor atendimento onde devem ser atendidas, e para desafogar o serviço. E desafogando o serviço, você vai ter uma qualidade melhor de atendimento. Acho que esta seria a maneira mais organizacional. A outra maneira é através da educação, você educar médicos para não serem tão organicistas. Acho que tem esses dois lados. (Aluno do sexto ano)

Mais próxima da ideia do cuidado, a empatia como forma de comunicação e compreensão do outro é bem lembrada pelos alunos quando se fala em humanização:

> Acho que humanização na Medicina é você estar ao lado do paciente. Se colocar no lugar. Se você tiver empatia, você vai fazer uma Medicina humanizada. Então, acho que, para mim, a palavra é empatia. Se não tenho capacidade de me colocar no lugar dele,

conseguir entender, pelo menos tentar imaginar o que aquela pessoa está passando, não tem humanização. (Aluna do sexto ano)

A humanização como reação à violência institucional é apontada por um aluno:

Humanizar é um termo interessante. Por exemplo, saiu um texto no editorial do nosso jornal que falava sobre humanizar. E falava em humanizar, tornar humano, no sentido de deixar de ser violento, na verdade esse era o mote. Então, no sentido da humanização, a relação construída na base da violência seria desconstruída. Por exemplo: um paciente a quem é imposto um tratamento seria uma forma de violência. Humanizar seria tirar essa imposição ao paciente. O hospital que é agressivo aos olhos, porque é um negócio feio, e tal, se você vai lá e faz uma estética bonitinha, trata bem o paciente, o paciente se sente bem lá, você também humanizou a Medicina de certo modo. Então, humanizar seria tirar o caráter violento, seja qual for a violência. (Aluno do quinto ano)

Mas a violência estaria tão entranhada na nossa sociedade e, por conseguinte, na escola estudada que, segundo esse mesmo aluno, até em uma disciplina cujo nome e cujo tema chamam pela humanização haveria palco para a desumanização no ensino, tema de um editorial do mesmo jornal dos estudantes. Interessante notar que o aluno que escreve o editorial tem uma visão mais reflexiva e profunda sobre humanização do que a médica (professora) responsável pelo curso em discussão:

O nosso artigo falava de um dos cursos de Humanidades; ele citava uma mesa de debate entre o Centro Acadêmico e o Centro Esportivo, sobre a violência nas entidades acadêmicas. O artigo falava assim: "Humanidades não estão humanizando". Aí, no ano seguinte, a responsável pelo curso respondeu o texto falando que humanizar, segundo o *Aurélio*, era tornar humano. Então, era encaixar dentro do que define humano. [...] Mas acho que tornar mais humano é acabar com as relações de violência. [...] As equipes multidisciplinares serem multidisciplinares, equipes mesmo. Dentro das enfermarias, a mesma coisa. Acho que isso é um passo para humanizar o negócio. O paciente também: não ser subalterno da equipe médica. Mudar o nome de equipe médica para equipe de saúde. Seria um avanço. (Aluno do quinto ano)

No que se refere ao ensino, a controvérsia aparece, mas não se sustenta. Em princípio, diz respeito ao fato de que, se a ideia prevalente de humanização se aplica ao comportamento humanitário do médico, tido como algo da "vocação", não precisaria ensinar, posto que seria de nascença. Mas, no desvirtuamento do discurso do "dom" (mais presente entre os professores) para o dos valores e competências (mais presente entre os alunos), que envolveria aprendizado de conhecimentos, habilidades e atitudes, aparece a necessidade da formação humanística.

Esta professora vai ao ponto nevrálgico da humanização no ensino:

Então, humanizar alunos sem humanizar os professores, que ficam nessa guerra de vaidades? É esse o exemplo que eles vão ter, então vão se espelhar nisso. E aí ele vê o cara que faz isso ter prestígio, ele acha que esse é o caminho mesmo. É muito complicado. Olha, eu sempre falo que a melhor maneira de ensinar é dando exemplos, aliás, a única maneira de ensinar é dando exemplos. E os exemplos têm que vir de cima. Não adianta nada querer que os alunos sejam humanizados se o professor deles chega lá e não cumprimenta ninguém, só falta o ego voar. Então, o exemplo que ele vai ter é esse, e quando ele for grande, também não vai cumprimentar o faxineiro. Dane-se, ele vai cumprimentar só quem está acima. Apesar de que aqui cada um escolhe seus exemplos, e pode tirar coisa boa e coisa ruim. Eu sempre lembro de um professor que me ensinou muito, mas em compensação humilhava os residentes.

Então ele foi um exemplo para um monte de residentes, e para um monte de alunos. Foi um monte de gente atrás. Tudo bem que você pode filtrar o exemplo ruim e ficar só com a parte boa, mas, às vezes, vai de uma maneira inconsciente, como uma mensagem subliminar que a pessoa nem filtra. Por isso, acho que humanizar a Medicina começa humanizando os professores. (Professora de Clínica)

Ao encontro do que diz a professora, este professor fala do uso do espaço didático para a autopromoção do professor como uma barreira narcísica ao ensino de Humanidades:

Em vez de tentar transmitir uma visão humanística, abrangente, na Medicina, o professor vai transmitir que tecnologia de ponta é que tem valor, e dizer: "eu sou bom para fazer cirurgia bariátrica", ou qualquer bobagem dessa ordem. O aluno é um cara que vai ter contato durante seis anos com aquele ambiente, mas depois disso vai ter que continuar a caminhar sozinho. O caminhar sozinho vai significar que, se ele não tiver espírito crítico suficiente, ele vai caminhar de uma forma cada vez mais errada e mais equivocada. (Professor de Cirurgia)

Tal formação humanística seria importante, mas exigiria metodologia, pessoas e ambiente institucional considerados ausentes, ou ainda precários, na escola em estudo. Como narra o professor da Cirurgia que, como aluno, teve uma experiência de ensino de Humanidades que admira, mas que não imagina reproduzi-la com seus alunos:

Durante o meu curso, tive um treinamento com médicos psiquiatras desde o segundo ano. Era um grupo de estudo que era como uma liga, não fazia parte do programa da faculdade. Num determinado momento, tinha uma parte também de Medicina Social, que era feita num bairro. Ali tinha um grupo que se preocupava muito com a questão social e emocional da vida, enfim, era um psiquiatra que coordenava todo esse programa e um médico de

Medicina Preventiva. Quando eu cheguei a São Paulo, inicialmente fiz mestrado numa outra instituição. Então era muito discutida a relação pessoal, a relação com o doente, a relação com o consultório, a relação do sentimento, a relação dessas coisas. Eu não sei ensinar isso para os alunos, e acho que eles não aprendem também. A gente vê aqui na Residência, são uns meninos ótimos, eles sabem as coisas, mas como é que o sujeito lida no dia a dia? Ele lida do jeito que ele é, desde antes de ser médico, como ele veio. Isso não foi trabalhado nele durante o curso. Então ele vai meio do jeito dele, usa as armas que tem; ele é mais simpático, menos não sei o quê... Mas esse ensino que eu estou te falando não é uma coisa de aula, é uma coisa meio que de um treinamento continuado. Eu não saberia dizer como colocar tantos alunos por ano num esquema desse, sabe. Não sei. Porque você precisa trabalhar individualmente, você precisa trabalhar assim: "vamos ver como você atendeu esse doente, quais aspectos você abordou". Não dá para chegar, botar todo mundo numa sala e dar uma aula disso. Não dá para ser uma vez ou duas, porque esses conceitos são um pouco abstratos e leva tempo. Isso é como fazer análise, não vem assim de repente. [...] O segundo problema que eu acho que tem é que o interesse para aprender isso não vai ser grande. Você vai lidar com uma porcentagem de 10, 20% no máximo. (Professor de Cirurgia)

Questionado sobre por que seria tão pouco interessante para a maioria das pessoas, ele respondeu:

A estrutura que ensina isso não está preparada. E o número de profissionais que trabalham com isso é pequeno, como também o número de profissionais preparados. E o aluno acha que é mais uma encheção no curso. As pessoas que me levaram para isso me captaram pela qualidade profissional e pelo jeito de ensinar, eles eram muito hábeis. Os dois eram clínicos, mas com uma formação psiquiátrica forte. Deveria haver clínicos capazes para isso. O cirurgião que vai alterar a imagem do indivíduo, vai fazer uma cicatriz, vai mudar a vida da pessoa, vai tirar um pedaço de um órgão. Quer dizer, tem um comprometimento emocional nisso tudo. [...] É muito difícil para o cirurgião entender que o paciente não é um chato, e que falar com ele toma tempo, mas precisa conversar. Conversar com o doente toma tempo, não dá para ir lá e dizer: "ah, tem pedra na vesícula. Vamos lá, precisa operar! Tira isso aí senão vai virar câncer". É isso o que falam para o cara, entendeu? Nessa vida a gente não quer ser operado. A gente vê o paciente assustado, todo mundo fica assustado com uma operação. E tem a questão do medo da anestesia. Não estou falando do medo da anestesia em si, a anestesia é simples. Medo por quê? Porque é o único momento da sua vida em que você vai dormir e vai entregar o controle da sua vida para outro cara. Essas coisas todas, que não são sequer faladas ou discutidas hoje com o residente de cirurgia. Então é um negócio difícil. Aí você vê lá todo sujeito que faz cirurgia cardíaca e tem depressão depois: "ah, é porque ele entra em extracorpórea". Não é, não. O cara entra para fazer o cateterismo, sai operado na ponta da máquina trilho. Você entra para fazer um exame e já chama o cirurgião... Na verdade, você já sai operado, tomando um monte de remédios. É assim que funciona. Mas você vai encontrar uns 15% ou 20% de professores que vão ouvir você. Os outros vão achar que é bobagem. O cara não acredita; se você pegar os médicos aqui, eles não acreditam. Então esta é a maior dificuldade, quem vai trabalhar o aluno; quem é a massa crítica que vai fazer isso? (Professor de Cirurgia)

Sobre ser ele, como professor titular, quem poderia investir nesse ensino:

Eu não sei se hoje eu tenho tempo para fazer um negócio desses... Tem uma saída: fazer um programa com os mais jovens (que significa quarenta, cinquenta anos). Acho que tem que ser feito um trabalho com os residentes; o residente é um sujeito que passa muito para o interno. (Professor de Cirurgia)

Também na opinião do professor da Clínica, o ensino de Humanidades estaria desacreditado por falta de pessoas capacitadas. Entretanto, ele aponta também a necessidade de apoio político institucional para promover mudanças:

> O problema está em formar os professores, que é muito mais difícil do que mudar a grade. E a discussão é: vamos escolher os mais competentes que estejam dispostos e disponíveis. Mas tem que ter apoio político. Se você tiver estas coisas, você muda qualquer coisa. (Professor de Clínica)

Um exemplo elucidativo da atuação desastrosa de um professor de uma disciplina de Humanidades sem capacidade para tal, ao lado de uma experiência boa devido justamente ao contrário, um professor competente, apareceu na narrativa desta aluna:

> A minha discussão em pequeno grupo era com um professor da Psiquiatria que também era do Centro Esportivo. Era assim, nada a ver com o que tinha sido colocado na conferência antes da discussão em grupo. Ele ficava julgando as pessoas: "ah, não, você é um cara que tem uma atitude de confrontação. Você já percebeu isso?" Analisando a gente, entre aspas. Foi horrível! Foi horrível! Ele ficava defendendo o trote, e todas essas coisas; e ficava falando da vida dele. Ele ficava falando, e a gente não discutia nada. E quando a gente começava uma discussão, ele colocava assim: "poxa, mas você é assim, né?" A gente via que o curso era muito professor-dependente, não tinha uma formação dos professores para dar o curso. Em outro curso das Humanidades, sei que também foi professor-dependente, mas o meu professor era muito bom, discutia... Foi a primeira vez que todo mundo discutiu junto a relação médico-paciente. Teve um dia, até, em que um menino levantou um problema dele com uma paciente da Liga que não estava tendo aderência ao tratamento, e a gente foi discutindo cada postura dele e da paciente até chegar a uma conclusão de como fazer.

Não lembro de todos os detalhes, mas foi muito bom. (Aluna do terceiro ano)

Há também alunos com muita dificuldade para perceber a importância desse ensino e suas próprias fragilidades em relação ao assunto, que por vezes, ingenuamente, acreditam dominar:

A relação médico-paciente... Você fica meses discutindo isso nas disciplinas da Humanização, para quê? Gente, a relação médico-paciente é humana. Se você não souber se relacionar com o ser humano, filha, você está no lugar errado! Aí, às vezes eu acho que se perde tempo, e eu sou muito prática, acho que às vezes ficam floreando... Mas é que pra mim isso é meio natural, sabe? Eu costumo explicar as coisas muito bem. Nunca eu vou chegar na pessoa e fazer uma coisa sem falar pra ela o que eu estou fazendo, porque se fizessem isso comigo... [...] Olha, eu acho importante ser prático. Eu acho que a gente vive num mundo real, sabe? O SUS não tem dinheiro pra pagar pra todo mundo. Ah, então você tem que ser prático, você tem que avaliar as coisas e fazer tudo objetivamente. Você não pode ficar perdendo tempo e dinheiro. O dinheiro não é seu, o dinheiro é do povo que está passando fome e está precisando de ajuda. (Aluna do quarto ano)

Como em relação à humanização, no ensino de Humanidades o preconceito com relação ao que desconhecem acrescido ao, não raro, mau desempenho de tais disciplinas e ainda aos modelos arraigados no tecnicismo e, justamente por isso, valorados, apresenta-se em falas como esta:

As aulas de Humanismo são mal aproveitadas, não só pelo curso, mas por causa da gente também. Porque sempre tem alguém falando: "aquela aula é um saco!" Aí, você já vai assim: "ai, o que eu estou fazendo aqui?" Então, na hora de discutir, você não quer discutir nada. Por isso, acho que a gente tem culpa também. A gente vem muito na defensiva pra qualquer aula dessas. E falam umas coisas importantes. Se você para pra pensar, é importante. E não é ruim falar! Não é! Eu falava. Nossa, tinha uma, eu não sei qual era. Nossa! Eu tentei abraçar o curso, porque do jeito que eu estava levando esses cursos... (Aluna do quarto ano)

O preconceito em relação às Humanidades fica claro quando "de repente" os alunos descobrem o gosto por tais assuntos levantados em uma aula do professor de Cirurgia, rico, famoso e poderoso:

Eu acho que desperta interesse, nem que seja por você querer ser um bom médico e ficar multimilionário como ele, sabe? Se isso for ajudar o paciente... Não importa que se esteja pensando só na fama e no dinheiro; se isso for ajudar o paciente, eu concordo que se faça isso. (Aluna do quarto ano)

Sobre como deveria ser o ensino de Humanidades, professores e alunos aproximam opiniões:

Eu acho que seria bom desde cedo começar a cultivar o contato com as Humanidades. O sujeito ter contato com Sociologia, Antropologia... quer dizer, essas partes das Humanidades que, fundamentalmente, são importantes para o médico. O problema é inserir isso dentro do currículo... vira motivo de chacota. Para que estou aprendendo Antropologia? Porque, quando o aluno entra na faculdade, acabou de sair do vestibular, não sabe nada, mas lhe é cobrada uma postura técnica de médico. Aí vai ter Antropologia? Ele fica desesperado! [...] Acho até que eles aproveitariam mais essas matérias de Humanidade no final do curso. Apesar de que, para aproveitarem o curso, também seria bom que eles tivessem no começo, mas parece que só vão se conscientizar desse valor no final, porque no começo eles estão querendo ser técnicos em Medicina. (Professor de Cirurgia)

Acho que falta um pouco de Filosofia, mais de Psicologia. Mas se for pra dar uma matéria blá-blá-blá, melhor nem ter. [...] O pessoal da Psicologia Médica falava em cima de exemplos arbitrários. A gente acabou aprendendo Psicologia Médica, na prática, em outras disciplinas. É errado ter aula de Psicologia Médica? Não. É fundamental, mas não da forma como o curso se apresentou. Eu acho que precisa humanizar, precisa sim, todo mundo precisa lembrar que é humano, que tem defeito, que tem limite. Se bem que, humanizar não é: ah, eu sou humano. Mas saber que é humano e como o humano se comporta. Precisa? Precisa humanizar mais. (Aluno do sexto ano)

O problema é a forma de trabalhar os temas. [...] Uma que não funciona muito bem, mas é melhor, é a Bioética no Internato, que é trazer sua vivência de estágio e discuti-la. Isso é uma coisa muito mais próxima. [...] A gente discutiu até que ponto vai a terminalidade da vida. Mas quando você joga para a discussão da Bioética o caso que você vivenciou, que você teve que decidir, é diferente; você cresce mais. Isso aconteceu com a gente, era um paciente que a gente tinha acompanhado no PS. Você não vai mais discutir uma questão filosófica... Não que não seja importante, claro que é; você tem que ter essa base filosófica. Mas é mais interessante dar essa base junto com a prática. (Aluno do sexto ano)

Eu acho que há uma grande tentativa na faculdade de ensinar as Humanidades, mas acho que é muito frouxo. [...] Mas acho que existe essa tendência, essa preocupação na faculdade. E mesmo a postura dos preceptores frente a isso... Isso varia de estágio para estágio: tem estágio que é menos, tem estágio que é mais. Mas você percebe uma postura dos responsáveis para que haja esse compromisso ético, esse compromisso com o paciente. (Aluno do sexto ano)

Ou seja, professores e alunos concordam que o ensino de Humanidades Médicas é necessário para a formação médica.

Deve-se apoiar em disciplinas da área bem fundamentadas e com professores preparados, mas deve predominantemente fazer parte do ensino da prática médica. Tal aprendizado já ocorreria em algumas disciplinas durante a graduação, mas de forma independente de uma proposta sistêmica e articulada entre as disciplinas todas do conjunto curricular, proposta esta que de fato ainda não havia sido implementada na ocasião deste estudo.

Outros exemplos de aprendizado de Humanidades na prática, trazidos pelos alunos, reforçam as elaborações conjuntas de alunos, professores e pesquisadores, neste estudo:

Na Pediatria, acho que a gente aprende um pouco melhor. Porque, como existem especificidades muito grandes da criança, eles ensinam algumas coisas, como: não tratar a criança como idiota; abordar a mãe de maneira adequada; postura durante a consulta; falar com a criança e não só com a mãe; trazer a criança pra consulta. E é bom porque a gente faz muitas coisas no bom senso, e bom senso todo mundo acha que tem o suficiente, mas sei lá... Então foi importante aprender como fazer. Tem uns diagnósticos de Pediatria que você não faz sem interagir com a criança, por exemplo, por achar que ela é muito novinha pra falar, e conversar só com a mãe. Você pode deixar passar um monte de coisas. (Aluna do quinto ano)

Eu tive uma experiência muito boa, porque os residentes que estavam com a gente faziam questão de que todos os pacientes que estivessem internados soubessem o diagnóstico, o prognóstico e a família também. Então, geralmente, eles davam a notícia quando tinha mais alguém da família junto. Teve um paciente que a família não queria deixar que ele soubesse o diagnóstico, e os caras acharam que ele tinha o direito de saber. Eles colocaram a família inteira, todo mundo junto, e conversaram. Os caras eram bons. Antes da conversa, eles sentaram com a gente e falaram: "olha, é isso, isso e isso. A gente precisa conversar com ele e a gente quer que você vá conversar junto, porque é um negócio que você precisa saber fazer e não é legal que padeça a primeira vez fora daqui". E aí a gente foi lá e conversou junto. A gente explicou o que o paciente tinha, e ele ficou bem mal. Mas você via que, embora tenha ficado mal, foi um alívio saber o que tinha; você via na cara do sujeito que a agonia dele era não saber que diabos ele tinha. Era um negócio que ele tinha noção que o estava matando, e não sabia o que era, aí de repente soube. Claro que depois ele ficou mal, mas enfim, ele queria saber do prognóstico e a gente contou; foi uma choradeira, a família estava junto. Depois a gente saiu e o deixou lá com família. No dia seguinte fui falar com ele, e ele me agradeceu por ter conversado. Foi bacana, foi bonito. Foi interessante. (Aluno do quinto ano)

Apesar das muitas experiências aqui relatadas pelos alunos no tocante ao aprendizado de, senão técnicas propriamente ditas, pelo menos posturas comunicacionais ao lado de professores e residentes em ação, é interessante que, para certos alunos, não se aprendem a "escuta" e a "conversa". Acham que é inato, que pode até melhorar um pouco com o ensino, mas na verdade são bastante descrentes quanto a isso e não pensam que as pessoas mudam com a experiência e o aprendizado.

Mas há também os que pensam de modo diferente e localizam seu aprendizado na relação do professor com o aluno (e não só deles com o paciente):

A gente aprende a conversar nas aulas de prática, então eu acho que o curso de Clínica do quarto ano é bom por causa disso. Você tinha tempo e conseguia conversar com o paciente, por exemplo. Com o tempo, eu aprendi... Na verdade, acho que aprendi a ouvir mais. Conversar, não sei, sempre conversei bastante, mas acho que aprendi a ouvir um pouquinho mais. Eu não ouvia tanto. Aprendi vendo. Às vezes eu fazia pergunta atrás de pergunta, o paciente ia respondendo, ótimo. E, às vezes, via que se desse mais tempo, um pouquinho mais de tempo para ele falar um pouco mais e escutar, podia pegar umas coisas que tinham ficado nas entrelinhas, ou que não conseguia tirar dele. E isso eu vi uma professora fazendo. Eram umas perguntas às vezes um pouco mais abertas, e ela tirava um pouco mais de coisa do que o paciente falava. Ela sempre acabava tirando alguma coisa a mais do que o paciente tinha falado para mim. Então ela conversou comigo, ela me mostrou o fato... (Aluno do sexto ano)

Ampliando a discussão sobre o ensino de Humanidades, alguns entrevistados se pronunciaram sobre o que poderia ser feito para tornar a prática e o ensino médicos mais humanizados. Reiterando a importância dos professores nesse processo, mas acrescentando a necessidade de diretrizes educacionais de caráter coletivo e institucional, este aluno disse que, para ele:

Uma coisa que eu acho que faz muita diferença são os professores que dão as aulas práticas. As práticas de tudo: de Semiologia, de Propedêutica Cirúrgica. Porque depende muito do professor. Eu peguei professores muito bons, não só do ponto de vista técnico, de ensinar a teoria do abdômen agudo, mas também de como falar com o paciente. Tipo, o professor de Propedêutica Cirúrgica: ele discutiu com a gente como dar uma notícia ruim para o paciente, e ele deu uma notícia ruim para o paciente na nossa frente, entendeu? E eu acho que é uma coisa que me marcou; vou lembrar desse momento para sempre. Outra coisa... Por exemplo, sobre a autonomia do paciente, acho que é uma coisa que caberia bem na aula prática das diversas disciplinas, e que precisaria de uma formação dos professores para isso. Porque é muito desigual: tem professores muito bons, nesse ponto de vista, e muito ruins. Porque é meio que assim: "ah, é a minha opinião? Então vou dar a minha opinião". Não tem uma coisa assim: a Faculdade de Medicina quer que os alunos aprendam isso. Fora a técnica, cada professor fala assim: "acho que ser médico é isso, ser médico é aquilo e aquilo outro". E cada médico vai dar a sua opinião. Lógico que você não vai fugir disso, mas tem algumas coisas, os conceitos básicos, que deveriam ser passados não como uma opinião. (Aluna do terceiro ano)

Enfim, entre consensos e dissensos, o efeito das Humanidades sobre a modelagem da identidade profissional aconteceria de forma silenciosa, sendo às vezes percebida como surpreendente, como na fala deste aluno:

Muitas pessoas acham que no começo da faculdade você fica meio arrogante, mas acho que a faculdade está tentando e de algum modo está conseguindo, não sei se para todos os estudantes, introduzir essas bases humanistas, que a gente brinca e fala que são bases "humorísticas" e que nunca servem para nada. Mas você acaba refletindo de uma maneira ou de outra o motivo de ser médico, por que você quis isso. Depois de te perguntarem vinte vezes por que você quis estudar Medicina, por que isso e aquilo, você acaba refletindo e vendo que... Você acaba parando um pouco de ser arrogante, vendo que você não é tudo aquilo que acha que é porque tua mãe disse que você é. (Aluno do sexto ano)

Retomando as premissas iniciais, nas quais discutimos a importância dessa temática ante as necessidades sociais de saúde que se colocam para a Medicina nos tempos atuais e ao insuficiente preparo dos médicos para atender a tais demandas, ao mesmo tempo reconhecidas e rechaçadas, encontramos, no nosso material empírico, atos e falas que confirmam as aproximações, os contrastes e os paroxismos que o tema suscita.

Tanto a humanização quanto as Humanidades Médicas ainda não se firmaram como campo do conhecimento com objeto, conteúdos e métodos que convêm. São percebidas dentro do senso comum e, talvez por isso, consideradas saberes menos confiáveis e válidos do que os conhecimentos médicos científicos. O trabalho de construção da legitimidade dessa área dentro da escola médica é tarefa a se cumprir. No campo da Saúde, de modo geral, está em franca constituição.

Como decorrência, as pessoas não reconhecem em seus próprios discursos os depoimentos que endossam as ideias e propostas da humanização e das Humanidades Médicas e, paradoxalmente, desqualificam aquilo que de outro modo defendem. Essa seria uma das razões da forte resistência que se ergue contra a área na prática e no ensino médicos.

Mas há também as desrazões...

O termo "humanização" causaria mais que resistências intelectuais (para as quais bastariam os motivos racionais apresentados), verdadeiras ojerizas viscerais que nos fazem suspeitar da existência de motivos mais "intimistas" ou individualistas.

A palavra "humanização" (como ato ou efeito de tornar humano) é agressiva, pois carrega em si uma séria acusação, principalmente para uma profissão como a Medicina, cujas origens sagradas fazem parte da nossa cultura, assim como sua sombra maligna. Médicos e monstros habitam o imaginário de todos nós. Portanto, com uma sombra dessas, a acusação subliminar realmente soa grave. E se fosse só uma acusação fantasiosa, não causaria tanta comoção, mas ligada à impressão que se tem hoje da Biomedicina como uma prática (na sua sombra) destituída de alma, que na busca do combate aos males não se furta a agredir, ferir, maltratar, enfim provocar sofrimento se necessário, encontra-se o ponto de ancoragem da fantasia na realidade. Talvez por isso, de um modo geral, a primeira reação dos médicos seja sentir-se incomodados (inconscientemente acusados) e defender-se, ou hostilizar.

A palavra "humanização" também seria incômoda porque colocaria o dedo em uma ferida narcísica do médico: a crença (não assumida conscientemente, mas miticamente sentida) na sua superioridade como ser humano em confronto com o enfraquecimento moral da sua imagem pública. Haveria, assim, certo ressentimento em relação ao não reconhecimento das qualidades humanas que os médicos teriam e exerceriam com a boa prática da Medicina, desde os tempos imemoriais até a atualidade.

Da perspectiva cultural, embora muitos apontem a necessidade de diretrizes éticas institucionais mais claras, paradoxalmente seu discurso e seus relatos de atitudes ou práticas realizadas denotam o grande valor que se dá ao individualismo, à liberdade plena de cada um sem se perguntar em que coletivo está inserido ou do qual faz parte. Isto reforça a cultura narcísica que apontamos e é por ela reforçado, sem que os sujeitos percebam a contradição de suas falas nesse sentido.

E, finalmente, cabe ponderar também o fato de que a humanização não surgiu exatamente como um movimento de médicos, mas de médicos e vários profissionais da Saúde, além de usuários, que, inclusive, tinham como alvo de crítica ao sistema de saúde o predomínio do discurso médico e seu poder. Até hoje, as atividades relacionadas à humanização, na grande maioria dos serviços, estão associadas a muitos ramos profissionais da Saúde. Nota-se, contudo, maior resistência ao tema entre os médicos. Levando em conta que, historicamente, foram e ainda são os médicos a categoria hegemônica nas práticas de saúde e a que formula os modelos de atenção vigentes, não nos surpreende que os médicos se sintam os mais ameaçados pelo movimento da humanização e, defensivamente, mantenham-se mais distantes de suas propostas. Também se pode detectar que o grande envolvimento de outros ramos profissionais na discussão, que, ademais, repercute diretamente no ato do médico, pode ser visto como uma ingerência de quem não é médico sobre o ser médico.

Capítulo VII
A formação de médicos na cultura contemporânea – Desafios

O longo caminho que se inicia no momento em que entramos na Faculdade de Medicina e termina no diploma que nos autoriza a exercer a profissão é feito de imersão no conhecimento médico acumulado, e, essencialmente, de muita observação e prática sob supervisão direta. Não há dúvidas de que o aprendizado da profissão médica se dá pela apreensão de saberes, valores e comportamentos no contato direto de alunos e professores, estes verdadeiros modelos do ser médico. O atendimento aos pacientes e as discussões de casos clínicos são espaços essenciais para o desenvolvimento de competências biomédicas e ético-relacionais, integrando teoria e prática.

Mais do que a aquisição de conteúdos, o aluno desenvolve um jeito de ser médico a partir das vivências subjetivas do encontro pedagógico, absorvendo a "teia de significados" (Geertz, 1989) que é a cultura profissional. Sobre tudo isso dá-se a construção de saberes sobre o encontro (ou desencontro) clínico. Nesse sentido, esse longo caminho de formação é também um longo caminho de produção de subjetividades.

Já há algum tempo, na área da Educação Médica, discute-se a importância de se ater a tais aspectos da formação, considerando-se que o ensino por acumulação, no que Freire (1996) chamou de "depósito de informações", não seria suficiente para dar conta da totalidade do processo educacional em Medicina, que só se completa com o desenvolvimento ético do ser médico.

Críticas ao comportamento dos médicos (frios, distantes e até mesmo cruéis e desinteressados pelo paciente, ainda que tecnicamente interessados na sua doença) somam-se aos aspectos situacionais que caracterizam a prática médica atual como uma prática tecnicista apoiada em equipamentos e protocolos, pouco articulada com o humano inerente ao seu campo (Schraiber, 2008).

Diante desse fato, hoje é mais ou menos consensual na literatura que, para trabalhar de forma competente transitando nas interfaces técnicas e humanas da profissão, é preciso que durante a formação médica tais campos se apresentem e se articulem no viver pedagógico, sem que qualquer deles seja colonizado pelo outro.

Do nosso ponto de vista, não basta, entretanto, conhecer princípios ou mesmo técnicas relativas a tais campos. É também necessário cultivar a identidade médica no teatro das subjetividades em formação, uma vez que, para que essa articulação seja efetiva, é preciso que, mais do que conhecer (de forma cognitiva), se elaborem (de forma interiorizada) tais informações, tornando-as parte do ser médico e, por consequência, do fazer Medicina. Se assim for, estamos falando de um fenômeno educativo que requer desenvolvimento pessoal mais do que transmissão e memória. Tarefa que não se realiza só com a preparação técnica, mesmo que baseada na excelência tecnológica, pois requer o exercício ético como método para se chegar à dose certa de teoria e prática, racionalidade e sensibilidade do fazer competente para seres humanos por inteiro. Uma educação que implica um amplo desenvolvimento de potencialidades e uma construção reflexiva do ser cada vez mais ciente da natureza das coisas, das pessoas e de si mesmo, capaz de realizar sua própria humanidade.

Da Psicanálise sabemos que tal realização se dá por elaboração psíquica, processo contínuo de identificação com atributos, propriedades, aspectos totais ou parciais de vivências intersubjetivas (Laplanche e Pontalis, 1988), partícipes da constituição subjetiva que, por sua vez, determina comportamentos e formas de relacionamentos interpessoais, no início e ao longo da vida.

Trazendo tais conceitos para o campo da formação médica, interessava compreender certos elementos da cultura contemporânea que, refletidos na cultura médica, e mais precisamente nas matrizes intersubjetivas presentes na escola médica, imprimem marcas de subjetividade para um modo de ser médico que, ao final do processo educacional, pouco tolera o *outro* como alteridade, e, mais ainda, o reduz à dimensão de organismo anatomofisiológico em práticas relacionais desvitalizadas.

Nossa proposta de aproximação com o problema em foco foi aprofundar a compreensão do universo de relações em uma escola de Medicina, com especial interesse no encontro professor-aluno na graduação, enfatizando os aspectos da cultura contemporânea vividos intramuros e suas possíveis implicações no ser médico e na interatividade diante das questões levantadas pela humanização e o ensino desta e das Humanidades na formação médica.

Definimos, então, a base empírica e as técnicas de coleta de dados, considerando como campo para a observação participante os anos de Internato da graduação, nas áreas de Clínica e Cirurgia Gerais, e como meio de produção de narrativas as entrevistas em profundidade de professores dessas duas áreas e alunos do primeiro ao sexto ano.

Do mergulho teórico inicial, construímos três núcleos temáticos – o eu, a tecnologia e a interatividade –, que permitiram a chegada ao campo e foram sendo remodelados nas análises dos dados ao longo do tempo, a partir das muitas idas e vindas nos planos teórico e empírico; movimento que, na pesquisa qualitativa, faz dialogarem o geral e o particular, o abstrato e o concreto, o coletivo e o individual, alinhavados pela realidade histórica, social e cultural do estudo e de seu estudioso. Desse processo, chegamos a algumas interpretações que nos pareceram relevantes em relação ao objetivo proposto. Sintetizemos.

A cultura médica carrega consigo uma tradição manifesta em valores, crenças e comportamentos que compõem uma poderosa matriz de construção de subjetividade da qual os estudantes saem médicos e, à qual, os médicos constantemente retornam durante sua vida profissional. Em vários aspectos, a cultura médica reflete a cultura de seu tempo, e, no caso em estudo, pudemos observar essa estreita interdependência.

Dentro de modelos do pensar característico aos seus campos de estudo, autores da Antropologia (Augé, 2005), Sociologia (Giddens, 2002), Filosofia (Ferry, 2008) e Psicanálise (Costa, 2004; Birman, 2001), em suas análises da cultura contemporânea convergem para o realce do *eu* como instância de referenciamento na produção das subjetividades nos tempos atuais. Valores como individualismo, culto ao corpo e à imagem, competitividade, consumismo produzem comportamentos que revelam (e reforçam) a supremacia do *eu*. No mundo atual, cada indivíduo está voltado para si mesmo, e o *outro*, como alguém diferente, não é desejável. Essa posição subjetiva impede a autenticidade dos encontros inter-humanos na perspectiva da intersubjetividade interpessoal (Coelho Jr. & Figueiredo, 2004), considerando que esta pressupõe o encontro de dois ou mais sujeitos suficientemente constituídos e independentes que podem obter do encontro de subjetividades o reconhecimento mútuo. Em tempos narcísicos, essa aproximação produziria desprezo e intolerância ao desigual (Birman, 2001) por haver polarização na busca de si mesmo no outro e aversão ao diferente em gradientes que chegariam até mesmo à negação de sua existência ou à violência (anulação social, psíquica ou física do outro).

A colonização do espaço público pelo *eu* e a cultura narcísica dos tempos atuais encontram expressão em caracteres que participam da construção da identidade médica: o sentimento de especial singularidade e superioridade, o individualismo, a competitividade e o isolamento. Na esfera relacional, essa configuração subjetiva pode se manifestar na forma de difícil aceitação da alteridade, que vai do estranhamento ao *outro* desigual à sua anulação como sujeito, movimento em consonância ao que se observa na sociedade a propósito da violência.

A cultura médica que se delineia na Modernidade e se estende à contemporaneidade é fortemente marcada pelo que em alguns momentos deste estudo definimos como "modelo biomédico". A primazia do fato biológico potencializa-se com os avanços tecnológicos que realizam o escrutínio do organismo de forma cada vez mais sofisticada, assim como ampliam possibilidades de intervenção no corpo físico. Médicos encantam-se com o saber biomédico refinado e, em sintonia com as crenças da cultura somática atual, que localiza na vivência corpórea os fenômenos (físicos, psíquicos e sociais) relativos ao *eu*, acumulam reforços de uma sociedade em que os indivíduos se definem em termos físicos.

> Atualmente, se tornou verossímil acreditar que atos psicológicos têm origem e causas físicas e que aspirações morais devem ter como modelo desempenhos corpóreos ideais. Em outros termos, estamos nos habituando a entender e a explicar a natureza da vida psíquica e das condutas éticas pelo conhecimento da materialidade corporal. (Costa, 2004, p.203)

Esperam-se da Medicina e dos médicos (aparelhados pela tecnologia) respostas e transformações físicas que tornem o *eu* mais belo, mais forte, mais longevo. Ideais que brilham nos olhos da sociedade e ultrapassam os limites naturais e éticos de tais aspirações.

Não se trata de reprovar o cuidado com o corpo como forma de investimento narcísico na autoidentidade. O chamamento se faz sobre o excesso de valor dado à dimensão física do corpo, que cria uma miragem cultural. O reverso dessa miragem se revela no cotidiano da prática médica na forma de insuficiências não aceitas como limites desse pensar centrado no organismo, mas interpretadas por médicos e pacientes como falta de mais biociência, levando muitas vezes a exageros e abusos em relação à natureza humana.

No entanto, a cultura médica sustenta traços culturais peculiares que têm sua origem na tradição: do aprendizado pela pressão, acúmulo e sofrimento, que caracteriza a passagem ritualística da profissão; ou da estrutura hierárquica da corporação (baseada não só no saber, altamente valorizado entre médicos, mas também no poder); ou da aliança fraterna, que une médicos em caso de apuros, ou em qualquer caso, quando, entre vários outros, se juntam os "igualmente" médicos; ou, ainda, da escolha da profissão por razões altruísticas (que podem perdurar ou não), mesmo assim fato surpreendente em tempos de enfraquecimento da solidariedade (Birman, 2001).

A cultura médica seria, assim, uma matriz de intersubjetividade que comporta várias dimensões da alteridade: como meio que precede o estudante e lhe fornece emblemas para a construção de sua identidade profissional (dimensão transubjetiva); como território de encontro com o *outro* semelhante com quem se reconhece, complementa, troca (dimensão interpessoal); como arena de embate com o radicalmente *outro* e que necessita da mediação ética (dimensão traumática); e, por fim, como *locus* de contato com outros que se instalam no psiquismo como objetos de identificação (dimensão intrapsíquica). No interior dessa cultura, cada um de nós, durante a graduação e depois, na vida de médico, vamos nos haver com figuras culturais que participarão das constantes remodelagens do *eu* de cada médico e do modo como este atua com seus pacientes e equipe.

Entre as figuras que mais se aproximam do que seria entre nós o protótipo do eu-médico nessa dimensão coletiva destacam-se as da superioridade intelectual, "genética", de classe social ou de qualquer natureza que apareceram de forma recorrente neste estudo, seja em relação ao professor, ao estudante, ao médico ou ao superior hierárquico. A superioridade seria uma dádiva da pessoa antes mesmo de entrar na escola médica, como uma característica (biológica e social) do ser, que, ao passar pelo crivo do vestibular, se legitimaria. Uma vez na faculdade, as opiniões divergem quanto ao futuro dessa "ilusão". Para alguns, a faculdade, por suas falhas organizacionais e éticas, deturparia a genialidade dos escolhidos. Para outros, pela qualidade dos professores e da estrutura educacional, sustentaria e aprimoraria a superioridade dos selecionados. Certamente que essas propriedades se aglutinam de várias maneiras na formação do estudante, e nosso estudo mostra que cabe a cada um encontrar a dose certa de enaltecimento narcísico para o seu projeto de autoidentidade no campo profissional.

Contudo, uma vez que essas crenças são administradas de forma individual e autônoma a serviço de projetos pessoais de sucesso, estariam também na origem de comportamentos de autossuficiência, competitividade exacerbada e desconsideração pelo *outro*. Percebemos que as dificuldades para a experiência intersubjetiva começariam já nesse meio, porque o adensamento dessas características acabaria por tornar o ambiente acadêmico da escola estudada (que nesse caso não a diferencia muito das instituições de um modo geral) como um ambiente de desconfiança e deslizes éticos, relações superficiais e de caráter instrumental, oportunistas e interesseiras, o que recomendaria atitude de cautela e superficialidade nas relações. A falta de formalização de diretrizes de conduta ética institucional como referência, assim como a falta de posicionamento claro e comprovado em relação ao médico que se pretende formar do ponto de vista do "duplo ético" citado (técnico e humano), reforçaria esses comportamentos.

Nesse sentido, mas em outro plano de análise, há que se considerar que o sentimento de superioridade seria ressignificado e reforçado como um recurso de encastelamento do *eu* (Birman, 2001) – que, então, se bastaria a si mesmo, prescindindo dos outros para sua satisfação – fenômeno da cultura narcísica que se apresenta como uma defesa contra pessoas, situações e ambientes tidos como hostis, agressivos ou pouco confiáveis.

O *eu* como um fim em si mesmo e o investimento na autoidentidade são características das subjetividades contemporâneas que aparecem no discurso dos alunos. Nesse sentido, é interessante notar que entre professores ainda se valoriza muito o profissional liberal (que quase não existe mais, pelo menos não exclusivamente) e a crença no "sacerdócio" ou na "vocação" médica (como dom e disposição integral da vida à Medicina). Já entre os alunos, ser um profissional assalariado não soa como um insulto, desde que bem pago, sendo até mesmo bastante desejável, pois dá direito a mais liberdade para a vida pessoal (horário de trabalho, fim de semana livre, férias). Para estes, a construção da autoidentidade envolveria vários outros aspectos do viver e não se bastaria mais no ser médico, para o qual admitem uma disposição parcial da vida.

Entre os professores, a ideia de Medicina como arte está muito associada à vocação, como um talento natural que pode prescindir de aprendizado, pois seria uma disposição inata do espírito para a prática médica, principalmente para a conversa e a relação médico-paciente. Muito embora a arte não dispense um método, ou um conjunto de regras e processos para a produção de um determinado efeito de caráter fundante, entre os médicos a arte seria um modo de agir "inato" e subjetivo, tendo a eles próprios como modelos e, baseados em valores pessoais, atuando como conselheiros dos pacientes. Para os alunos, essa ideia não parece ser tão importante para a afirmação da identidade médica. Há alguns que acreditam nela, mas ao seu lado está presente a ideia de tecnologia como processos ou materiais criados a partir da aplicação de conhecimentos científicos, técnicas e métodos, perspectiva pela qual eles reconhecem a comunicação, o cuidado, o vínculo terapêutico como modalidades de tecnologia em Medicina que podem ser ensinadas e aprendidas no curso médico. Também, faria parte da arte médica a experiência, bastante valorizada entre os professores e questionada pelos mais novos, que se apegam mais aos *"guidelines"* como recurso tecnológico de proteção contra a inexperiência e a imprecisão da arte, ou sua falta... Assim sendo, percebemos que entre os mais velhos a ideia de tecnologia tem a ver com equipamentos, insumos e estes seriam colocados a serviço da arte médica. Entre os mais jovens, há os que entendem tecnologia como mais que insumos, conhecimento, modo de proceder com técnica, que se estende e ultrapassa a subjetividade pura e simples, que, então, deve ser redimensionada em termos metodológicos.

Outro aspecto controverso que aparece no tocante às figuras culturais do eu-médico se refere ao médico ideal e sua tradução na prática. Na observação, identificamos o médico "rico em saber" e o médico "rico em dinheiro e prestígio", respectivamente na Clínica e na Cirurgia, como os ideais do imaginário social do grupo, que podem ou não coincidir com a realidade de vida do médico. Nas narrativas de clínicos, aparece o médico como aquele que cuida, que se dedica, que acompanha o doente no desenvolver da sua problemática, seja ela qual for. Nas narrativas de alunos, essa prática estaria mais distante do ideal do que no discurso dos clínicos. Também para os cirurgiões entrevistados, esse ideal só seria possível no consultório particular, onde teriam tempo para um trabalho educativo com os pacientes, porque a distância entre o médico que cuida e o que trata (cura) estaria não só no comportamento dos médicos, mas também na demanda dos próprios pacientes, que só se sentiriam atendidos na Medicina privada. Segundo eles, não havendo possibilidade de realizar esta figura ideal, optam pelo modelo tecnicista.

Voltando-nos para o professor de Medicina, encontramos uma figura central da formação médica que atua de forma independente nos diversos cenários de ensino. Em geral, trata-se de um médico que transmite seu conhecimento aos alunos e não tem preparo pedagógico formal para atuar como educador. A noção que tem de ensino-aprendizagem remonta à sua própria experiência como estudante, dentro do modelo da educação tradicional (Freire, 1975) em que o professor é o sujeito da ação e os alunos, os receptores passivos dos conteúdos dados pelo professor, modelo este também adotado para a educação em Saúde dirigida às pessoas, individualmente como pacientes ou coletivamente nas campanhas. O professor tem, assim, grande poder e o exerce de acordo com sua personalidade, numa escala que vai da mais absoluta empatia e respeito ao aluno à tirania e humilhação.

Entre os entrevistados, todos apreciavam ser professor. Alguns pelo ato narcísico da exibição, característica da cultura do espetáculo nos tempos atuais, pela qual se destacar da multidão, ser visto, ser apreciado, exercer fascínio no outro e sobressair-se em relação aos demais são valores culturais. Outros gostavam da atividade didática pela possibilidade de aprender com o aluno, ou ampliar suas potencialidades por meio do desenvolvimento do aluno. Estes professores seriam os que conseguem realizar um encontro pedagógico mais profícuo e modelar para o ensino da boa relação médico-paciente com alunos interessados em aprender (uma vez que observamos não ser este o desejo de todos os alunos).

Apesar do gosto pela atividade, os professores se ressentem do fato de que a instituição não os diferencia (bons e maus professores não são reconhecidos em sua singularidade), não valoriza seu trabalho ou, pior, qualifica o trabalho pedagógico como inferior ao das pesquisas, não retribui financeiramente de forma adequada nem prestigia seus esforços, menos ainda cria condições institucionais de crescimento profissional por meio de uma carreira voltada especificamente à atividade didática.

Mudando o foco para os estudantes de Medicina, encontramos um grupo heterogêneo que se divide e reagrupa em muitas subculturas dentro do universo institucional. Embora muitas vezes tratados como "meninos" e "meninas", os alunos entrevistados não pareceram tão adolescentes, com a ressalva de que, por se tratar de alunos escolhidos como informantes-chave, eram pessoas mais conscientes, críticas e reflexivas do que os colegas que se comportam como tais. Ainda assim, cabe pensar que a estrutura de ensino pode contribuir para essa "infantilização" dos alunos devido ao método de ensino, à estrutura hierárquica e à centralidade do professor no processo educacional, fatores que não favorecem a autonomia e o protagonismo dos alunos. Chamados a falar de si, os alunos mostraram que sabem onde estão e o que buscam, inclusive ao reconhecer sua imaturidade emocional e dificuldade de aprofundamento e construção da interioridade (Costa, 2004), outra característica dos tempos atuais.

Bastante enriquecida pela diversidade das pessoas entrevistadas neste estudo, a caracterização de grupo confirma as teses mais gerais apontadas pela literatura a propósito do narcisismo, da prevalência somática e do espetáculo na cultura contemporânea. Vaidade, individualismo, pouca disposição para atuar em grupo, preconceito de classe e etnia, distanciamento emocional, pouco envolvimento com o *outro*, fechamento em si mesmo, forte ambição econômica e de projeção social, competitividade, excessos em relação ao corpo (principalmente pelo uso de álcool), pouca capacidade de aprofundamento reflexivo e superficialidade crítica, consumismo do tempo e das coisas por rapidez e volume em excesso, baixa autocrítica e dificuldade em pedir ajuda devido ao sentimento de autossuficiência, pouca experiência de vida e imaturidade que acreditam ser compensadas pela perfeição do *eu* "geneticamente determinado".

Ainda assim, são capazes de responder de forma mais madura quando chamados ou quando em ambientes e situações que assim o exijam, como pudemos observar e constatar nas narrativas de professores e alunos.

Passando da análise dos aspectos culturais referentes ao *eu* na escola médica para a sua relação com o *outro*, percebemos as variações de lugares que a este conferem a condição de pessoa, sujeito ou objeto, pensado com referência à literatura adotada.

Começando pelo *outro* como semelhante, resplandece o colega médico. Apesar das grandes diferenças que criam subgrupos, "panelas", subculturas, a identificação narcísica que nos aproxima ("só médico para entender médico") seria, mais que o reconhecimento de si no *outro* semelhante, um importante recurso defensivo, afinal, como sabemos e acabamos de dizer, não somos assim tão parecidos uns com os outros. Há médicos e médicos... Mas o colega médico é o outro semelhante que, inclusive por imperativo do nosso Código de Ética, deve ajudar e ser ajudado quando em dificuldade, principalmente no exercício profissional, preceito que em parte conflita com o espírito altamente competitivo da classe, mas que costuma ser praticado em situações em que estaríamos todos no mesmo barco.

A propósito, Giddens (2002) fala da "relação pura" que, nos tempos atuais, seria aquela que se sustenta por retribuições psíquicas e satisfação que permitem aos indivíduos nela implicados o autêntico exercício da amizade, confiança e solidariedade. Tal modo de relação entre pares seria assim um recurso necessário para a manutenção da autoidentidade, conceito que se aplica em relação à parceria entre médicos:

> A relação pura é um ambiente-chave para construir o projeto reflexivo do eu, pois tanto permite quanto requer a autocompreensão organizada e contínua – o meio de assegurar um laço duradouro com o outro. (2002, p.172).

O ingresso na Faculdade de Medicina é também a entrada para um mundo à parte, como é tido. À medida que progressivamente participa da vida universitária, o futuro médico já se vê (porque é assim tratado pelos professores e colegas mais velhos) como pertencendo a esse mundo à parte: o do médicos. Pode-se interpretar esse fato como uma das permanências históricas em que a Medicina da Modernidade se percebe como uma corporação, dada, sobretudo, pelo acesso a apropriar-se e deter o saber médico, o que separa os médicos dos outros, os leigos (Schraiber, 1995 e 2008).

É bem verdade, porém, que essa permanência histórica se encontra tensionada pelos novos arranjos profissionais e de mercado de trabalho que a Medicina, ao final do século XX, passa a assumir, deixando pouco nítido, em alguns aspectos, o que é "de dentro" e o que é "de fora" desse mundo. Um dos mais expressivos exemplos nesse sentido é o acesso às informações derivadas do conhecimento médico, cada vez mais acessível ao *outro*, ao leigo, por meio da mídia eletrônica ou impressa. Assim sendo, a despeito da cultura médica "intramuros" e das alianças que aí se efetuam, o *outro* já não resta tão fixo nesse lugar de *outro*, do não-médico, desencadeando, defensivamente, até uma construção dos "muros" mais cerrada.

Já em relação ao *outro* como diferente, coloca-se a questão da alteridade em patamares distintos. O professor é diferente do aluno e o reconhece como sujeito que, no seu julgamento, diverge dele porque se dedica à Medicina, aos pacientes e à instituição de forma menos intensa e às vezes menos solidária. Ou porque o aluno tem mais clareza quanto aos objetivos financeiros da escolha profissional, tem atitudes de confrontação, licenciosidade e displicência impensáveis à época de estudante do professor, comportamento que, atualmente, devido à valoração que se dá à juventude e ao novo, seriam aceitos e relativizados pela instituição. O aluno reconhece o professor como um sujeito diferente dentro de uma categoria em que podem se configurar como pessoas interessadas no ensino ou muito pelo contrário, descompromissadas e irresponsáveis. E, nessa diversidade, seriam modelos que entrariam nas matrizes de intersubjetividade do encontro, ou como objetos de identificação para o aluno na dimensão intrapsíquica.

A alteridade também é tratada mediante um divisor de águas que define quem se mantém na posição de sujeito e quem declina, a começar pela relação professor-aluno, chegando à relação médico-paciente.

O modelo de ensino centrado no professor não oferece um verdadeiro lugar de sujeito para o aluno, este funcionando como objeto que, na melhor das hipóteses, ou pelo menos na mais inofensiva, permite ao professor, narcisicamente, exibir seu saber. O que não nos pareceu um pecado assim tão grave... Grave mesmo foi ver situações em que a hierarquia aparece na relação do professor com o aluno, mostrando-lhe que a diferença de lugares não se sustenta na diferença de saberes, mas na diferença de poderes (quem pode mais, apanha menos). A postura onipotente e tirânica de alguns mestres determina o ensino pelo constrangimento, medo e humilhação. Aos diferentes considerados inferiores (alunos ou pacientes), seria possível a prática de "pequenos abusos" e "brincadeirinhas", já que, instaurada a "lei do mais forte", abolem-se os direitos e torna-se natural descambar para matizes de violência.

A coisificação do *outro*, aqui pensada como a destituição do lugar de sujeito e as restrições à sua manifestação desejante, sua autonomia e seu pleno exercício de direitos e deveres, dar-se-ia mediante vários processos.

Na perspectiva bioética, quando o princípio da autonomia esbarra no princípio da beneficência e não maleficência (fortemente arraigado na cultura médica), emerge um dilema de difícil resolução no qual se corre o risco de redução do *outro*, mesmo levado por boas intenções.

Todavia, a situação contundente seria aquela em que, no extremo, o comportamento herdado de outras épocas na Medicina (quando ao médico era dado o poder de decidir a seu critério os destinos dos doentes), no ato e discurso do sujeito em ação, o *outro* encolhe ao limite do organismo. O *outro* tratado como coisa e reduzido ao uso instrumental (como uma peça anatômica ou de demonstração) para a transmissão do saber médico ainda é uma prática comum, particularmente na Cirurgia, conforme observamos. Para os alunos, tais cenas, de profundo desprezo pela pessoa, são vividas como constrangedoras, traumáticas e "inesquecíveis", muito embora, e muito pior, para alguns deles, uma situação esperada e natural, decorrente do funcionamento do hospital e das contingências do ensino. A lição estaria dada.

Esses posicionamentos subjetivos de que trata este estudo, que levam a sérias implicações nas relações interpessoais, teriam como uma de suas causas o modelo biomédico quando sucumbe ao tecnicismo. A visão centrada na doença e no organismo, a fragmentação e o aprofundamento em relação à parte lesada descolada do todo, a linguagem dessensibilizada que faz a limpeza emocional dos fatos, combinados com o excesso de atendimentos em uma organização fabril do trabalho médico são decorrências do modelo biomédico que levam à perda da noção da totalidade existencial da pessoa, do paciente e do médico. É importante ressaltar que não só o paciente fica destituído do lugar de sujeito, mas também os médicos, tratados como peças da engenharia organizacional, vendo-se na condição de vítimas do discurso que proferem ou do próprio veneno que lhes subtrai a humanidade.

Os limites do modelo biomédico aparecem no retorno repetitivo dos pacientes, que, não atendidos em suas demandas além da possibilidade tecnicista, voltam com outras queixas localizadas no corpo, sendo este não mais o corpo-organismo que tal modelo apregoa, posto que o corpo na sua vivência não se restringe ao organismo. O corpo, no modelo da Psicanálise, é substância física mapeada pela ordem pulsional (Birman, 2001), postulada como dimensão psíquica marcada pela História, cultura e determinações sociais, na constituição da subjetividade.

No sentido filosófico dado por Ricouer (1991), o corpo é carne mediadora entre o si e o mundo, superfície na qual se dão os acontecimentos que reportam à exterioridade e à interioridade do indivíduo. O corpo, e seus atributos físicos, psíquicos e sociais, seria um fenômeno que ao mesmo tempo é corpo no conjunto das coisas do mundo e corpo de um "si mesmo". Na cultura somática, o corpo teria ainda as significações que lhe são atribuídas dos modelos culturais de beleza, desempenho, saúde e devidamente medicalizados de modo a se expressarem não mais na forma de desejos do *eu* em relação a sua imagem, mas como necessidades vividas na carne e que pedem intervenção médica no plano físico. A desconstrução dessa crença com os pacientes exigiria trabalho zeloso de elucidação e convencimento que alguns de nossos entrevistados referiram como "educativo", aparentemente pouco praticado na rotina observada.

Na visão dos mais críticos, usa-se muita tecnologia armada por razões que ultrapassam sua indicação precisa e adequada. Afirmam que a tecnologia é necessária, mas também é usada de forma excessiva, seja porque os médicos dela necessitam para encurtar sua atuação com o paciente, seja porque o paciente não se sente bem tratado quando não a obtém, ou ainda porque, os médicos acostumados a uma clínica menos amparada pelo raciocínio junto ao paciente, acomodaram-se a um procedimento que julgam mais rápido, baseado nos exames laboratoriais, e que é tido socialmente como mais "seguro". Nele, as perguntas clínicas não são respondidas pela Semiologia, mas pelos equipamentos, pelas tecnologias. Com isso, reduz-se o contato intersubjetivo e os derivados que permitem a humanização do atendimento: a escuta, a empatia, a comunicação, a construção de vínculos, a compreensão do *outro* e a elaboração de planos terapêuticos na perspectiva do cuidado.

Há que se considerar também que muitos desses recursos técnicos do campo das Humanidades não são percebidos como tais, principalmente pelos médicos mais velhos, para os quais eles fariam parte da "arte médica" nos termos discutidos anteriormente, neste capítulo. Especificamente em relação à conversa, no cotidiano observado e relatado, percebemos que ela pode ser entendida como recurso técnico para o diagnóstico e tratamento, ou como dever moral do médico com o paciente, como um ato de responsabilidade pelo alívio e conforto do outro, ou mesmo como "política de boas maneiras e defesa", que ajudariam o médico a lidar com problemas na relação médico--paciente e família. No avesso, a mentira ao paciente sobre seu estado, seu prognóstico e outras perguntas difíceis que possam vir a ter e que demandariam tempo, disponibilidade interna e preparo técnico e emocional do médico para o seu enfrentamento aparecem como resposta admissível e frequente. Para alguns alunos, seria uma prática desumana e abjeta; para outros, os fins justificam os meios, e, não havendo diretrizes institucionais claras sobre a ética em questão, mais uma vez fica por conta de cada um qual modelo adotar.

Essas insuficiências do modelo biomédico para responder às muitas questões e demandas referentes à saúde, sobretudo diante das condições institucionais e da organização social mais geral da assistência médica, não são percebidas por professores e alunos como fatores de uma suposta desumanização na Medicina. Para eles, a organização do trabalho médico e das práticas assistenciais seria o principal responsável pelos problemas na relação médico-paciente. Entretanto reconhecem que, para alguns médicos, o pouco interesse pelo paciente e a falta de desenvoltura para sustentar a conversa no ato clínico também responderiam por esse problema. Nesse sentido, dividem opiniões sobre se é possível ou não ensinar a "conversa" ou mesmo valores e atitudes mais de acordo com a humanização. Indo mais longe, mesmo que de forma opacificada, algumas narrativas expressam o reconhecimento de que fatores mais intrínsecos à constituição do eu-médico existem e devem ser considerados, indicando fissuras no discurso que poderiam dar abertura às abordagens humanísticas na formação. Contudo, quase sempre exibem grandes dificuldades para pensar a questão do ponto de vista de uma cultura hegemônica ou como expressão coletiva de determinantes sociais, compreendendo, quer o interesse pelo paciente, quer a disposição para conversar e comunicar-se, como atributos pessoais de cada profissional e, nesse sentido, como algo fora de qualquer controle ou impacto sociocultural. É interessante, nesse sentido, também apontar que, como consequência desse olhar, quando abordam questões éticas, igualmente as percebem e as apresentam em suas falas como fruto de condutas e posturas de valor de caráter (quase exclusivamente) pessoal de cada médico.

Postos tais aportes acerca das implicações da tecnologia nas interações, retomamos nossas considerações referentes aos atos e discursos que designam lugares ao *eu* e ao *outro* como semelhante, como desigual ou como não sujeito, e desses posicionamentos estabelecem relações proporcionadas ou tão assimétricas que, no excesso, revelam poderes arbitrários e determinam abuso e violência.

As relações entre professores e alunos são fortemente marcadas por essas configurações de lugares, nos seus diversos gradientes, de acordo com suas características pessoais, ou com a ambiência dos cenários de ensino-aprendizagem. Fato que merece atenção, uma vez que, de acordo com os tipos de relação pedagógica (futuramente, relação profissional) que se desenvolvem nesse "espaço pedagógico", tem-se a qualidade da matriz intersubjetiva originária. Ou seja, a teoria se confirmou na prática aqui visitada: a relação professor-aluno tanto promovia quanto eliminava a interatividade (e o ensino da competência relacional).

A centralidade do professor no processo educacional torna a qualidade do ensino muito professor-dependente. Ao mesmo tempo, reforça no aluno a atitude acomodada de querer tudo pronto e evitar o trabalho pessoal de construção do conhecimento e de pouco se comprometer com o currículo formal, tendo em vista dar espaço a outras atividades consideradas mais compensadoras para o seu futuro profissional. Por outro ângulo, a onipotência para a qual a centralidade do professor pode entornar é traduzida pelos alunos como falta de preparo para desenvolver relações dialógicas nas quais se construam raciocínios compartilhados. Reforçada pela frieza e o distanciamento com que se daria boa parte do ensino formal das disciplinas, nas quais vários professores ministram cada qual uma aula sobre um dos temas do conteúdo programático de forma atomizada e quase anônima, não há como se realizar uma interação, por mínima que seja. Nesse cenário, os alunos relatam atitudes de falta de respeito de lado a lado: professores que não admitem que o aluno tente se colocar como sujeito dotado de opiniões próprias, e alunos que buscam o enfrentamento com o professor para desautorizá-lo de forma arrogante e desrespeitosa, em ambientes ou com professores um pouco mais flexíveis, usando da "lei do mais forte" aprendida em contextos mais autoritários. Problema que ocorreria em muito menor proporção nas disciplinas ministradas em pequenos grupos monitorados por um mesmo professor, nos quais a matriz intersubjetiva interpessoal se constituiria, permitindo o desenvolvimento de boas experiências relacionais.

Professores capazes de suportar as diferenças entre o *eu* e o *outro* propiciariam relações pedagógicas que se sustentam no vínculo, no exercício reflexivo e na construção de responsabilidade e autonomia. Criariam assim espaços de intersubjetividade em que é possível uma formação no rumo da humanização das práticas, particularmente no que se refere ao cuidado, conforme afirma a literatura sobre uso de metodologias mais ativas para captura do interesse do aluno e desenvolvimento de competência ética (Rego, 2001; Serodio e Maia, 2009).

Entretanto, é bom ter em mente que trabalhar no espaço intersubjetivo não é simples, nem fácil. Reproduzindo a dificuldade narcísica dos tempos atuais, em que as diferenças não são assimiláveis sem dor, medo ou desconfiança, embates bem ou mal resolvidos com o outro aparecem nas circunstâncias em que este afirma sua alteridade perante o *eu*. O *outro*, reconhecido como tal, provoca desconforto e a intersubjetividade pode ser inicialmente vivida de forma tensa, conflitiva e até dolorosa. Na relação médico-paciente, o *outro* que coloca o eu-médico em contato com a doença, o sofrimento e a morte cria um campo de tensão que pode ser intenso a ponto de muitas vezes acabar neutralizado pela sua anulação, como mostra este estudo em vários momentos.

A desqualificação do aluno apareceria então como um desses subprodutos dos embates do eu-professor com o outro-aluno na seara do ensino médico.

Aprender pela dor e pelo medo ainda aparece como forma válida, de cunho iniciático, que remonta às origens míticas e sagradas da profissão. Prova de força, coragem e persistência que caracterizaria a superioridade física e moral daqueles que querem ser médicos. A aprovação a esse "método" aparece na fala de alunos e professores, bem como a desaprovação, apoiada no argumento de que não tem nada de transcendente, mas sim de falta de respeito, falta de educação, maldade e falta de ética profissional, com o que se engendra a violência nas relações.

As práticas comunicacionais que permitem o agir comunicativo, qual seja a *práxis* em que se estabelece um entendimento mútuo que permite consensos, acordos ou ao menos o respeito à diversidade entre sujeitos, são reconhecidas pelos alunos tanto na atitude de certos professores como na de colegas em situação de aprendizagem com os pacientes. No entanto, é pouco observada nas relações com outros profissionais da saúde. A interdisciplinaridade aparece neste estudo no máximo como uma intenção, na maioria das vezes como tema pouco conhecido e menos ainda praticado.

Também a linguagem que afasta as pessoas e não permite a comunicação se apresenta no uso do jargão médico e da fala em código quando na presença do paciente e de seus familiares. Mais precisamente, o que se passa em tais situações é uma comunicação seletiva, restrita aos semelhantes (médicos que entendem a linguagem técnica e os códigos de comunicação da classe) e não dirigida aos desiguais, com quem não se quer trocar informações, ideias, enfim, àqueles com quem não se quer conversar, ainda que, hipoteticamente, sejam os mais interessados na conversa em questão.

Essa quebra de comunicação que destitui o *outro* do lugar de sujeito e ignora seus direitos como pessoa, pelas referências adotadas neste estudo configura situação de violência: são as humilhações ou as degradações do *outro*, abusos ou assédios.

A violência transparece na forma de desqualificação do aluno, mentira ao paciente, preconceito, racismo, abuso de poder hierárquico, vandalismo e "ritos iniciáticos" (que ainda acontecem de forma oficiosa), todos com o traço comum da ruptura da comunicação e o uso da força para impor ao *outro* o que dele se quer.

A hierarquia, necessária como organização do trabalho pelo conhecimento e experiência, se desvirtua em abuso de poder, por meio do qual quem pode realiza seus projetos narcísicos independentemente do que essa atitude possa acarretar ao coletivo institucional. Esse estado, em que o interesse de poucos prevalece sobre o bem de muitos, seria exatamente o oposto da ética pela definição tomada da Filosofia (Levinas, 2009; Ricouer, 1991). Também no espaço privado das relações interpessoais, a hierarquia ilegítima (porque se impõe pelo privilégio) cria distâncias entre as pessoas, injustiças e todo tipo de arbitrariedade, que acabam com qualquer proposta de humanização das práticas de saúde e seu ensino. Na observação e no relato dos alunos, encontramos cenas e vivências em que certos professores, predominantemente na Cirurgia, não só demonstram desconhecer os princípios da humanização, como atuam contra esses princípios.

O choque de valores culturais e sociais entre médicos, estudantes e pacientes diante do *outro* muito diferente de si mesmo muitas vezes provoca atitudes de preconceito que levam ao descuido e à violência (como comportamento intencional de anulação do *outro*). Em casos fortuitos, aos médicos seria também, informalmente, solicitado que, com o atendimento, se fizesse certo "justiçamento" para pacientes "marginais", "desviantes", "psiquiátricos" e "delinquentes" trazidos aos serviços de saúde. Situação abusiva, mas corriqueira em uma sociedade que adota a violência como instrumento formal de controle social (Foucault, 1986), a qual os meios midiáticos transformam em espetáculo e, dissimuladamente, aprovam a violência do "fazer justiça com as próprias mãos". A conivência com comportamentos que geram violência estaria assim colocada na sociedade e reproduzida nas instituições.

No nosso estudo, percebemos que comportamentos violentos permeiam vários espaços institucionais. Podem ser vistos na atitude de pacientes que tentam agredir médicos ou causar dano a eles e a estudantes de Medicina, e pacientes que são humilhados pelos médicos e não reagem, não procuram os meios institucionais existentes para a proteção de sua integridade moral.

Entre alunos, comportamentos violentos estão também presentes nos que se excedem nas competições esportivas e, como numa guerra, sem crítica e sem razão, cometem atos de violência física e vandalismo contra as insígnias da escola rival presentes nos indivíduos não reconhecidos em sua subjetividade. Alunos que abusam do álcool ou que praticam rituais de passagem sadomasoquistas e promovem festas que introduzem o calouro em um ambiente de hostilidade e agressão que eles gostam de chamar de "tradição". É claro que os alunos querem ver uma tradição médica nestas práticas violentas, pois, segundo eles, seriam "inofensivas" e devem ser cultuadas e mantidas através das gerações. Obviamente, aqui se trata de uma corruptela do termo "tradição", posto que, além de serem práticas operadas ao arrepio das leis, normas e organismos que definem a ética profissional (dos médicos) e a ética da instituição (Universidade), são efetivamente práticas conjunturais ou locais, não correspondendo ao que seria aprovado pelos médicos como corporação.

A violência permanece em surdina porque ninguém quer arriscar-se a denunciar e depois sofrer retaliações dos colegas, ou ameaças de professores poderosos que impediriam seus caminhos profissionais no futuro. Assim, oficiosamente, esse estado de coisas mantém-se em meio às tentativas de ensino das Humanidades Médicas e da formação humanística do aluno de Medicina, oficialmente prevista nas diretrizes curriculares.

Por uma leitura nossa (Rios, 2009), a humanização, na qualidade de movimento social contracultural, tal como definido em princípio neste trabalho, seria o processo de mudança da cultura institucional contra a violência no campo da Saúde por meio de práticas que reconheçam o lugar de sujeito das pessoas envolvidas nas ações de saúde e promovam a interação. Embora nas falas dos entrevistados (professores e alunos) apareçam claramente os problemas para os quais a humanização na área da Saúde oferece respostas, a maioria desconhece o assunto. Toma-se o termo "humanização" pelo sentido vulgar e reage-se contra a ideia de precisar aprender o que se acredita ser "óbvio" (no caso dos alunos), ou contra a ideia de que estariam sendo injustamente cobrados de algo que já faz parte da sua atuação, ou que, se não faz, é porque a organização dos serviços não permite (no caso dos professores).

Constata-se que a temática da humanização, da ética e da formação humanística em uma perspectiva mais científica, ou conceitualmente mais aprofundada, é nova e pouco conhecida pelo conjunto das pessoas, fato que se revela também no maior desconhecimento entre professores do que entre alunos. Entre alunos, há os que conhecem relativamente bem o assunto e inclusive se sobressaem aos professores nas discussões do tema, em razão do que, muitas vezes, por alguns destes é tratado com desdém. Enquanto alguns professores acreditam que humanização e formação humanística se referem a "tratar bem", "tratar com educação", "ser atencioso", "falar com delicadeza", enfim, ter boas maneiras no trato com o paciente, há alunos que falam em "técnicas de comunicação", "empatia", "ações contra a violência", "gestão mais participativa nos serviços", "equipes de saúde". Tal fato mostra também que, em parte, estaria ocorrendo o desenvolvimento da formação humanística que se pretende, ainda que com alcance limitado a alunos mais interessados nessa temática.

As dificuldades do médico na relação médico-paciente aparecem como a principal razão para o ensino das Humanidades, que no discurso manifesto é considerado importante, mas na dimensão latente é desprezado, porque é tido como menor em relação aos conhecimentos biomédicos e ao aprendizado do uso das tecnologias correspondentes. Tratar bem o paciente, segundo os depoimentos, seria tido como oferecer o que a Medicina extrai de melhor da Biociência, e, se, além disso, a relação for cordial, têm-se as boas práticas. O aprimoramento no aspecto relacional seria um "requinte", algo desejável, mas não imprescindível. Mesmo assim, as vozes audíveis concordam que o ensino de Humanidades deve ter lugar no currículo (não há consenso sobre em que extensão) e que precisa de reformulações didático-pedagógicas para alcançar seus objetivos.

Nesse sentido, os dados do estudo vêm ao encontro da proposta que delineamos acerca da necessidade de planejamento estratégico a médio e longo prazos com vista à integração curricular para a formação humanística, contando com, pelo menos, cinco objetivos:

1. aprimoramento das disciplinas de Humanidades Médicas existentes no currículo atual no que se refere a conteúdos e principalmente aos métodos didáticos;

2. inserção de temas humanísticos nas disciplinas em que há o encontro clínico, buscando maior integração com a prática clínica;
3. desenvolvimento, nos professores, de competência para trabalhar tais temas, tanto nas disciplinas específicas da área quanto naquelas outras em que haveria a inserção temática; ou, pelo menos, conscientizá-los do papel modelar que exercem com os alunos e assim estimular a intersubjetividade nas relações professor-aluno, matriz do aprendizado do ser médico;
4. criação de diretrizes institucionais de conduta ética e princípios norteadores para os modelos do ser médico que a instituição considera adequados à formação do médico para a sociedade;
5. desenvolvimento das propostas da humanização no hospital-escola e serviços de saúde que participam do ensino médico, atuando especialmente sobre a cultura institucional e a organização e gestão dos processos de trabalho.

Ao encontro da literatura e de nossas próprias convicções, professores e alunos acreditam que é fundamental para a boa educação médica (e não só para o ensino de Humanidades) valorizar o ensino de graduação com medidas concretas e atuar sobre a cultura institucional, inclusive criando diretrizes de conduta ética para os médicos na condição de professores, tópico que consideramos crucial para o desenvolvimento da formação humanística do estudante de Medicina nos tempos atuais, sobre o qual nos debruçamos neste estudo, e que acreditamos concentrar grandes dificuldades e desafios para a escola médica.

Provocar mudança de cultura é processo longo, lento e dependente de valores coletivamente construídos e, assim, pactuados. Não bastam a vontade, a determinação ou a ordem superior de alguns. As mudanças nas crenças e no comportamento são processos que envolvem conversas e consensos lavrados em espaços de intersubjetividade, o que não é tarefa fácil nas instituições de um modo geral, mais ainda nas que trabalham em uma estrutura hierárquica tradicional.

As inflexões que a cultura extramuros determina sobre as identidades profissionais também reforçam tais dificuldades, ainda mais se considerarmos que, na cultura contemporânea, a vida privada (Ferry, 2008) baliza valores e comportamentos de forma marcante e, por vezes, acima da vida institucional.

A posição narcísica que resiste a admitir parceria com o *outro* desigual, com a "otimização" do *outro* no agir estratégico (Habermas, 1989), resultam na violência em atos e falas, como pudemos ilustrar exaustivamente neste estudo. Também revertem em violência o tecnicismo e a organização do trabalho que enxugam o tempo do encontro e transformam a conversa em mais um agir instrumental no processo, cuja maneira de tratar não problematiza a dimensão ética da relação, corta a comunicação efetiva e trata o *outro* como objeto, desumanizando a atenção nesse proceder.

Isto posto, antes de sucumbir ao peso da mais absoluta desesperança de se conseguir, na atualidade, uma formação médica que pense o ser humano por inteiro, vamos recuperar um aspecto prosaico, mas talvez essencial para os desdobramentos dessa problemática.

Este estudo mostra o óbvio eclipsado: as pessoas fazem diferença.

Vimos que a pessoa do médico e professor é determinante no modo de exercer a profissão e o ensino, havendo forte acento da subjetividade na forma de atuar. Embora haja cenários de ensino que, desde o início da graduação, exponham ao aluno a boa técnica e a atitude médica, o aprendizado se dá preferencialmente pelos modelos que, na prática, atuam de forma autônoma, reforçando ou contradizendo o que foi ensinado em sala de aula. Não há, portanto, como disfarçar a necessidade de haver discussões sobre valores institucionais válidos para todos.

Nesse sentido, realizar um processo educacional pela aproximação da educação com a ética pode fazer brotar comportamentos individuais que sustentem melhor a alteridade e, quem sabe, no adensamento desses, façam-se as necessárias mudanças institucionais para a qualidade da Educação Médica. Afinal, como mostra este trabalho, as pessoas fazem diferença... Vejamos.

Em termos filosóficos, a Ética se refere a um saber prático que orienta ações em busca do bem, ou da vida boa, para o indivíduo e a coletividade (Abbagnano, 2000). A Ética seria, assim, o trabalho interno que o sujeito empreende para julgar e decidir sobre suas decisões a partir de valores colhidos do contexto social (a vida boa e o bem são definidos pelo grupo social em que o indivíduo está inserido). Cada um deverá encontrar uma forma de articular tais valores aos seus desejos e projetos pessoais, o que envolve uma boa compreensão desses valores, do *outro* e de si mesmo.

Para Habermas (1989), os valores que a Ética articula vão constituir as normas morais que serão compartilhadas por todos que participam do mesmo contexto. Para tanto, devem ser construídas pelo diálogo coletivo, questionadas e transformadas pelo entendimento intersubjetivo, em um processo que se dá pelo uso da razão, função psíquica de eleição para tal tarefa. Isto só será possível dentro de estruturas sociais que permitam a construção e a manutenção de formas coletivas do viver fundadas em valores que tenham como garantia a sua aplicabilidade universal (para todo o grupo). No nosso estudo, observamos a ausência de valores construídos dessa maneira. As pessoas se aproximam por afinidades de valores (ou de interesses), formando agrupamentos de múltiplas faces morais, faltando à instituição uma moralidade propriamente coletiva que permita uma coesão interna em torno do que é justo, e do que é o proceder ético em cada situação.

Em um plano mais profundo, a Ética seria o processo reflexivo que sustenta a alteridade em qualquer circunstância. Levinas (2009) nos fala da Ética como um interpelar o *outro*, tendo em vista a responsabilidade, o dever e a obrigação em relação ao bem para o *outro*. Também Ricouer (1991) pensa a Ética na dimensão relacional implicada no cuidado com o *outro*. Para este autor, a justiça é uma disposição advinda da Ética que permite a coexistência menos conflituosa entre as pessoas. O exercício ético se dá nas interações do *eu* com o *outro* como diferentes, podendo estes estar ou não em divergência. Admite-se, então, que a condição da vida entre humanos é a das diferenças individuais que não podem ser negadas, nem abolidas, e que requerem a construção de modos adequados de viver junto. Não se trata também de propor suportar uns aos outros, mas de desenvolver a capacidade de respeito ao *outro* como sujeito de direitos, e o reconhecimento deste como um interlocutor que deve ser acolhido como tal. Isto será possível porque, para Ricouer, a construção da identidade, em um de seus aspectos, se dá pela reflexividade do si mesmo que se reconhece no *outro*. Para ambos os autores aqui referidos, tal solicitude, que envolve reconhecimento e acolhimento do *outro*, seria a base do agir moral, e teria, por assim dizer, um lugar constituído no psiquismo humano.

Ainda na trilha de Ricouer (1991), uma condição estrutural para o agir moral e ético, e, por consequência, justo, é a mediação de um terceiro elemento que intervém no diálogo do *eu* com o *outro*, na figura de instituições justas que garantam a equidade e o laço social baseados em princípios coletivamente compartilhados, para que se mantenha a pluralidade de expressões do ser que coabitam o mesmo espaço de forma menos ressentida e agressiva, o que, a nosso ver, falta à instituição estudada.

Quando, então, falamos de se realizar um processo educacional pela aproximação da Educação com a Ética, estamos nos referindo a uma Educação inteiramente implicada no pensar e agir eticamente referidos nas concepções aqui adotadas.

Para essa premissa, teremos de pensar, em princípio, em uma Educação que se dá em interações nas quais é possível sustentar a condição de sujeitos livres e autônomos a todos os envolvidos nas ações educacionais, em qualquer contexto, deixando sempre muito claro o papel de cada um, seus alcances e limites, firmando compromissos individuais e coletivos de alunos, professores e de toda a instituição. O agir ético resultaria, então, de uma prática que rompe com a violência porque exige a manutenção da comunicação e o estado permanente de reflexão crítica sobre os atos e discursos, garantindo a liberdade e a responsabilidade das pessoas. Tal empreendimento só é possível mediante a construção de uma profunda conscientização dos valores intrínsecos aos atos humanos, sem a qual se torna difícil o compromisso verdadeiro com a postura ética que constitui a essência do processo de humanização. Valores que, no plano coletivo, terão de ser construídos em processo dialógico, como insistem nossos autores de referência. Em um mundo de tanta diversidade e complexidade, a superação do individualismo e do agir estratégico e a possibilidade ética ocorrerão pelo viver dentro de um contexto imbuído de uma moralidade compartilhada por todos, sustentada pela instituição, em uma realidade sabidamente carregada de paradoxos, ambiguidades e divergências. Em outras palavras, é necessário que o coletivo escolha os valores que representem as normas morais que se aplicam a todos e a instituição se coloque como guardiã dos princípios morais assim adotados, até segunda ordem vinda desse mesmo coletivo. Por fim, ainda dentro da mencionada premissa, teremos de pensar na ampla disseminação de tais valores e na constante atenção a eles e sua aplicação pela Ética, inclusive, se necessário for, na forma de diretrizes de conduta ética que definam claramente e sustentem o proceder ético institucionalmente aceito, ou o conjunto de valores que deve balizar a reflexão sobre as boas escolhas para o agir no cenário educacional e no exercício da Medicina.

O quanto isso é possível no mundo contemporâneo, é questão em aberto... E será nesse exato sentido que a premissa aqui se considera na qualidade de um princípio geral, uma possibilidade, mas nunca uma proposta de modelo a ser implantado, sem nenhuma mediação, como uma espécie de protocolo ou *"guideline"*, ou como regra de construção do agir concreto. Trata-se, antes, de um convite à reflexão e à crítica.

Posfácio
À guisa de finalização, um depoimento pessoal

Gostaria de encerrar este livro, que trata justamente da subjetividade na pele da cultura médica, com algumas palavras de cunho mais pessoal.

Sou suspeita para dizer, mas para mim não há profissão mais bela e assustadora que a Medicina. A incursão pela intimidade da vida que pulsa no corpo feito de superfícies, cheiros, sons, histórias e expressões é talvez o contato mais emocionante que uma pessoa pode ter com outra em situação de trabalho. O nascimento de um bebê é sempre um momento de tensão, alegria e surpresa que se repete a cada parto. A morte de um paciente é sempre um momento de perplexidade, dor e silêncio gelado que escorre por dentro de nossa alma de médico. E por aí vai uma vida cheia de experiências de intersubjetividade que, de tão dolorosamente bela, é também evitada por muitos de nós desde os tempos de formação acadêmica.

Não pretendo julgar escolhas... Como, mais ou menos, dizia um dos meus professores de Psicanálise: "Tornar-se responsável pelo buraco de sua alma é dever solitário..." Estudo esse tema porque acredito que seja possível uma prática médica mais eficiente e tranquilizadora para o paciente, e mais prazerosa e fortalecedora para o médico, se conseguirmos desenvolver melhor o ensino das Humanidades Médicas, compreender melhor o modo como se dá o encontro intersubjetivo no ensino e os aspectos que propiciam o agir comunicativo ou o impedem, e assim construir a humanização da relação médico-paciente, começando pela relação professor-aluno.

A Medicina Tecnológica desenvolve ações práticas pragmáticas que atendem a determinadas demandas políticas e sociais de eficiência e cumprem um papel na sociedade contemporânea (tema vasto no qual não me atrevo a prosseguir com mais nenhuma palavra), mas mostra sua face descorada e desvitalizada no semblante dos seus filhos. Sim, há muitos de nós, médicos, que não vão tão bem, antes mesmo de se formarem... Rubem Alves (2002) faz um diagnóstico poético: "Os médicos sofrem por saudade de uma imagem que não existe mais" (p. 22).

Na cultura contemporânea, em que o esfacelamento das relações interpessoais e o encapsulamento narcísico reduzem a experiência anímica à sua expressão intrapsíquica (quando muito), a aventura intersubjetiva talvez não seja mais que um passeio de barco com velas içadas pela costa junto à praia... Na Medicina, não é pouco o que se perde quando não é possível ir ao encontro do *outro* na sua alteridade, mas o movimento da correnteza é exatamente esse, como pude observar no comportamento de alunos e professores durante esta pesquisa (salvo os que insistem em nadar contra a maré).

Nesse movimento de fuga, o saber biomédico seduz professores e alunos. Saber que elimina da Medicina a parte da existência humana que traz consigo o desconforto do encontro com o *outro*, o horror e, como lembra Rubem Alves, a poesia de ser médico. A existência subjetiva, cotidiana e onipresente na vida de médicos e pacientes acaba sendo pouco considerada durante a formação médica e mesmo depois... Mas ela insiste.

Ser médico não é apenas ter uma profissão, mas um estado permanente do ser, mesmo quando não temos consciência disso.

Angústias e prazeres acompanham uma vida de muito trabalho que começa bem cedo, na faculdade. Nos vários contextos, é evidente a dimensão prazerosa do raciocínio clínico para os professores e residentes. Prazer que só se experimenta depois de muito estudo e prática, portanto bem menos compartilhável com os alunos, que parecem sofrer muitas angústias nesse processo. Aprender Medicina é difícil. Leva tempo e exige persistência e desejo de saber. O resultado, entretanto, é altamente compensatório para quem acertou na escolha.

O prazer que se obtém do exercício do conhecimento médico se manifesta nos momentos de duelo de opiniões, no ato de ensinar, na conclusão de um caso, independentemente do final feliz, sempre desejado, muitas vezes frustrado. A competência profissional é um dos valores em jogo, e aparece tanto na construção positiva da imagem do *eu* quanto na manifestação de prazer que advém dessa imagem carregada de valor. O seu avesso é o fantasma que consome a alma de todos.

Entre os alunos, admitir o não saber publicamente é tido como algo vergonhoso, desagradável e angustiante, porque não corresponde a um valor. A vergonha de não saber é uma realidade, ainda que disfarçada pela maioria. Uma ferida narcísica sempre coberta, sempre agulhada. Em suas falas, observa-se que o pouco protagonismo, a condição de inferioridade e a ameaça dos erros que podem cometer trazem inquietação e sofrimento. E o silêncio ou passividade na aprendizagem dá-se por esse temor à humilhação decorrente das dúvidas ou dos erros, vivenciados como faltas do ser.

Não é à toa que desde o começo da faculdade se forma mais que uma corporação (que também existe), uma fraternidade branca. Ao entrar na escola médica, ingressamos em um mundo à parte, uma realidade outra que se apresenta desde a semana de recepção e se sustenta pelo resto de nossas vidas. O "mundo Faculdade de Medicina", que depois se transforma em o "mundo da Medicina", espaço imaginário que nada tem a ver com espaços de atuação de médicos e profissionais da saúde, o "nosso mundo" é compartilhado só por médicos, porque só médico para entender médico... Só um "mundo" desses que nos precede e nos transcende para garantir a contenção de que precisamos face aos perigos das angústias extremas que sofremos ao longo de nossas vidas diante da força implacável da morte, a crueza da carne, a delicadeza biológica, a vontade do espírito. A cultura médica que nos acolhe nos braços desde calouros é a mãe que nos protege da experiência da dor dilacerante da condição humana que se apresenta aos médicos em quantidade desumana.

Mas, hoje, a Grande Mãe está pálida e, no íntimo, os seus filhos estão sós.

Izabel Cristina Rios
16 de novembro de 2011

Conheço Izabel há muitos anos. Embora seguindo a profissão de psicanalista, além de seu interesse e atuação como pesquisadora em questões do ensino médico e da formação de recursos humanos em saúde, fez sua residência médica no Departamento de Medicina Preventiva em que sou professora, deixando-me agradavelmente surpresa o fato de que me procurasse para ser sua orientadora, em 2006. Partilhávamos já ali nossa preocupação com problemas hoje vividos sob a grande temática da humanização-desumanização da Medicina. Mas foi pela qualidade do trabalho pretendido e, sobretudo, pelo convite a uma síntese teórica da maior importância subjacente à sua proposta que logo aceitei. Pressenti, acertadamente, que se eu poderia apoiar seu doutorado com base em meus dois estudos sobre a profissão de ser médico – *O médico e seu trabalho. Limites da liberdade*, de 1989, publicado em 1993; e *O médico e suas interações. A crise dos vínculos de confiança*, de 1997, publicado em 2008 – eu mesma muito aprenderia com esta nova incursão por questões da profissão médica, vistas aqui pela lente da formação graduada. Sua proposta pareceu-me um instigante itinerário intelectual, uma completude à minha própria trajetória. De fato, para mim, este trabalho representou um retorno ao tema da Educação Médica, que abracei em meu mestrado nos anos 1974-80, permitindo-me concluir aquele ciclo em espiral do conhecimento que nos lança em novos patamares de indagações.

Assim, em nosso trabalho conjunto, se ambas pudemos aprofundar o conhecimento acerca dessa dinâmica entre a formação e a prática em Medicina, foi porque meu olhar, cujas raízes são os aportes da Sociologia e da Antropologia, e de algumas leituras filosóficas, entrecruzou-se com a vertente psicanalítica e pedagógica, com outras e complementares leituras filosóficas, do olhar que trazia Izabel para questões da prática e da profissão em Medicina.

A síntese, neste caso, como um *"inter"* produzido em nossas indagações acerca de tantos desencontros, clínicos e pedagógicos, rendeu mais uma vertente interdisciplinar para os estudos sobre a Saúde e a Medicina, e só poderia, então, produzir, entre nós duas, o grande encontro: aquele em que, o que cada qual exterioriza, já não representa somente o eu e o outro, mas o produto de uma intensa relação intersubjetiva; aquilo que cada qual, cada *eu*, se modificou pelo *outro*.

Testemunha, pois, da alegria que produzem esses grandes encontros, registro aqui meu depoimento pessoal da enorme satisfação de ter participado deste estudo e espero que os leitores, mesmo considerando o difícil percurso no interior de um pensamento crítico, que, por vezes, revela situações que não gostaríamos de acreditar existentes, mas a que devemos maduramente examinar e fazer frente, também encontrem, nas questões aqui levantadas, identidade e diálogo com suas próprias questões, permitindo-nos novas oportunidades de interação.

Lilia Blima Schraiber
30 de novembro de 2011

Referências bibliográficas

ABBAGNANO, N. *Dicionário de filosofia*. 4.ed. São Paulo: Martins Fontes, 2000.
ALVES, R. *O médico*. Campinas: Papirus, 2002.
ASSUNÇÃO, L. F. e col. Relação médico-paciente permeando o currículo na ótica do estudante. *Revista Brasileira de Educação Médica*, v.32, n.3, p.383-389, 2008.
AUGÉ, M. *Não lugares* – introdução a uma antropologia da supermodernidade. Campinas: Papirus, 2005.
AYRES, J. R. C. M. O cuidado, os modos de ser (do) humano e as práticas de saúde. *Saúde e Sociedade*, v.13, n.3, p.16-29, 2004.
_____. Cuidado: tecnologia ou sabedoria prática? *Interface* – Comunicação Saúde Educação, v.4, n.6, p.117-120, 2000.
_____. Sujeito, intersubjetividade e prática de saúde. *Ciência e Saúde Coletiva*, v.6, n.1, p.63-72, 2001.
_____. Hermenêutica e humanização das práticas de saúde. *Ciência e Saúde Coletiva*, v.10, n.3, p.549-560, 2005.
_____. Cuidado e humanização das práticas. In: DESLANDES, S. *Humanização dos cuidados em Saúde*. Rio de Janeiro: Fiocruz, 2006. p.49-83.
BERNSTEIN, R. J. *Beyond objectivism and relativism*: science, hermeneutics and práxis. [Além do objetivismo e do relativismo: ciência, hermenêutica e práxis.] Philadelphia: University of Pennsylvania Press, 1985.

BIRMAN, J. *Mal-estar na atualidade*. Rio de Janeiro: Civilização Brasileira, 2001.

BONET, O. A. R. *Saber y sentir* – una etnografia del aprendizaje dela biomedicina. Dissertação. Rio de Janeiro: Universidade Federal do Rio de Janeiro, 1996.

BOSI, E. *O tempo vivo da memória:* ensaios de psicologia social. São Paulo: Ateliê Editorial, 2004.

BRASIL. Ministério da Educação. Conselho Nacional de Educação. Resolução CNE/CES n.4, de 7 de novembro de 2001. *Diretrizes curriculares nacionais do curso de graduação em Medicina*. Disponível em <http://portal.mec.gov.br/cne/arquivos/pdf/CES04.pdf>. (Acesso em 10/1/2010).

CABAS, A. G. *Curso e discurso da obra de Jacques Lacan*. São Paulo: Moraes, 1982.

CAPRARA, A.; FRANCO, A. L. S. *Caderno Saúde Pública*, Rio de Janeiro, v.15, n.3; p.647-54, jul.-set. 1999.

CECIL, R. L. *Tratado de medicina interna*. 16.ed. Rio de Janeiro: Interamericana, 1984.

COELHO JR., N. E.; FIGUEIREDO, L. C. Figuras da intersubjetividade na constituição subjetiva: dimensões da alteridade. *Interações*, v.9, n.17, p.9-28, 2004.

COSTA, J. F. *O vestígio e a aura* – corpo e consumismo na moral do espetáculo. Rio de Janeiro: Garamond, 2004.

COUCEIRO-VIDAL, A. Enseñanzas de la bioética y planes de estudios basados en competencias. *Educ Med*, v.11, n.2, p.69-76, 2008.

DALSGAARD, A. L. *Vida e esperanças* – esterilização feminina no Nordeste. São Paulo: Unesp, 2006.

DENZIN, N.; LINCOLN, Y. S. *Handbook of qualitative research*. [Manual de pesquisa qualitativa.] 2.ed. Thousand Oaks: Sage Pub., 2000.

DESLANDES, S. F. Humanização, revisitando o conceito a partir das contribuições da sociologia médica. In: *Humanização dos Cuidados em Saúde*. Rio de Janeiro: Fiocruz, 2006.

DINIZ, C. S. G. Humanização da assistência ao parto no Brasil: os muitos sentidos de um movimento. *Ciência e Saúde Coletiva*, v.10, n.3, p.627-637, 2005.

ECKLES, R. E. et al. Medical ethics education: where are we? Where should we be going? A review. [Educação ética médica: onde estamos? Para onde deveríamos estar indo? Uma revisão.] *Acad Med*, v.80, n.12, p.1143-52, 2005.

ERIKSSON, S.; HELGESSON, G.; HÖGLUND, A. T. Being, doing, and knowing: developing ethical competence in health care. [Ser, fazer e conhecer: desenvolvendo a competência ética em cuidados com a saúde.] *Acad Ethics*, v.5, n.2-4, p.207-226, 2007.

FERRY, L. *Famílias, amo vocês:* política e vida privada na época da globalização. Rio de Janeiro: Objetiva, 2008.

FOUCAULT, M. *Microfísica do poder.* Rio de Janeiro: Graal, 1986.

FREIRE, P. *Pedagogia da liberdade:* ética, democracia e coragem cívica. Rio de Janeiro: Paz e Terra, 1996.

_____. *Extensão ou comunicação?* Rio de Janeiro: Paz e Terra, 1975.

_____. *Pedagogia do oprimido.* 3.ed. Rio de Janeiro: Paz e Terra, 1975a.

FREUD, S. *Introdução ao narcisismo.* Edição Standard Brasileira, v.XIV. Rio de Janeiro: Imago, 1914.

_____. *O Ego e o Id.* Edição Standard Brasileira, v.XIX. Rio de Janeiro: Imago, 1923.

GADAMER, H-G. *O mistério da saúde* – o cuidado da saúde e a arte da Medicina. Lisboa: Edições 70, 1993.

GEERTZ, C. *Interpretação das culturas.* Rio de Janeiro: Zahar, 1989.

GIDDENS, A. *Modernidade e identidade.* Rio de Janeiro: Zahar, 2002.

GOOD, B. J. *Medicine, rationality, and experience:* an anthropological perspective. [Medicina, racionalidade e experiência: uma perspectiva antropológica.] New York: Cambridge University Press, 1994.

GROSSMAN, S. et al. A relação médico-paciente e o cuidado humano: subsídios para promoção de educação médica. *Revista Brasileira de Educação Médica*, v.28, n.2, p.99-105, 2004.

HABERMAS, J. *O discurso filosófico da Modernidade.* São Paulo: Martins Fontes, 2000.

_____. *Consciência moral e agir comunicativo.* Rio de Janeiro: Tempo Brasileiro, 1989.

HAFFERTY, F. W.; FRANKS, R. The hidden curriculum, ethics teaching, and the structure of medical education. [O currículo oculto, ensino ético e a estrutura da educação médica.] *Acad. Medic*, v.69, n.11, p.861-871, 1994.

HOBSBAWM, E. *A era dos extremos* – o breve século XX. São Paulo: Companhia das Letras, 1995.

HOTIMSKY, S. *A formação em Obstetrícia:* competência e cuidado na atenção ao parto. Tese. São Paulo: Faculdade de Medicina da Universidade de São Paulo, 2007.

HUNDERT, E. M.; DOUGLAS-STEELE, D.; BICKEL, J. Context in medical education: the informal ethics curriculum. [Contexto em educação médica: o currículo ético informal.] *Med Educ*, v.30, p.353-364, 1996.

HUMANIZASUS: Política Nacional de Humanização do Ministério da Saúde. Brasília, DF, 2004.

KAUFMAN, A. *Teatro pedagógico* – bastidores da iniciação médica. São Paulo: Ágora, 1992.

KHUN, T. S. *A estrutura das revoluções científicas*. São Paulo: Perspectiva, 1978.

LAIDLAW, T. S. et al. Relationship of resident characteristics, attitudes, prior training and clinical knowledge to communication skills performance. [Características de relacionamento dos residentes, atitudes, treinamento prévio e conhecimento clínico para o desempenho de habilidades de comunicação.] *Med Educ*, v.40, p.18-25, 2006.

LAPLANCHE, J.; PONTALIS, J-B. *Vocabulário de Psicanálise*. São Paulo: Martins Fontes, 1988.

LASH, C. *O mínimo eu* – sobrevivência psíquica em tempos difíceis. São Paulo: Brasiliense, 1987.

LEVINAS, E. *Entre nós* – ensaios sobre a alteridade. Petrópolis: Vozes, 2009.

LIPOVETSKY, G. *Os tempos hipermodernos*. São Paulo: Barcarolla, 2004.

LYOTARD, J. F. *A condição pós-moderna*. Rio de Janeiro: José Olympio, 2002.

MACHADO, M. H. *Profissões em Saúde*. Rio de Janeiro: Fiocruz, 1996.

MAGUIRE, P.; PITCEATHLY, C. Key communication skills and how to acquire them. [Principais habilidades de comunicação e como adquiri-las.] *BMJ*, v.325, n.7366, p.697-700, 2002.

MALINOWSKI, B. *Um diário no sentido estrito do termo*. Rio de Janeiro: Record, 1997.

MERHY, E. Um ensaio sobre o médico e suas valises tecnológicas. *Interface* – Comunicação, Saúde, Educação, v.6, p.109-116, 2002.

MINAYO, M. C. S. *O desafio do conhecimento* – Pesquisa qualitativa em saúde. São Paulo-Rio de Janeiro: Hucitec-Abrasco, 1994.

PEDUZZI, M. Equipe multiprofissional de saúde: conceito e tipologia. *Revista Saúde Pública*, v.35, p.103-109, 2001.

PEREIRA, R. T. M. C. *O ensino da Medicina através das "humanidades médicas"*: análise do filme *And the band played on* [E a vida continua] e seu uso em atividades de ensino-aprendizagem em educação médica. Tese. São Paulo: Faculdade de Medicina da Universidade de São Paulo, 2004.

_____. Objetivos educacionais na pedagogia das humanidades médicas. *Revista Brasileira de Educação Médica*, v.32, n.4, p.500-506, 2008.

PESSOTI, I. A formação humanística do médico. *Medicina*, v.29, p.440-448, 1996.

QUEIRÓS, M. I. Relatos orais: do indizível ao dizível. *Ciência e cultura*, v.39, n.3, p.272-286, 1987.

REGO, S. *Saindo da adolescência com a vida (dos outros) nas mãos*: estudo sobre a formação ética dos estudantes de Medicina. Tese. Rio de Janeiro: Universidade Estadual do Rio de Janeiro, 2001.

REIS, A. O. A.; MARAZINA, I.; GALLO, P. R. A Humanização na Saúde como instância libertadora. *Saúde e Sociedade*, p.36-43, 2004.

RICOUER, P. *O si-mesmo como um outro*. Campinas: Papirus, 1991.

RIDER, E. A.; KEEFER, C. Communication skills competencies: definitions and a teaching toolbox. [Competências e habilidades em comunicação: definições e ferramentas de ensino.] *Med. Educ.*, v.40, p.624-629, 2006.

RIOS, I. C. *Caminhos da humanização na Saúde* – prática e reflexão. São Paulo: Áurea, 2009.

ROSSI, S. R.; BATISTA, N. A. O ensino da comunicação na graduação em Medicina – uma abordagem. *Interface* – Comunicação, Saúde, Educação, v.10, n.19, p.93-102, 2006.

SERODIO, A.; MAIA, J. A. Do humanismo à ética: concepções e práticas docentes na promoção do desenvolvimento moral do estudante de Medicina. *Revista Bioética*, v.17, n.2, p.281-296, 2009.

SCHRAIBER, L. B. *O médico e suas interações* – a crise dos vínculos de confiança. São Paulo: Hucitec, 2008.

_____. Pesquisa qualitativa em saúde: reflexões metodológicas do relato oral e produção de narrativas em estudo sobre a profissão médica. *Revista Saúde Pública*, v.29, n.1, p.63-74, 1995.

SCHRAIBER, L. B.; d'OLIVEIRA A. F. P. L.; COUTO M. T. Violência e Saúde: contribuições teóricas, metodológicas e éticas de estudos da violência contra a mulher. *Cadernos de Saúde Pública*, v.25, p.205-216, 2009.

STEMPSEY, W. The quarantine of philosophy in medical education: Why teaching the humanities may not produce humane physicians. [A quarentena da filosofia na educação médica: Por que o ensino das humanidades pode não produzir médicos humanos.] *Medicine, Health Care and Philosophy* [Medicina, Saúde e Filosofia], v.2, n.1, p.3-9, 1999.

TURINI, B. et al. Comunicação no ensino médico: estruturação, experiência e desafios em novos currículos médicos. *Revista Brasileira de Educação Médica*, v.32, n.2, p.264-270, 2008.

WRIGHT, S. M.; CARRESE, J. A. Which values do attending physicians try to pass on to house officers? [Quais os valores que os médicos assistentes tentam passar para os residentes?] *Med. Educ.*, v.35, p.941-945, 2001.

VELHO, G. Observando o familiar. In: NUNES, E. O. *A aventura sociológica* – objetividade, paixão, improviso e método na pesquisa social. Rio de Janeiro: Zahar, 1978. p.36-46.

YEDIDIA M. J. et al. Effects of communications training on medical student performance. [Efeitos do treinamento de comunicação sobre o desempenho do estudante de Medicina.] *JAMA*, v.290, n.9, p.1157-65, 2003.

Bibliografia consultada

ANDERSON, P. *As origens da pós-modernidade.* Rio de Janeiro: Zahar, 1999.
ARAGÃO, L. *Habermas:* filósofo e sociólogo de nosso tempo. Rio de Janeiro: Tempo Brasileiro, 2002.
AYRES, J. R. M. Cuidado e reconstrução das práticas de saúde. *Interface* – Comunicação, Saúde, Educação, v.8, n.14, p.73-92, 2004.
BELLODI, P. L.; MARTINS, M. A. *Tutoria: mentoring* na formação médica. São Paulo: Casa do Psicólogo, 2005.
CAMPOS, G. W. S. *Os médicos e a política de saúde.* São Paulo: Hucitec, 1988.
COSTA, J. F. *Sem fraude, nem favor* – sobre o amor romântico. Rio de Janeiro: Rocco, 1998.
COTRIM, B. C. Potencialidades da técnica qualitativa de grupo focal em investigações sobre abuso de substâncias. *Revista de Saúde Pública,* v.30, n.3, p.285-93, 1996.
CYRINO, A. P. *Entre a ciência e a experiência* – uma cartografia do autocuidado em diabetes. São Paulo: Editora Unesp, 2009.
DENZIN, N.; LINCOLN, Y. *O planejamento da pesquisa qualitativa.* São Paulo: ArtMed, 2006.
DONNANGELO, M. C. F. *Medicina e sociedade.* São Paulo: Pioneira, 1975.
FOUCAULT, M. *História da sexualidade I.* Rio de Janeiro: Graal, 1985.
GRENN, A. *Narcisismo de vida, narcisismo de morte.* São Paulo: Escuta, 1998.

MARTINS, J. S. O senso comum e a vida cotidiana. *Tempo Social*, v.10, n.1, p.1-8, 1998.

MENEZES, R. Etnografia do ensino médico em um CTI. *Interface* – Comunicação, Saúde, Educação, v.5, n.9, p.117-132, 2001.

MINAYO, M. C. S.; SANCHES, O. Quantitativo-qualitativo: oposição ou complementaridade? *Cadernos de Saúde Pública*, v.9, n.3, p.239-262, 1993.

NEMO, P.; POIRIÉ, F. Entrevista com Emmanuel Levinas. *Cadernos de Subjetividade*, São Paulo, v.5, n.1, p.9-38, 1997.

PEDUZZI, M. *Equipe multiprofissional de saúde:* a interface entre trabalho e interação. Tese. Campinas: Faculdade de Ciências Médicas da Universidade Estadual de Campinas, 1998.

SILVA, G. S. N *A construção do ser médico e a morte:* significados e implicações para a humanização do cuidado. Tese. São Paulo: Faculdade de Medicina da Universidade de São Paulo, 2006.

MARCONDES, E.; GONÇALVES, E. L. *Educação médica*. São Paulo: Sarvier, 1998.

WINNICOTT, D. W. *Da pediatria à psicanálise*. Rio de Janeiro: Francisco Alves, 1993.

SOBRE O LIVRO

Formato: 14 x 21 cm
Mancha: 27,5 x 49 paicas
Tipologia: Iowan Old Style 10/14
Papel: Pólen Soft 80 g/m² (miolo)
Cartão Supremo 250 g/m² (capa)
1ª edição: 2012

EQUIPE DE REALIZAÇÃO

Capa
Estúdio Bogari

Edição de texto
Samir Thomaz (Copidesque)
Sâmia Rios (Preparação de original)
Noelma Brocanelli (Revisão)

Editoração Eletrônica
Eduardo Seiji Seki (Diagramação)

Assistência Editorial
Olivia Frade Zambone

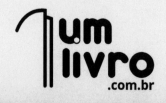